JN093537

ハンセン病問題から
学び、伝える

差別のない社会をつくる人権学習

ハンセン病市民学会教育部会 編

清水書院

推薦の言葉

　ハンセン病回復者、家族は国の強制隔離政策によって塗炭の苦しみ、苦悩を強いられて来た。国策を押し進めるために国民の恐怖心を煽り立てる「無癩県運動」を誘発し、在宅患者も地域社会から捜し出し、燻り出したからである。この過程で国民の多くに誤解が生まれ、それに翻弄され、押し潰された病者、家族の心情は計りしれないものがある。

　ハンセン病国賠訴訟で偏見・差別が作出、助長されたものであるとされ、私たちはハンセン病に対する偏見差別の一掃を悲願として取り組んで来ているが黒川温泉入浴拒否事件で見られたような非難・中傷は何か似たような事案があれば起るのではないかと危惧している。偏見・差別は社会構造の中で根深く残っており容易にはなくならないからである。家族も長い間、偏見差別を恐れ、ひっそりと生きるしかなかった。家族訴訟後もそれは変わらず、家族に病歴者がいたことを多くが明かせないでいる。

　コロナ禍の中で不安や死の恐怖のため差別的言動がなされ医療従事者やその家族に対してまで誹謗・中傷が起きている。このような不当な差別はハンセン病回復者、家族への偏見・差別と相通じるところであり容認できない。

　本書は、ハンセン病市民学会教育部会の方々が16年近いハンセン病回復者と学習者・先生方との交流、人間的関わりの中からハンセン病に対する「偏見・差別の連鎖を断つ」ことを目的として、教育実践を通じ、ハンセン病問題における歴史の教訓を社会の在り方へ引継ぐために編纂されたものである。

　読者のみなさんには、人権問題は普遍的課題であり偏見差別の一掃を悲願としているハンセン病回復者の思いをご理解いただければ幸いである。

2022年1月

全国ハンセン病療養所入所者協議会 会長／ハンセン病市民学会共同代表

森　和男

まえがき

　本書は、ハンセン病家族訴訟とコロナ禍を受けて、学校教育や社会教育におけるハンセン病人権学習に資する考え方や資料等をまとめたものである。

　ハンセン病問題は現在進行形の私たちの課題である。このことを突きつけたのはハンセン病家族訴訟だった。熊本地裁判決（2019年）は、国の隔離政策によって偏見・差別が生み出され、病歴者の家族も深刻な人生被害を被ったと認定した。そのほとんどは、今なお実名を明かすことができない。

　2020年からコロナ禍の中で感染症差別が顕在化した。これは、ハンセン病問題の教訓を国家も市民も十分には活かせていないことを示している。

　ハンセン病市民学会の目的は、「ハンセン病に対する偏見や差別を解消し、ハンセン病問題における歴史の教訓を、これからの社会のあり方へと引き継ぐこと」である。

　ハンセン病市民学会の一部会である教育部会は、市民学会の目的をふまえ、「ハンセン病問題と教育」というテーマに関わる「交流」「検証」「提言」の3つの柱を軸に、活動を進めてきた。とりわけ、教育界がハンセン病問題の中で果たした加害性を検証し、その負の教訓を生かした実践を行ってきた。

　2005年の創設以来、年1回、全国のハンセン病療養所で合宿を行い、学習交流会を開催してきた。教員による実践報告だけでなく、療養所の入所者・退所者・家族・遺族／研究者／弁護士／学芸員／ハンセン病問題に学ぶ市民・学生など、幅広い参加者から話を聴き、学び合い、仲間の環を広げてきた。

　ハンセン病市民学会の総会でも、教育実践や、教科書でのハンセン病問題の扱いなどを報告し、提言につなげてきた。

　本書は、以上の教育部会16年のあゆみを土台として編まれた。各章の共著者や、人物コラム〈出会いと証言〉で紹介したハンセン病回復者は、教育部会の活動の中で出会い、交流してきた方々である。こうした本書の性格や編者の力不足から、教育部会で交流したすべてのひとや、ハンセン病問題に関わるすべてのひと・組織を取り上げられなかったことをお詫びしたい。

　読者の皆様には、忌憚のないご意見を寄せていただくとともに、「ハンセン病問題から学び、伝える」仲間の環に加わっていただければ幸甚である。

　　　　　　2022年1月　ハンセン病市民学会教育部会　編者一同

3

目次

推薦の言葉 （森　和男） 2

まえがき 　（編者一同） 3

第1章　差別の連鎖を断つ
　　　　―ハンセン病問題から学び、伝えるということ―（延 和聰）…… 8

第2章　回復者と交流できた20代が学び、伝えたいこと 32
　　　　（小倉 実花・後藤 泉稀・髙橋 和・髙橋 悠太・高橋 渉・田中 彩乃・廣本 雄大・延 総史・村松 翼）

第3章　ハンセン病問題からコロナ禍を問う （内田 博文） 52

第4章　教育界の加害責任 （佐久間 建） 72
　　　　●人物コラム● ＜出会いと証言＞S・ショウジさん （佐久間 建）…… 84

第5章　ハンセン病人権学習で大切にしたい10の視点 （佐久間 建）……… 86
　　　　●人物コラム● ＜出会いと証言＞近藤 宏一さん （延 和聰） …………100

第6章　ハンセン病問題の授業づくりQ＆A （江連 恭弘） …………………102
　　　　●人物コラム● ＜出会いと証言＞桜井 哲夫さん （佐久間 建）…………132
　　　　●人物コラム● ＜出会いと証言＞杉野 桂子さん （髙石 伸人）…………134

第7章　ハンセン病人権学習の実践例
　　　実践例① ハンセン病問題との出会い
　　　　―二つの導入資料をもとに学習問題づくりへ―（佐久間 建）…………136

　　　実践例② 「隔離の療養所」に気づき、らい予防法を学ぶ （佐久間 建）…………141

　　　実践例③ ハンセン病の正しい理解
　　　　―プレゼンテーション資料をもとに学び、考え合う― （佐久間 建）…………146

実践例④ ハンセン病療養所での「閉ざされた生活」
　　　―当事者からの聞き取りによる資料を活用―（佐久間 建）…………151

実践例⑤ ハンセン病裁判はどんな裁判だったのか？
　　　―原告の思いを受け止め、その意義を学ぶ―（佐久間 建）…………156
　　　　　●人物コラム●＜出会いと証言＞森元 美代治さん（佐久間 建）……164

実践例⑥ 不自由な手はわたしの人生のくんしょう
　　　―平沢保治さんの生きる姿から学ぶ―（佐久間 建）………………166

実践例⑦ 生まれる前に命を奪われた子どもたち
　　　―遠藤さんと太郎くんから学ぶ―（佐久間 建）………………171

実践例⑧ ハンセン病家族訴訟から学ぶ（江連 恭弘）………………174

実践例⑨ 菊池事件から考える憲法・人権（相川 翼）………………178

実践例⑩ きみ江さんとの出会いから（江連 恭弘）………………184

実践例⑪ 藤崎陸安さんとの出会いから（相川 翼）………………190
　　　　　●人物コラム●＜出会いと証言＞藤崎 陸安さん（相川 翼）……194

実践例⑫ ヒューマンライツ部のハンセン病問題学習（延 和聰）………196
　　　　　●人物コラム●＜出会いと証言＞金 泰九さん（後藤 泉稀）……208

実践例⑬ 「ハンセン病問題」を大学生はどう学んだか
　　　―「地域からの断絶」の観点から―（柴田 健）………………210

第8章　裁判の意義と学校教育が果たす役割（徳田 靖之）………………214
　　　　●人物コラム●＜出会いと証言＞志村 康さん　　（徳田 靖之）…………238
　　　　●人物コラム●＜出会いと証言＞玉城 しげさん（松下 徳二）…………240
　　　　●人物コラム●＜出会いと証言＞上野 正子さん（松下 徳二）…………242

第9章　回復者・家族訴訟原告の声

①ハンセン病回復者として生きる（石山 春平）‥‥‥‥‥‥‥‥‥‥‥‥‥‥‥244

②ハンセン病家族を生きて

　家族訴訟原告の声(1)（林 力）‥‥‥‥‥‥‥‥‥‥‥‥‥‥‥‥‥‥251

　家族訴訟原告の声(2)（家族訴訟 原告番号169番）‥‥‥‥‥‥‥‥‥‥‥260

　家族訴訟原告の声(3)（家族訴訟 原告番号21番）‥‥‥‥‥‥‥‥‥‥‥264

第10章　社会教育が果たす役割

①ハンセン病資料館の設立とその活動（金 貴粉）‥‥‥‥‥‥‥‥‥‥‥‥‥268

　特別寄稿「佐川修さんとハンセン病資料館」（宮崎 駿さんの講演録）‥‥‥‥‥‥274

　　　●人物コラム●　＜出会いと証言＞山下 道輔さん（江連 恭弘）‥‥‥‥‥280

②重監房資料館－「特別病室」問題を学ぶ－（黒尾 和久）‥‥‥‥‥‥‥‥‥‥282

　　　●人物コラム●　＜出会いと証言＞谺 雄二さん（江連 恭弘）‥‥‥‥‥‥286

③拠点としての療養所内博物館（辻 央）‥‥‥‥‥‥‥‥‥‥‥‥‥‥‥‥288

　　　●人物コラム●　＜出会いと証言＞金城 雅春さん（辻 央）‥‥‥‥‥‥292

第11章　市民・地域の活動が果たす役割

①「熊本判決をふまえ、真実を学び・考え・行動しよう」を合言葉に！

　（井上 昌和・浅川 身奈栄）‥‥‥‥‥‥‥‥‥‥‥‥‥‥‥‥‥‥‥‥294

②谺さんに鼓舞されて歩んだ「群馬・ともに生きる会」の活動（吉幸 かおる）‥‥‥296

③なかったことにしないために「ともに考える」（鏑木 恵子）‥‥‥‥‥‥‥‥‥298

④子育ては親育ち大人育ち　幼児期からの人権学習（福安 和子）‥‥‥‥‥‥‥300

⑤ハンセンボランティア「ゆいの会」の活動（近藤 剛）‥‥‥‥‥‥‥‥‥‥‥302

⑥「自分ごと」として捉えるために－瀬戸内３園の取材から（阿部 光希）‥‥‥‥‥304

⑦福岡での授業づくり（加來 康宣）‥‥‥‥‥‥‥‥‥‥‥‥‥‥‥‥‥‥306

⑧菊池恵楓園でのボランティア活動から（松岡 節子）‥‥‥‥‥‥‥‥‥‥‥‥308

⑨これまでも、そしてこれからも、テゲテゲながらも「共に歩む」（茶圓 亮一）········310

⑩退所者の愛楽園ガイド（平良 仁雄・鈴木 陽子）···············312

　　　●人物コラム●＜出会いと証言＞平良 仁雄さん（鈴木 陽子）·········314

⑪命と命が共鳴する場をつくる（宜寿次 政江）···············316

　　　●人物コラム●＜出会いと証言＞金城 幸子さん（宜寿次 政江）·········318

⑫宮古でのボランティア活動（知念 正勝）···············320

⑬子どもたちへ平和な島を継ぐために－みやこ・あんなの会－（亀濱 玲子）·········322

⑭「南風の会」－人と人との交流を求めて（氷上 信廣）·········324

　　　●人物コラム●＜出会いと証言＞知念 正勝さん（氷上 信廣）·········326

資料編（江連 恭弘）

　　◆日本におけるハンセン病療養所···············328

　　◆日本国内のハンセン病療養所一覧···············329

　　◆優生保護法に基づくハンセン病を理由とする不妊手術と中絶の届出件数·········330

　　◆ハンセン病に関する年表···············332

　　◆法令集···············334

　　◆ハンセン病と教育に関わる文献紹介···············352

あとがき（延 和聰）···············354

●人物コラム●＜出会いと証言＞

Ｓ・ショウジさん	84	近藤　宏一さん	100	桜井　哲夫さん	132
杉野　桂子さん	134	森元 美代治さん	164	藤崎　陸安さん	194
金　　粲九さん	208	志村　康さん	238	玉城　しげさん	240
上野　正子さん	242	山下 道輔さん	280	鄒　雄二さん	286
金城　雅春さん	292	平良　仁雄さん	314	金城　幸子さん	318
知念　正勝さん	326				

差別の連鎖を断つ
―ハンセン病問題から学び、伝えるということ―

延 和聰

（盈進中学高等学校 校長）

はじめに　～みなさんといっしょに考えたい～

　ハンセン病市民学会のテーマは「差別の連鎖を断つ」である。教育部会は
これにそって16年間、ハンセン病問題から学び、どうすれば差別のない社会
をつくることができるか、そのためにどんな学習が必要かを考えて実践し、
互いに点検を繰り返しながら思いを共有して仲間の環を広げてきた。

　「ハンセン病問題から学び、伝える」人権学習は、学校でのいじめや、イ
ンターネット上での誹謗中傷などが多く報じられる昨今、また、新型コロナ
ウイルス禍で人とのふれあいが少なくなり、孤立・孤独が深まる社会状況の
中、児童・生徒が自分も他者も大切にし、勇気と希望を抱いて生き生きと毎
日を送るための学習として重要であると、私たち教育部会はとらえている。

　この第1章は、本書の第2章以下のインデックス（見出し）の役割を課さ
れているが、客観的な出来事だけでなく、教員として約30年間、生徒たちと
共に歩み、生徒たちおよびハンセン病回復者やそのご家族等から得た私個人
の経験や教訓なども交えて記すことをお許し願いたい。

　どうすれば、児童・生徒が主体的に、自分たちが生きる現在と未来を差別
のない「共に生きる社会」とすることができるか。本書は、それを読者のみ
なさんといっしょに考えるためにある。

「共に学ぶ」ということ　〜差別に向き合う視点〜

1.「差別はなくなるのか」というケンジ君からの問い

　教員生活3年目の1992年、私は高校2年のクラス担任だった。被差別部落に生まれたケンジ君（仮名）が人権学習のホームルームで激しく泣きじゃくって言った。「地球がぶっ壊れない限り、差別はこの世から絶対になくならん」。

　ケンジ君の被差別体験を私は忘れない。「小学校の時、友達から『ケンジ君とは遊んじゃいけんってお母さんがようる（言っている）から、もう遊べん』って言われて目の前が真っ暗になった」。差別は刃物のごとく幼心をえぐった。その傷は深く、ずっと癒えないこと、被差別の立場にある者は、そうした痛みをずっとこらえながら毎日を送っているという現実を、私は彼から学んだ。

2.「長島愛生園に行けない」と泣いたマリコさん

　それから5年後の1997年、顧問を務めたヒューマンライツ部の生徒と長島愛生園で学習交流をする計画を立てていた。事前学習も行い、訪問が数日後に迫ったある日、高校3年のマリコさん（仮名）が職員室に来た。私の顔を見るなり泣き出して言った。「長島愛生園に行きたいけど行けません。母の友人が看護師で『行かせちゃいけん。うつるよ』って母に伝えたんです。私、事前学習で学んだことを母に話したんよ。療養所の入所者はみんな治ってるって。目に見える障がいは後遺症だって。でも…」。ひとしきり泣いた後、マリコさんが私に言った。「泣いたのは入所者の方々がこのことを聞いたらどんなに悲しむだろうかって思って。それが申し訳なくて…」。マリコさんと私は約束した。彼女が大学入学後、次は彼女自身の意志でいっしょに愛生園に行くことを。

　約1年後、大学生のマリコさんはヒューマンライツ部時代の仲間と長島愛生園入所者の金泰九さん（→ p.208 人物コラム）の部屋にいた。彼女が自己紹介で、泣きながら、なぜ高校時代に愛生園に来ることができなかったのかを金さんに伝えた。そして「本当にごめんなさい。今日、愛生園で金さんたちから学んだことを母に伝えます」と言うと、金さんがこう答えた。「お母さんもつくられた差別の犠牲者なんだ。今日の学びをお母さんに伝えるって言

9

うあなたをうれしく思う。ありがとう」。

　私はひとりの人間として、マリコさんから、ものごとや相手に向き合う誠実さを学んだ。そして、金さんから、誠実さには誠実さで応えること、差別は社会構造の中でとらえること、決して人を憎まないことを学んだ。

3.「共に学ぶ」 ～差別の連鎖を断つために～

　ケンジ君もマリコさんも社会構造としての差別の連鎖に涙した。二つの場面は、教員として人権や平和の問題に向き合う私の原点となった。二人には、「差別の現実から学ぶ」（被差別の立場にある人から学ぶ）、「生徒から学ぶ」という視点を授けてもらった。そして、人が学習するとき、とりわけ人権や平和の問題を学ぶとき、教員は「教える」、生徒は「教えられる」という固定された主客の関係ではなく、謙虚に「共に学ぶ」関係でなければならないと強く意識するようになった。それは、「差別のない“共に生きる社会”」の構築を考えるうえで最も大切な関係性であり、重要な視点であると私は考えている。

　「どうすれば差別はなくなるか」。ケンジ君とマリコさんと金さんからもらった大きな宿題だ。だから、私はいまもその答えを探すためにハンセン病問題から学びつづけ、それを「どう未来に伝えるか」について自分に問い、生徒たちと共に考えつづけている。

■教育界の加害責任を自覚する

1. ハンセン病市民学会と教育部会の役割

　ハンセン病問題は終わっていない。これは私たちひとりひとりの問題であり、私たちはこの問題の「当事者」である。特に、学校教育にたずさわる教員は、国によるハンセン病患者の誤った隔離政策に大きく関与したという加害責任を深く自覚する必要がある。そして、現在もある厳しい偏見差別をなくすために、立場を超えて連帯し、ひとりひとりができることを、できる場所で、できるときに、全力を尽くさなければならないと私たち教育部会は考える。過ちの検証がなければ、次の過ちを招くことは歴史が証明している。そこで本書でも、第4章で教育界の加害責任について詳論した。

　ハンセン病市民学会につどう者は、ハンセン病問題にまつわる人権侵害の

歴史と現実に深く学び、またそれを深く胸に刻み、それぞれがこの問題を自らの生き方の問題としてとらえたところから出発した。教育部会は、教育界が、この問題の歴史の中で果たした役割、とりわけその加害性を検証する。また、その反省に立ち、教育現場で主体的に負の教訓を生かした実践を行ってきた。

　なお、本書で「教育界」とは、学校、教職員（教員）、教育行政、教育学の研究者などの教育に携わる者や機関を指す。

2．学校における差別の実態

　ハンセン病となった者たちは何を奪われたか。自由、平等、古里、家族、子どもをつくる権利（断種、堕胎）、名前、人格、希望、命……枚挙にいとまなしである。またその家族は、大切な肉親を奪われただけでなく、つくられ、拡大した偏見差別から、ハンセン病となった者の存在をひた隠しにすることを強いられた。明かせば、愛する者が去って行った。

　以下、あまたの証言の中から教育界の加害責任の一端を記す。

《回復者（病歴者）が語る自分が受けた差別》

　下を向いて生きてきた。終戦の2年後、小学6年の夏休み明けだった。ハンセン病の診断結果を渡すと担任教員が豹変した。「汚い病気」と棒で打たれ、「二度と来るな」と学校を追い出された。机と椅子は焼かれ、机があった一角には床に新聞紙が貼られて立ち入り禁止となった。……「本当に怖いのは病気ではなく、この国の社会……差別の芽は、私たちの心の中にある。それでも、人を信じたい。たくさんの人の優しさに救われてきた人生だから」。

（石山春平さんの証言（『神奈川新聞』2018年7月31日）より。石山春平さんは、全国ハンセン病療養所退所者連絡会副会長、川崎市肢体障害者協会会長等を歴任。第9章「①ハンセン病回復者として生きる」（p.244）で石山さんのメッセージを掲載）

《回復者（病歴者）が語る家族が受けた差別》

　「わしがこの病気になって、中学生の妹は、病気じゃないのに、『来なくて

いい』と学校に言われた。卒業証書ももらっていない。わしが病気になった
から、妹も病気になるはずだと、学校もまわりの友達も妹を避けた。便所掃
除のときに、汲み取りの柄杓を使わせてもらえず、排泄物を手ですくういじ
めまで受けた。この話は、妹から最近になって聞いたんよ。あまりにひどい
差別だから、約70年間、誰にも言えんかったんよ。自分が強制収容された
ことより、妹が受けたいじめと差別は、どうしても許せんのよ」。

　想像もできないほどの悲しい事実をどう受け止めていいのか。私の頭は少
し混乱した。田村さんは続けた。「人の心を傷つけて、平気でいられる人は、
人として恥ずかしいと思うよ。わしは、差別を受けたけど、差別をしたこと
はないよ」。

（長島愛生園入所者の田村保男さんの証言を聞いた盈進中学校1年生の作文（2019年8月）より）

《回復者（病歴者）の家族が語る自分が受けた差別》

　学校からの帰り道に、他の児童から、石を投げつけられることは、しょっ
ちゅうありました。……学校で私が受けた酷い仕打ちは、子どもたちからの
いじめだけではありませんでした。……●●先生は、私を目の敵にし、まと
もに口をきいてくれませんでした。そして、●●先生は、いつも私を、教室
の隅っこの席に座らせました。子どもたちが整列するときも、必ず私を最後
尾に並ばせました。さらに、●●先生からは、もっと酷い仕打ちを受けまし
た。……私が階段を上っていて、最後の段に足をかけようとしたとき、目の
前に●●先生が待っていたかのように立っていました。●●先生は私を見る
なり、私の体を手で突き飛ばしたのです。……●●先生は、私に、「もう来
なくていい。」と、鋭く、突き放すような言葉を投げつけてきました。……
●●先生からこのような冷たく酷い仕打ちを受けても、私は、誰にも、その
ことを相談したり、助けを求めることはできませんでした。

（ハンセン病家族訴訟 原告番号56番の陳述書より）

　このような熾烈な差別を体験すれば、児童・生徒はどうなるか。人を信頼
する心を奪われ、人を愛することを恐れるのではないか。

　本書は、ハンセン病家族訴訟をひとつの契機として編まれた。熊本地裁判

決（2019年）は教育界の責任を明確にした。私たちが、過去から何をどう学ぶかという意識が問われている。かつて学校で児童・生徒を差別した、あるいは差別を見て見ぬふりをした教員は「私だったかもしれない」という認識と自覚が必要である。

3. 学校における差別をどうとらえるか

　私は石山春平さんが受けた差別を知ったときに、その情景を思い浮かべ、しばらく涙が止まらなかった。私と同じ教員が直接、暴力も用いて差別した。まわりにいた子どもたちは、教員から「差別をしてもいい」と教わったのと同じである。教員（学校）が差別をつくり、拡大再生産したのである。

　2005年12月、教育部会は長島愛生園で発足した。そのときの学習会の証言者の中に田村保男さんがいた。妹さんが卒業証書をもらってないという事実と、自分のことより妹のことの方が許せないという田村さんのことばに教育部会のだれもが胸を衝かれた。

　私はその後、何度か田村さんを訪ね、妹さんが中学の卒業証書を手にできるように、名誉回復の運動をつくろうとしたが、田村さんから「妹はそっとしておいてほしいと言っている」と伝えられ、結局は何もできていない。

　田村さんは私の学校の生徒たちとの交流を喜んでくださる。生徒たちも田村さんが大好きで、米寿のお祝いでは家庭料理を持ち寄りいっしょに食べたり、たくさんの手作りプレゼントを持って行ったりした。そうして現在も家族のような交流がつづいている。そんな中で、田村さんがポツリと口にしたのが上記、学校の便所で受けたという妹さんの差別体験である。

　石山さんや田村さんの妹さんのように、学校に行けば差別され、学校から「来るな」と言われて学校に行けないという重層的な差別が現実にあった。こうして学校は積極的に差別し、または容認し、あるいは黙認したのである。これは、憲法が保障する教育を受ける権利を学校がはく奪したということだ。だから当然、その責任は、学校（教員）が負わなければならないと私たち教育部会は考えている。

4.「教え―教えられる」の関係の中で　～福岡県の小学校での差別授業～

　2013年11月、福岡県の小学校で人権教育担当の教員が、授業で「ハンセン

13

病は体が溶ける病気」などと説明し、児童が感想文に「怖い」「友達がかかったら離れておきます」などと記した。教員は、その感想文を菊池恵楓園入所者自治会に送り、返信をうながす手紙を添えた。自治会長の志村康さん（→ p.238 人物コラム）が問題提起し、事件は新聞に掲載され、社会的な問題へと発展した。2014年末、教育部会を恵楓園で開催した際、志村会長から直接この事件の報告を受けた。志村さんの「差別の連鎖が教育の中で生み出されている」という怒りが私にはあまりに痛かった。

　こうした授業実践は氷山の一角であろう。ではなぜ、このようなことが起こったのか。教員は誤った知識に基づいて"熱心"に「ハンセン病を教え込んだ」のだと私たち教育部会は考えている。児童・生徒と共に謙虚に学ぶ姿勢ではなく、ハンセン病に関する知識を中心に、教員は教える人、児童・生徒は教えられる人という固定された主客の関係で行われた授業だったということである。

　新たな差別を教育界で生み出さないためにも、教員が児童・生徒と「共に学ぶ」という謙虚な意識で学習に向かうことが大切である。

■「ハンセン病問題から学び、伝える」ということ

1. 人の心の中に人権のとりでを築く

　「戦争は人の心の中で生まれるものであるから人の心の中に平和のとりでを築かなければならない」。この「ユネスコ憲章」の「戦争」は「偏見差別」に、「平和」は「人権」に置き換えることができる。では、どうすれば人の心の中に人権のとりでを築くことができるか。それは、どうすれば差別はなくなるかを考える際に、必ず経由しなければならない視点である。

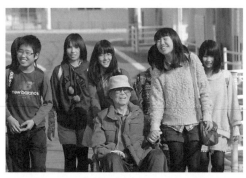

　ハンセン病人権学習が児童・生徒たちにもたらす成果を「ハンセン病についての正しい理解」や「ハンセン病差別による被害を知ること」だけに留めてはならない。この問題「を」学び、それがどんな病気であるかを知ったとし

ても、また、差別（人権侵害）の実態や歴史を知ったとしても、いざ悪口や
いじめや偏見差別などの人権侵害を目の前にしたとき、知識を身につけただ
けでは、ほとんど無力であろう。だから、心の中に「人権のとりで」——偏
見差別を見抜く目と、それに対して「No!」と言える感性——を育む必要が
ある。

　私たち教員は、自分の児童・生徒が、実際にいじめられている人や偏見を
抱かれたり差別の対象になっていたりする人に遭遇したとき、どんな選択を
する児童・生徒に育ってほしいと考えるだろうか。「やめようよ」と声を上
げる人であってほしい。あるいは、その勇気をまだ持ち合わせてはいなくて
も、「やってはいけないこと」と認識できる人であってほしい。新型コロナ
ウイルスに感染し、隔離され、苦しんでいるクラスの友達に、「早く元気に
なって戻ってくるのを楽しみにしているよ」という連絡をする人であってほ
しい。治癒して戻ってきたら「よく耐えたね。待ってたよ」と笑顔で迎える
ことができる人であってほしい。

2.「ハンセン病問題から学ぶ」ということ

　教員も児童・生徒も共にハンセン病問題「から」差別の醜さや愚かさを学
び、自分と重ね、ひとりの人間として自分のあり方を問う学習であれば、ま
た、厳しい差別を生き抜いた回復者（病歴者）や家族の生きざまから人間の
強さややさしさを感じとる学習であればきっと、人権侵害の具体的事象の前
に立ったとき、児童・生徒は自分自身の選択によって、差別する側ではなく、
差別に対して「No!」という声を上げることができる。そして、差別に悲し
み苦しむ人々と共に生きる人になることができる。そして、私たちはその選
択にこそ「差別のない社会」の実現という希望を抱くことができるのではな
いだろうか。

　そこで本書のタイトルを「ハンセン病問題から学び、伝える」とした。
「ハンセン病を学ぶ」のではなく、また、「ハンセン病問題を学ぶ」のでもな
く、「ハンセン病問題から学ぶ」という意思をここに示した。また、忘却に
抗い、負の歴史を教訓にして現在と未来に生かすために、教育界の責任とし
て次代に伝えなければならないという意志もここに込めた。

3.「共に生きる社会」をつくるための教育部会の取り組みとして

　私たち教育部会は、ハンセン病問題の学習を深める中で、基本的人権を根こそぎ奪われた回復者（病歴者）たちや、身内にハンセン病になった人がいることで過酷な差別の中を生きることを強いられた家族の方々に出会った。回復者や家族の人生に接するとき、私はいつも「お前に何がわかるのか」と問われてもしかたないという覚悟をもってその方々の話に耳を傾けてきた。死んでも家族のもとや古里へ帰ることが許されず、療養所の納骨堂に眠るしかない現実に、私は何度も涙した。

　同時に、回復者や家族の人としてのやさしさに包まれ、不思議と虚心坦懐に心を開き、自分の心の欲望やあさましさを見抜かれているような気がしていた。けれども、そうした経験を重ねるほど、私の心の中のそれらがはぎ落ちていくような感覚を抱き、自分がちょっとずつ、少しはまっとうな人間にしてもらっているようにも感じてきた。言い換えれば、自分にある小さな良心を、回復者や家族が磨いてくれているような気がしてきた。おそらくこの感覚は、本書に筆を執った者はみな、感じ方や表現に多少の違いはあるにせよ思いあたる節があるのではないだろうか。

　そして私たち教育部会は、「どうすれば差別のない"共に生きる社会"をつくることができるか」という回復者や家族から投げかけられた問いに応えるためのひとつの試みとして、全国の仲間たちと力を合わせて本書を編んだ。第11章「市民・地域の活動が果たす役割」では、地域に根ざした活動をしている全国の仲間たちが筆を執っている。

ハンセン病問題をめぐる歴史的経緯と教育界の課題

1. つくられた差別　～「らい予防法」と「無らい県運動」～

　ハンセン病は、かつて「らい（癩）」と呼ばれ、蔑まれた。病気による外見上の差異、遺伝性疾患という誤解、らい予防法による強烈な感染性という誤解などからも、忌み嫌われてきた歴史がある。しかし、現在の日本では感染症としては完全に克服され、かつてこの病を患った人は「元患者」「回復者」「病歴者」などと呼ばれる（私たち教育部会は、基本的には「元患者」という用語を使わない。一般に、病気が治癒した人を「元患者」とは呼ばないためである）。

　日露戦争後の1907年、一等国をめざした日本はハンセン病患者を国辱として「癩予防ニ関スル件」を制定し、放浪患者を療養所に押し込める政策をはじめた。つづいて、満州事変を契機に「15年戦争」に突入した日本は、「癩予防法」を制定した（1931年）。この時点から、放浪患者だけでなく、すべての患者の療養所への収容をめざす「絶対隔離政策」がとられた。民族浄化のために、国は意図的に「ハンセン病は怖い病気」と喧伝し、患者を「お国の役に立たない者」として地域社会から徹底的にあぶり出した。そして、送り込まれる先は「療養所」であったが、それは名ばかりで、実質的には囚人扱いに近い「収容所」であった。さらに「癩予防法」には退所規定がないため、基本的には病気が治っても退所することはできなかった。日本のハンセン病政策が「終生絶対隔離政策」と言われる所以である。

　長島愛生園の初代園長の光田健輔をはじめとするハンセン病専門医は、患者の強制収容と患者撲滅こそが正しい社会防衛であると主張してやまなかった。

　このように国は偏見差別を拡大したが、つくられたそれにおびえた市民もまた、患者と家族の地域社会からの排除に加担した。それが県単位で競って患者を摘発する「無らい県運動」であり、「患者狩り」は官民一体となって展開された。患者の家族もまた排除され、筆舌に尽くしがたい苦痛の中を生きた。こうした国の政策は、戦後も基本的には変わらず、無らい県運動は1960年代までつづいた。

　1940年代末からは特効薬治療がはじまっていたが、基本的人権の尊重を定めた日本国憲法下の1953年、「癩予防法」の文面を少し改めただけの新法「らい予防法」が制定された。「らい予防法」は1996年にようやく廃止されたが、国は、「廃止が遅れたこと」は謝罪しても、「らい予防法」による終生絶対隔離政策の誤りを明確には認めなかった。

　国の過ちは重大だ。ただ、教育界も国の政策に加担し、差別をつくる側であったことを深く自覚する必要がある。先述の学校で起きた差別事例を見てもそれは明らかである。また、教育界だけでなく広く市民にも、「無らい県運動」において患者や家族を地域社会から排除、差別してきたという加害責任の一端がある。ひとりひとりが自分事として加害責任を自覚する必要がある。

　以上のハンセン病問題の歴史的経緯を踏まえ、授業づくりにどう生かすか。本書第6章「ハンセン病問題の授業づくりQ＆A」では、そのための15の「問

い」と「資料・解説」を提示したので、活用していただければ幸いである。

2. 過去の教訓を教育界は生かしているか

　1954年、熊本の小学校で「竜田寮児童通学拒否事件」が起きた。竜田寮は、菊池恵楓園に入所している親を持つ児童たちが暮らす養育施設で、そこから地域の黒髪小学校に通うことになっていた。児童たちは「未感染児童」と呼ばれた。それは、親と同じようにいずれ病気になるだろうという偏見に満ちた呼称で、「感染源の予備軍」として位置付けられていた。

　一般の親たちは、教室でいっしょに席を並べて「万一、自分の子どもが病気になったらどうしてくれるのか」と主張し、自分たちの子どもを「同盟休校」させた。

　この差別事件は、単に過去の出来事ではなく、新型コロナウイルスの問題をかかえる現在にも通じるものである。しかし、教育界はこの事件を教訓として、ハンセン病に対する偏見差別の解消の実践にも、また、新型コロナウイルスに対する偏見差別の問題にも生かしていない。ではどう生かすべきか。竜田寮事件の検証は、教育界に与えられた大きな課題である。

3. 二つの国賠訴訟と教育界の課題

　1998年7月、ハンセン病病歴者らが原告となり、「らい予防法」違憲国家賠償請求訴訟が熊本地裁に提訴された（その後、全国に拡大）。この裁判は、一般に「ハンセン病裁判」と呼ばれ、単に「国賠訴訟」などと略されることもあるが、原告らは「人間回復裁判」と呼んでいた。賠償金が目的ではなく、国に「らい予防法」に基づく絶対隔離政策の過ちを認めさせ、ハンセン病となった者も同じ人間であることを認めさせるためのたたかいだったからである。

　2001年5月11日、熊本地裁は原告勝訴の判決を下した。「らい予防法」の隔離規定は、遅くとも1960年の時点で完全に根拠を失っており、違憲性が明白であったと判決は断罪した。「やっと人間になれた」と涙して語る原告の姿は、多くの人の記憶に深く刻まれた。政府は控訴を断念し、判決は確定した。政府も国会も謝罪し、病歴者の名誉回復を約束し、補償法が制定された。そして2009年4月、ハンセン病問題の全面解決、病歴者とその家族の福祉増進、名誉回復等を旨とする「ハンセン病問題基本法」が施行された。

　2016年2月、拡大した偏見差別による被害は家族にも及んだとして、病歴者の家族が原告となり、ハンセン病家族国家賠償請求訴訟が熊本地裁に提起された。この裁判は、「ハンセン病家族訴訟」と一般に呼ばれ、単に「家族訴訟」などと略されることもある。原告らは、自らに原告番号を付し、大多数は匿名で裁判をたたかった。561名の原告のうち、顔や名前を明らかにできたのはわずか数名しかいない。それが偏見差別の深刻さを裏付けている。

　2019年6月28日、熊本地裁は原告勝訴の判決を下した。国のハンセン病隔離政策は、病歴者の家族に対しても偏見差別や家族関係の崩壊など多大な「人生被害」を与えたとして、原告の主張が認められた。政府は控訴を断念し、判決は確定した。政府や国会は、病歴者の家族に対しても謝罪し、偏見差別を除去するための取り組みを強化することを約束して、補償法が制定された。

　家族訴訟の判決は、病歴者の家族の被害についてこう指摘した。第一に、国の隔離政策は、病歴者の家族が多くの人々から偏見差別を受ける一種の社会構造を形成して差別被害を発生させた。第二に、ハンセン病患者を療養所に強制隔離したことは、家族間の交流を阻み家族関係の阻害を生じさせた。第三に、これらの差別被害は個人の尊厳にかかわる「人生被害」であり、生涯にわたって継続するもので、その不利益は重大であり、隔離政策を遂行してきた国は、偏見差別を除去する義務を負わなければならない。第四に、1996年の「らい予防法」廃止後も厚生大臣（厚生労働大臣）、人権啓発活動を所掌する法務大臣、学校・社会教育を担う文部大臣（文部科学大臣）が差別偏見を除去するための義務を怠った。

　ここで、教育界の責任が問題となる。1996年の「らい予防法」廃止以降、国はハンセン病への偏見差別を解消する教育や啓発を十分に行わなかったのでその責任を果たせと判決は言っているのである。国の責任は当然、追及されなければならない。ただ、十分な教育を展開できなかった教育界もまた、その加害責任を自覚するならなおさらその責任を負わなければならない。

　二つの国賠訴訟で明らかとなった病歴者や家族の深い悲しみや痛みを、同時に、仲間と力を合わせて人間としての尊厳を自ら取り戻していく勇気ある行動を、いかに教育活動に還元するか。本書第8章「裁判の意義と学校教育が果たす役割」、第9章「回復者・家族訴訟原告の声」や、第7章に掲載し

た裁判学習の実践例もこうした問題意識に基づいている。

4. 菊池事件と教育界の課題

　ハンセン病市民学会は現在、1951年から1952年にかけて熊本県で起きた「菊池事件」で死刑に処されたＦさんの名誉回復に向けて連帯を強めている。Ｆさんは「無らい県運動」によって、また「ハンセン病のＦが犯人に違いない」という予断と偏見に満ちた警察の捜査によって殺人事件の犯人とされた。さらにＦさんは、裁判所ではなく、菊池恵楓園内やハンセン病患者専用の菊池医療刑務所内で開かれた「特別法廷」で、差別的に裁かれたのだ。つまり、憲法が保障する基本的人権や裁判を受ける権利をはぎ取られた末の死刑だった。

　特別法廷については2016年４月、最高裁は「差別的な取り扱いが強く疑われ違法だった」と謝罪した。また2017年８月には、Ｆさんの遺志を継ぐハンセン病回復者らが菊池事件国賠訴訟を熊本地裁に提起し、2020年２月26日、Ｆさんの裁判を憲法違反とする判決を熊本地裁は下した。2021年現在、憲法違反の法廷で裁かれたＦさんの裁判のやり直しを求め、「国民的再審請求」という運動が起きている。

　以下は、菊池事件を学んだ高校２年生が書いた作文の一部である。

　「Ｆさんの名誉が回復されない限り私たちは人としての尊厳を回復できない。若者よ、ペンをとれ。」菊池恵楓園に暮らす志村康さんは、菊池事件についてのインタビューをこの言葉で締めくくった。……貧しさ故に小学校中退のＦさんは、無実を証明するため、獄中にて独学で文字を取り戻した。私もそれに学び、また、志村さんの「ペンをとれ」に応え、Ｆさんの無実を文字で訴える。この作文はそのためにある。……私も世論を動かす一人でありたい。Ｆさんの名誉回復なくして、この国の人権尊重の文化は築けないと信じるからだ。（盈進高等学校２年生の作文（2021年８月）より）

　菊池事件もまた過去の問題ではなく、現在の問題である。司法におけるハンセン病差別を学校教育等でどう取り上げるかということも教育界の課題であり、本書第７章にも実践例を掲載している。

どう学ぶか

1．たたかいの歴史から学ぶ

ハンセン病問題から学ぶとき、私たちが大切にしなければならないたたかいの歴史が二つある。

一つは、療養所の入所者たちが自らの尊厳をかけて展開してきた戦前から今日までのたゆまぬ運動である。1951年には各地の療養所入所者でつくる全国組織（全患協）の原型ができ、「らい予防法」の

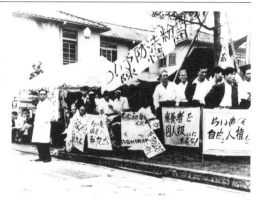

らい予防法闘争（1953年）
時代にみあった法改正を訴えての参議院裏での抗議の座り込み
提供：全国ハンセン病療養所入所者協議会

改正などをめぐって国と激しく対峙した。こうした運動は一般に「患者運動」と呼ばれ、「らい予防法」の廃止を経て1998年に「全患協」が「全療協」（全国ハンセン病療養所入所者協議会）と改称した後は、「全療協運動」「入所者運動」などと呼ばれる。

もう一つは、三つの国賠訴訟（「らい予防法」違憲国家賠償請求訴訟、ハンセン病家族訴訟、菊池事件国賠訴訟）である。原告の方々が人間の尊厳をかけて命がけでたたかい、国（立法・行政・司法）の責任を明確にしてきた。

この二つの人権闘争があって、いま、「ハンセン病問題から学ぶ」学習ができる可能性がより大きくなった。

病歴者や家族が抑圧や差別に抵抗し、人間として力強く生きて、自らの尊厳を取り戻したり守り抜いたりする姿は、被害体験の悲嘆を凌駕し、児童・生徒の勇気と希望を育む力をもつ。そこで本書の第5章「ハンセン病人権学習で大切にしたい10の視点」において、被差別の状況でも尊厳をもって生きた当事者の「抵抗体験」から学ぶことの重要性について詳論した。

2．「国の責任」と「私たち市民の責任」を明確におさえる

ハンセン病問題から学ぶうえで、「らい予防法」の絶対隔離政策によって差別をつくりだし、拡大させ、病歴者や家族の人生を奪った国の責任を明確

におさえる必要がある。国の政策を無批判に受け容れると、自分も差別をする側に立つ可能性がある。個人の幸せを追求する権利を守るはずの国家が、「らい予防法」に基づく絶対隔離政策によって、個人が幸せに生きる権利を奪い「人生被害」を強いてしまった。その責任を学ばずしてハンセン病人権学習は成立しない。

そして私たち市民（国民）も、「無らい県運動」の渦中にあって国の誤った政策に無自覚に加担した。詩人の石川逸子は「遠くのできごとに人はうつくしく怒る」と記したが、この問題は決して遠くのできごとではない。主権者としての私たち市民（国民）も結局は、病歴者や家族に対して「人生被害」を強いてしまった当事者である。その歴史と立ち位置の確認がとても重要である。

国と市民（国民）、両者の責任は同等ではない。しかし、両者の責任を明確化することが大事である。こうした学習を通じて、児童・生徒も教員も共に「ひとを大切にする」ことを胸に刻む。「社会と向き合うことの大切さ」を自覚する。「国家と個人の関係」を相対化する。この問題から、いじめが見え、国が見え、市民や地域が見え、己と向き合い、己を知る。そしていじめや差別はどうすればなくなるか、国家や社会はどうあらねばならないか。自分たちは一市民として、また、ひとりの人間としてどう生きねばならないかを自覚的に考えるようになっていく。こうした学習が本来の「主権者教育」であろう。

3. 善意の陥穽（かんせい）　～「かわいそう」「気の毒」という同情と憐憫（れんびん）の打破～

2001年5月の熊本地裁判決からわずか2年後の2003年11月、熊本県黒川温泉のホテルで菊池恵楓園の入所者に対する宿泊拒否事件が発生した。後に、ホテル側が入所者に謝罪したが、恵楓園自治会はその内容を問題視し、受け取りを拒否した。ホテル総支配人が「無知だった私個人の責任」とし、ホテルを経営する会社全体の責任を認めなかったからである。入所者（自治会）は怒りの声を上げ、ニュースとして大きく報じられた。そこで何が起きたか。

菊池恵楓園には抗議の手紙、ファックスが殺到したのだ。その数約300通。「豚の糞以下の人間共」などと、ことばの限りをつくしてののしる。送り主の多くは2年前の原告勝訴判決に拍手した人たちだったに違いなかったが、それだけに深い衝撃だった。

次に、このときに菊池恵楓園に届いた一通の手紙を紹介する。「かわいそ

う」「気の毒」な人たちは、静かに黙っていれば同情の対象だが、ひとたび自らの権利を主張し、人権侵害に対して抗議の声を上げると、その人たちは差別されてもよい存在となるという内容だ。

　　いい加減にしてください！最初はあなたがたを可哀相だと思いましたが、今は非常に怒っています。自分たちの人権ばかり主張せず、たまには相手の立場を思いやる優しさがあなたがたにはないのですか!?いくら感染の危険がなく、また充分に消毒しても元患者が使用した食器や寝具や風呂はできれば避けたいのが多数の人々のホンネです。ホテルは社会福祉やボランティアでやっているわけではなく、営業行為なのだから、宿泊拒否は法律には違反しているかも知れないけれど本当は至極当然の判断です。（中略）強制隔離は確かに歴史の中の悲劇の１ページだったと思いますが、当時の医療レベルを考えれば仕方のない行政判断だったのです。「強制隔離され人権を侵害された」などという主張は結果論にすぎません。（「特集 ハンセン病問題学習資料集」教育総研ニュース No.24 2017.4 より）

　このような差別の心理について、スーザン・ソンタグの考えによれば、同情は、たとえそれが善意であっても、自分の無罪を主張する無責任な反応であり、「自分は加害者ではない」という認識の裏返しであるということである（『他者の苦痛へのまなざし』みすず書房、2003年）。

　では、「かわいそう」「気の毒」といった同情と憐憫に陥ることをどのように打破するか。ハンセン病問題から学ぶ生徒・学生の体験やエッセイから考えてみよう。

　一つ目は、2018年に私の学校で中学１年生向けの「ハンセン病問題から学ぶ」授業を担当した髙橋和さん（当時高校３年生）が、大学生になって、鹿児島の人権集会（2019年）で語ったことばである。

　……「ハンセン病の人はかわいそう」。授業後の感想文を読むと落ち込みました。「かわいそう」で終わらないためにはどうすればいいのか……悩み

ました。誤解や同情は偏見差別を再生産するからです。だから、原点に返って長島愛生園の入所者だった金奉九さんのことばをもう一度かみしめました。「正しく知って、正しく行動する」。金さんの声が聞こえてくるようでした。……次の授業の初めにそれまで授業で学んだ重要事項を画用紙に大書きしてもう一度、中学１年生全員と声を合わせて復唱し、授業の最後にこう伝えました。「自分は差別する人になるのか、差別を見抜き、許さない人になるのか、自分がどんな人になるのか、社会の一員として、社会の中で何ができるか、これからもずっと、考え続けよう！」と。この呼びかけは、私が中学１年の時に高校３年生だった先輩方が、私たちに投げかけてくれたことばでした。５年前に先輩たちから学んだ視点を、それから５年が経過したそのとき、後輩たちに同じことばで伝えている自分がそこにいました。そして、この問題を「知ったつもり」になっていたことに気づき、「これからも学び続ける」と私は心に決めました。……

　髙橋さんは、自分の授業が「かわいそう」という新たな偏見差別を生んでしまったのではないかという問題意識から、ハンセン病問題にどう向き合うかを再考し、実践している。この視点と姿勢がとても大切なのだ。
　二つ目は、同じく私の学校で、2016年に後藤泉稀さん（当時高校１年生）が書いたエッセイである。

「太郎」

　ぱっちり目に桃色ほっぺ。赤ん坊の名は太郎。私が彼に出会ったのは、菊池恵楓園に暮らす遠藤邦江さんの部屋だった。ハンセン病療養所では、らい予防法による絶対隔離政策のなかで、結婚の条件として、男性には断種を、女性には人工妊娠中絶が強制された。遠藤さんもその犠牲者だ。
　ある日、遠藤さんは玩具店

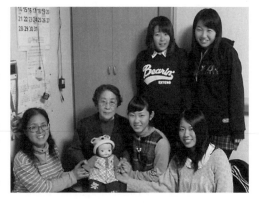

で見つけた愛くるしいセルロイドの人形に心を奪われた。それが太郎。服を
つくりわが子として愛した。遠藤さんが私に言った。「抱いてあげて」。私も
思わず話しかけた。「こんにちは。おねえちゃんですよ」。

　国は、母体保護のため、またその後の養育が困難などの理由で、ハンセン
病者に子孫を残すことを禁じた。しかしそれは、ハンセン病者をこの世から
なくすための「撲滅政策」だった。

　「妊娠7ヶ月でした。取り出された赤ん坊は、真っ黒な髪の毛の女の子で
した。手足をバタバタさせていましたが、看護婦が別室に連れて行きました。
後に私は、ホルマリン標本にさせられていたわが子を見ました」。

　星塚敬愛園に暮らす玉城しげさんの証言だ。あまりに惨い。人間のするこ
とではない。殺人だ、と私は思う。このような事例は、全国の療養所で行わ
れており、入所者らの訴えに国は謝罪し、今では各園に供養碑が建つ。

　狂気がそれをさせたのか。いや、異常が通常だった。普通の看護婦（師）
が普通にやったのだ。であるなら、看護婦は、私だったかもしれない。

　「らい予防法」違憲国賠訴訟弁護団の徳田靖之さんはこう指摘する。「自分
は救う側、患者は“かわいそう”で救われる側という固定観念にこそ、差別
性が潜む。“救う”意識が強いほど、その人のためによかれと思ってやって
いる自分が“正しい”と思いこんでいる。特に絶対隔離政策という大きな枠
内では、立場の逆転はなく、重大な過ちが見過ごされていた」。

　あなたに起きることは私にも起きる。どんな人にも対等に、そして平等に。
単純だが、最も大切なこと。私にできているか。太郎が問う。

　このエッセイは、私の学校の「ハンセン病問題から学ぶ」中学1年生向け
の授業で必ず教材として用いている。「太郎」と後藤さんの問題提起をもと
に、生徒も教員も差別構造としての「善意の陥穽」を見究め、自分はどうす
るのかを考えつづけている。

4.「人間自身の手になるもの」 ～つくられた差別はつくり直す～

　これまで見てきたように、「らい予防法」と「無らい県運動」を中心とし
て差別はつくられ、拡大し、再生産されてきた。教育界もまた、それに加担
した。

差別の罪は、人が人を信頼しえなくなることにある。ならば、差別に抗するよりどころとしての「人への信頼」を学校の中にいかに創出できるか。そして「やっぱり人ってすばらしい。仲間っていいな」と思える場面をどれだけつくりえるかが、教育や学校の存在価値であり、教員の使命であろう。

　差別や戦争は、はじめから「ある」わけではない。政治的に「つくられる」ことがある。憲法違反と断罪された「らい予防法」は、その象徴的な例である。これを学校の教育活動の中で学び、人権尊重と平和のとりでを築き、人と人との信頼関係をつくり直すことが求められている。

　『隔絶の里程』（長島愛生園入園者五十年史）に、入所者の島田等さんが次の文を残している。現在の新型コロナウイルス禍にも通ずることばであろう。

　「ハンセン病はなくなることがあっても　どのような別の"悲しき病"に人間はみまわれるかもしれない　だが　"悲しき政策"はなくすことができなくてはならない　それは　人間自身の手になるものであるからである」。

5.「光を求めて扉を開かん」そして「希望」

　「光を求めて扉を開かん」。ハンセン病裁判の第1次原告で、星塚敬愛園入所者の上野正子さん（→p.242 人物コラム）のご自宅に掲げられた額の文字である。

　1955年、長島愛生園内にハンセン病療養所入所者の若者が通う岡山県立邑久高等学校新良田教室が開校した。1987年にはその役目を終えたが、閉校記念碑に刻まれた文字は「希望」である。碑の裏面には、1期生の森元美代治さん（→p.164 人物コラム）によって、苦難の過程と栄光の軌跡が端的に刻まれている。新良田教室は、「らい予防法」の制定に反対する命がけの抗議運動の結果、全患協が勝ちとった教育という光であり希望であった。

　鹿児島県の肝属地区人権・同和教育研究協議会が、「ハンセン病を生き抜いた人々の光と熱を伝えたい」をテーマに紙芝居3部を制作した。作品「光とともに～とびらを開く～」は、上野正子さんの生きざまだ。彼女の裁判は、「正しく正直に生きる」という意味の親にもらった名前を奪還するたたかいだった。私の学校では、先述した中学1年生向けの授業で、この紙芝居を教材として使用している。全国の取り組みが力を合わせれば、児童・生徒が生き生きと勇気と希望を抱く学習を必ず展開することができる。

「光とともに」はこう結ばれている。「人間の誇りを大事にしたい。そう思ったとき、正子さんは語らずにはいられないのです」。私たちはこの姿勢に学び、教育の中で病歴者や家族の生きざまを語らなければならない。

差別の連鎖を断つために　〜課題と希望〜

1. 教科書記述の問題

2001年の熊本地裁判決以降、ハンセン病問題は教科書に記載された。だが、中には「患者」と記している教科書があった。「らい予防法」の記述がない教科書もある。それは、熊本地裁判決を無視し、国の責任を明確にしないことを意味する。教科書に記述がなければ、ハンセン病問題が学校教育で積極的には扱われなくなる可能性もある。

「ハンセン病問題から学び、伝える」学習を広げるためにも、ハンセン病問題を学習指導要領に明記し、それを教科書に反映することが不可欠である。私たち教育部会は、今後も教科書会社への具体的な提言をはじめ、教科書記述問題に取り組んでいく。

2. コロナ禍とハンセン病問題

本書は、新型コロナウイルス禍（以下、「コロナ禍」）の現在、社会現象となっている感染者や医療従事者、その家族等に対する差別や排除の問題も意識し、同じ過ちを繰り返してはならないという思いも込めて編んだ。ハンセン病問題に取り組んできた立場からどんな教訓が得られるか。詳しくは、第3章「ハンセン病問題からコロナ禍を問う」を読んでいただきたい。

この項では教育との関連性について触れておきたい。前述のように1954年、「竜田寮児童通学拒否事件」が起き、「万一」を恐れて、病歴者の親を持つ児童を一般児童の親が排除した。コロナ禍でも、医療従事者の子どもが通っている限り「万一」があるとして、その子どもが保育園などから排除された。

ハンセン病関連の裁判に長年携わってきた徳田靖之弁護士はこう指摘する。

「園側が母親の声に抗しきれなくなったというのが実情だろう。『万一』という言い方の前に、科学的な認識はねじ伏せられている。感染症は、内にある差別的な感情を顕在化させる」。「コロナをめぐる問題

にしても『私が加害者ではなかったのか』と自らに問いかけることが大切だ。自粛警察のような動きに、内心はおかしいと思っても傍観している。一方で、勇気を出して何らかの行動に出る人もいる。そういう人を孤立させないよう、２番目でいいから『私もそう思う』と言えるような社会にしていきたい」。(『毎日新聞』2020年11月24日)

　学校でいじめや差別があるとする。まわりは見て見ぬふりをする。あるいは、それらが日常の中で「いじり」などと誤った認識で埋没し、他者をののしることばも態度も人権侵害であるという判断ができなくなる。児童・生徒には、そのような状況を「おかしい」と見抜き、「やめようよ」と言える勇気を持ってほしい。だが現実には、声を上げるとその人もいじめや差別の対象となるから怖くて言い出せない。徳田弁護士は、その連鎖を断つためにも、「やめようよ」と言える勇気を持つことと同時に、たとえそう言えなくても、誰かがそう言ったときに「私もそう思う」と連帯を示す「２番目の人」が必要だと説くのである。果たして、私たちの学校や教室は、そうなっているだろうか。コロナ禍のいまこそ、問われている。

3.　教員としての選択　～被差別の立場にある児童・生徒を守っているか～

　これまで見てきたように、被差別体験に基づく証言の中で、「あの先生は私を守ってくれた」、「あの先生とは現在も交流が続いている」といった証言を、私たち教育部会はほとんど知らない。それが教育界の加害性を如実に物語っている。

　ただ、以下のような例外的な教員もいたことは明記されるべきである。

　先述のように、1955年に邑久高等学校新良田教室が開校した。しかし、希望に胸を膨らませた若者たちを待っていたのは、「らい予防法」に基づく学校と教員による差別的な扱いだった。職員室には入ることができず、教員をベルで呼んだ。生徒からお札を受け取った教員は一旦クレゾール液に浸し、それを職員室の窓に貼って乾かした。生徒たちはそれを見て、屈辱を味わったのである。そのような差別的な教育環境の中でも、生徒と共にあった教員がいた。以下は、６期生の金城幸子さん（→ p.318 人物コラム）の証言である。

「新良田教室の最も思い出深い先生は社会科の阿河先生です。先生は、他の先生が長靴（雨靴）、白衣の時代に、草履を履いて教室に来られていました。……他の教員は、授業中、ほとんど教壇から降りて来ませんでしたが、阿河先生は机の間を動いて回っていました。ある時、先生が……かなり接近して教えてくれました。先生の顔が私の顔に接近したんです。私は『自分は菌をもった患者。人にうつしたら大変。』という意識だったので思わず、体をくねらせて先生との距離をつくり……『先生、これ以上近づいたらうつりますよ』と言いました。すると先生は、私の背中を平手でバン！　とたたいて、『うつったっていいじゃないか！』とおっしゃったんです。その声は今も私の耳に残っています」。

（2009年5月、沖縄愛楽園で開催した教育部会での証言）

　また、本書第9章の「家族訴訟原告の声(3)」では、中学3年のときの原告を守った教員の存在が語られている（→ p.265）。

　私たちは、どんな教員であることを選択するのか。社会がハンセン病者やその家族を差別することに疑いをはさまなかったあの時代に、被差別の立場にある児童・生徒を守る行動を選択できただろうか。この選択は、権威や権力を大事にするか、目の前のかけがえのない児童・生徒を大事にするかの選択である。

4.　回復者とのふれあいが少なくなっていくという現実にどう向き合うか

　本書第7章には、回復者との交流から学ぶ実践例が多く紹介されている。当事者から直接学ぶことは、学習効果を高めるためにも大切である。

　現在、全国13か所の国立ハンセン病療養所では、入所者の高齢化と減少が進む。2021年5月1日現在、全国の入所者は合計1001名（2001年の国賠訴訟熊本判決時は4375名）であり、平均年齢は87.1歳である。

　医療・介護の体制維持は極めて切実な課題だ。たとえば、日常の買い物のサポートから終末医療まで、暮らしと命の問題が喫緊の課題として横たわっている。認知症などの不自由度も増している。そうした中で、回復者と直接交流しながら学習する機会がますます失われていくのが現実である。さらに2020年からは、コロナ禍のため、療養所の入所者と対面で会うことが極めて

難しい状況がつづいている。

　しかしこんな時であるからこそ、これからも「学び、伝える」ために、これまでの考え方や手法でよいのかを問うべきであろう。本書が少しでもその役割を果たすならば幸いである。

　回復者とふれあう機会が少なくなってきているからハンセン病学習ができないかと言えば、そうではない。たとえば私の学校の生徒は、家庭環境の急変で心労が重なり、学校に来られない時期が長く、卒業も危ぶまれたが、長島愛生園歴史館に展示してある盲人のハーモニカ楽団「青い鳥」を率いた楽長の近藤宏一さん（→ p.100 人物コラム）の考え方や生きざまに学び、自らを鼓舞して卒業した。現在は大学でハンセン病文学や被爆者文学を中心に主体的に学んでいる。その生徒は一度も近藤宏一さんに会ったことはない（→ p.200 第7章 実践例⑫）。

＊なお、本書では、失明したハンセン病療養所入所者を「盲人」と表記する。「めくら」あるいは「盲」と呼ばれ療養所内でより差別されてきた人々が、運動の中で獲得した呼称である点を重視した。

　国立ハンセン病資料館をはじめ、全国の療養所には博物館施設が整備され、偏見差別の厳しさとそれに抗いたたかってきた人間回復のあゆみを学ぶことができる。そこで、本書第10章「社会教育が果たす役割」では、博物館施設の意義と活用方法について紹介している。

　本書では、病歴者の家族との直接の交流から学んだ実践例を取り上げることができなかった。だが、家族訴訟に立ち上がった人などと直接会って交流し、学ぶことは、これから大いに期待される。

　「学び、伝える」という本書の性格上、次代を担う者たちがハンセン病問題から何を学び、何をどう継承しようとしているかを記しておくことは、大切なことだと教育部会は考えた。第2章で語られている20代の者たちの熱い思いを受け止めていただけることを期待している。

5．学習はすべての領域で　〜"たったひとつ"が希望となる〜

　「差別の連鎖を断つ」ために授業をすれば十分かと言えば、決してそうではない。もちろん授業は重要である。だが、児童・生徒が主体的に社会の矛盾や不条理に気づき、自分で考えて、自分で問題を解決するためには何が必要か。私たち教員は毎日毎日、繰り返し繰り返し、朝夕のホームルームで、

授業で、廊下ですれ違ったときに、給食や掃除の時間に、部活動や行事で……学校生活のあらゆる領域において「ひとを大切にする」ことを児童・生徒と共に学びつづけることが大切である。その土台があってはじめて人権学習が学校に根付き、学習効果が高まる。また、そんな学校であるためには、私たち教職員こそ信頼できる仲間が必要であるし、そんな仲間の環は、学校が民主的であればこそ広がる。それならば、まず自分が民主的であること、ひとりの人間として誠実であること、仲間を尊重すること、民主的な職場環境を構築する努力を日々怠らないことが大切である。

　人権学習の場は、授業だけではないということである。でも私は、たったひとつの授業、たったひとつの出会い、たったひとつのことばを大事にしたい。なぜならば、その「たったひとつ」がきっかけで、私たちが日々向き合う児童・生徒が「共に生きる社会」を構築する主体となりうるからである。そこに私たち教員は希望を抱くことができる。

おわりに　〜差別の連鎖を断つことができるか〜

　2016年11月19日、約20年間、私の学校の生徒たちや私の家族をいつも笑顔で迎え、愛してくださった長島愛生園入所者の金泰九さんが亡くなった。葬儀で読み上げられた最後の弔電は1997年、生徒たちと最初に長島愛生園を訪れる直前に母親から「参加してはいけない」と言われ、職員室で泣いたマリコさんからだった。新聞の「お悔み」欄に金さんのことが載っていたので、それを見て届けたという。「金さんからいただいた人としてのやさしさをずっと大切にして、いま、自分の子どもたちに金さんのことを伝えています」。

　人間のすばらしさに出会って学習する本当の意味を金さんとマリコさんが私に教えてくれていると思った。ああ、金さんはきっとあの笑顔で喜ばれているだろうな、ハンセン病問題に出会ってよかったな、教員をやっていてよかったな、差別の連鎖はきっと断つことができるよな、と私は心の中でつぶやいた。「学び、伝える」教育の価値に改めて気づかされた瞬間だった。

　読者のみなさんには、本書の第2章以下も読んでいただき、差別の連鎖を断つための「一歩」を踏み出していただけると幸いである。

回復者と交流できた20代が学び、伝えたいこと

小倉 実花・後藤 泉稀・髙橋 和・高橋 悠太・高橋 渉
田中 彩乃・廣本 雄大・延 総史・村松 翼

　ハンセン病問題から何を学び、自分はどう変わったのか。学ぶ意義、魅力とは何か。入口や関わり方が異なる9名が集い、2グループに分かれて語り合った。

（年齢は2021年8月1日時点）

【グループ1】

高橋 渉・25歳：大学時代、全国の療養所を巡る学生団体「BURARI」に参加。

村松 翼・23歳：大学時代、インドの療養所を訪れる。全国の若者を対象にハンセン病問題を学べるオンライン勉強会を開催。

田中彩乃・23歳：大学時代、ワークキャンプを通して社会問題を学ぶ団体「FIWC」に所属し、中国の回復村を訪れる。

後藤泉稀・20歳：中高時代、人権・平和問題に取り組むヒューマンライツ部に所属し、部活動の一環として長島愛生園に通う。

高橋悠太・20歳：中高時代、ヒューマンライツ部に所属。

【グループ2】

延 総史・24歳：教員として人権課題に取り組む父親の影響で幼い頃から療養所を訪れる。大学時代、学生団体「BURARI」を立ち上げる。

小倉実花・24歳：大学時代、FIWCに所属。多磨全生園と駿河療養所に通う。

廣本雄大・21歳：高校時代、演劇部に所属し、ハンセン病問題とエイズの人権問題を軸にした演劇「光りの扉を開けて」に参加。

髙橋 和・21歳：中高時代、ヒューマンライツ部に所属。

～座談会：グループ１～ (2021年7月3日、7月25日、8月5日実施)

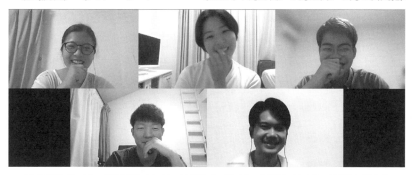

田中彩乃（左上）、後藤泉稀（中上）、高橋悠太（右上）、高橋渉（左下）、村松翼（右下）

── 村長の右肘と加藤一二三先生のサイン

村松　翼：ハンセン病問題とどういう関わり方をしてきたのか、話してもらって
いいですか。

高橋　渉：ファーストタッチでの悩みと、いろんな人に会って、現場に馴染（な じ）んで
きた後の悩み、大きく分けると二つがあって。それを分けながら話してもいい
のかなと思いました。

村松　翼：別にきっかけは大したことなくて。大学に入って自分もなんかやらな
くちゃと思って、大学１年でボランティア活動に参加したんですよね。たまた
ま行った先がインドのハンセン病者の回復村で、最初は「ハンセン病って
何？」って感じでした。大学に入って初めて聞いた単語だったし、説明を聞い
てもピンとこないところから始まりました。

　そこで強く覚えていることがあって、現地の人が毎回駅まで迎えに来てくれ
るんですが、来てくれた村長の右肘が曲がってるんですよ。結構大きく。その
時はめちゃくちゃ驚いて。その手で握手を求められた。その手を取れなかった
んですね、私は。これが原体験としてあったから、その時の自分の感情はなん
だろうって３週間くらいずっと考えていて。日本に帰ってきてからも考えて。
そこからインドに行き続けようと思った。でもインドでの会話はベンガル語な
ので、日常会話はできるけど、その人がどういう人生を歩んだかを聞き取るの
はめちゃくちゃ勉強しないと難しい。どうしようかなと思ったところで、先輩
に日本の療養所に行けと言われて。Aさんに会いました。でも自分は結構人見

知りで、Aさんの家に行っても、2時間しゃべれなかったんですよ。一緒に行った隣の先輩がめちゃくちゃしゃべってて、自分はずっとうんうんうなずいてるだけ、みたいな。日本の回復者の方と初めて会ったので、何をしゃべっていいかわかんなくて。どうしよう、帰りたいって思って、パッと右見たら将棋の加藤一二三先生が名人位をとった時のサインが飾られていたんですよ。自分は将棋が好きなので、今日話すならここしかないなと思って。「あれ、加藤先生のサインですよね」って聞いたら、「お前若いのに、将棋やるのか。また将棋さしに来いよ」となって、交流が始まったんですよね。Aさんがその時何をしゃべったかは覚えてないけど、将棋っていう趣味でつながって。そこが自分の日本での原体験。その人を理解するためにちゃんと過去のことを聞きたいと思っているんですけど、最初の入り口としては、趣味を話すとか、日常の話が多いかな。学生を集めて療養所に行く時も、事前にハンセン病問題の勉強をしてこいとか、この人に会ったらこういうことを聞くとかっていうのを絶対言わないようにしていて。その人が生身の状態で会った時に、ちゃんとコミュニケーションをとることを大事にする関わり方ですね。でもやっぱり、その人を理解するには、日常のことを理解するだけでは足りなくて、ちゃんと勉強して、その人がどんな時代に、どういう体験をしてきたか、それを踏まえてどう生きてきたかを考えてきた5年間です。

——療養所が新しい居場所に

村松　翼：泉稀はどうだろう。

後藤泉稀：私も回復者の方に会った時に、翼さんと同じような経験を岡山県の長島愛生園でしたことがあって。私は、盈進中高で人権や平和に関する問題に取り組むヒューマンライツ部に入っていて、ハンセン病療養所に行くことになりました。学校教育の中で、ハンセン病問題とつなげてもらったんです。部として20年ほど交流させてもらっていた金泰九さんという在日コリアンの回復者の方がいらっしゃいます。お部屋に初めて先輩や仲間たちと訪ねた時に、金さんは病気の後遺症で唇の筋力が弱ってしまっているので、お話の途中に口からよだれが垂れるんですよ。横にいた先輩はスッとタオルで拭いたんですけど、私はできないなと思ってしまって。「異なる他者に触れる瞬間」を中1の時に経験して。自分はどうして拭くことができなかったのかという悔しさから、ハン

セン病問題や金さんと向き合っていこうと。

村松　翼：結構びっくりするよね、その体験って。

後藤泉稀：そうですね。ただ、モヤモヤ感で言ったら、関わる過程で生じることの方が多いです。最初の衝撃が問題に踏み込むきっかけにはなったけど、なぜハンセン病問題に関わってるかって聞かれたら、そのきっかけだけでは語れないんです。私の場合、最初は連れて行ってもらっていたところがあって。それが、自分から足を運びたいと思うように変わったのは、療養所の中に知り合いがたくさんできて、新しい居場所になったことがきっかけかなと思います。

──行き続けなくちゃいけない義務感

村松　翼：ここで渉さんに聞いてみますか？

高橋　渉：きっかけとしては、翼と延総史たちと一緒に「BURARI」っていうサークル的な活動があって、1回目に大学の後輩に誘ってもらって、駿河療養所に行く機会があったんですよ。本当にぶらりと行った、何も考えずに。そこでみんなでお酒飲んでワイワイ話したりとか。入所者の皆さんと、うだうだ話すのがすごい楽しくて。でも行き始めると、行き続けなくちゃいけない義務感のようなものを、勝手に自分で感じてきちゃって。さっきの、初動でのモヤモヤ感と過程でのモヤモヤ感だと、後者の方が強かったんですよ。向こうからしたら大したことない、たまに来る大学生、20代の一人かもしれないんですけど、だんだん行かなきゃいけないとか、その人との関わりの中で自分がどこかに到達しないといけないとか、何か形にしないといけないとか考えて、重荷に感じちゃった。それで途中から療養所に行かなくなった。でも、本当はただ純粋におしゃべりして、お茶飲んだりお菓子持って行ってそれを一緒に食べたいだけだったんだけど、つい、ハンセン病の歴史とか、差別の歴史を前にすると、なんかそれらしいことを言わなきゃいけない雰囲気を感じて。あと、何回か行ってると、いろいろ求められるというか。初

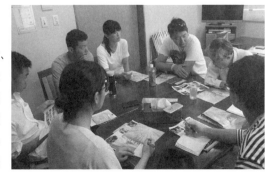

めて療養所に行く人に説明を求められたりするなかで、それが重荷になっちゃって。で、そこから離れると戻りにくくて。あとは、素材化したくなかったんですよね。人との出会いや回復者の人たちから聞いたことを、自分の成果物の素材にしたくなくて。それに対して繊細になりすぎて、身動きが取れなくなったっていう面もあるのかもしれない。それを利用して、自分が何者であるかを語りたくなかったというか。それはハンセン病回復者の人たちをハンセン病体験者っていう狭い言葉に閉じ込めることに近いというか。

村松　翼：たしかに渉さん急に来なくなりましたもんね。

高橋　渉：そうそう。色々変に考えすぎちゃうんだよね。さっき言ったようにハンセン病問題の歴史を聞かれて、その答えを言うのは簡単なんですよ。それだけで伝えた気にもなれるし。相手も歴史を知ることができるから、それはそれでいいんですけど。ハンセン病問題を知ることってそれだけなのかなって考え始めると、答えがないからこそ、つい考えすぎちゃってたのかなと思う。と同時に楽しいから行くってのも全然いいんですけど、それ以上に不当に悲しむ人を減らすために何かをしに行く必要があるなとも思うんですよ。コロナ差別を見ていると、ハンセン病問題から学べていないことも多いなと思う。だから個人としては、楽しんでいく以上のものに到達したいなという気持ちもある。だけどそこが難しすぎて、拒否してしまっていたというか。ハンセン病問題に関わった人の中にもこういう気持ちの人っていると思うんですよ。何かを語れるほど、何かを得ているわけではないから離れよう、みたいな。

── 役割に出会う

村松　翼：そこで難しそうな顔をしている悠太にも話を聞いてみたいな。

高橋悠太：渉さんが言っていた「語れるほど何かを得てないから離れよう」っていう感覚は、僕にもフィットするかなと感じています。僕は中高時代にヒューマンライツ部の活動でハンセン病問題と出会いました。今は核問題関連の方に時間も自分の問題意識も向いてるから、実はそれとハンセン病問題を比べた時に、ハンセン病問題が核問題を下回ることがあるんですよ。その時に、出会ってきた人はどうなんだろうとか、ちょっと申し訳ないなという気持ちはあります。それって多くの人が感じていることなんじゃないかなと思うんですよ。特にこれだけ世の中の生活が苦しくなった中で考える余裕ないよってよく聞きま

す。でも離れずに考えさせてもらっている理由は、役割を得たからだと思うんです。深い次元まで関わったり、考えたりするまでに、二つ障壁があるのかなと思います。一つは、「問題意識として落とし込む」という壁ですよね。さっき泉稀さんや翼さんが言っていたようなことがまさにそうだと思うんですけど、自分の中でこれだっていう瞬間やそれを言語化できるタイミングがあると思います。二つ目の壁は、「その中で役割を得たり、私はこの問題で誰かとつながっているんだっていう実感を得ること」だと思うんですよ。私の場合は、東京に来て、ハンセン病問題に、本当に自分の意思で向き合うとなった時に、回復者の森元美代治さんのところで大変お世話になっています。森元さんから家の本の整理をするから手伝ってくれと言われたんですよ。当時は何のこっちゃと思って、まあせいぜい数十冊だろうと思ったら、家を本が埋め尽くしているわけですよ。それだけに収まらず倉庫にあったりとか。何だこの量は、と思いながらお手伝いしたんですよね。全部で3、4日に分けてやったと思います。その時は、お世話になっている人だからっていうので行っていたけれど、よくよく考えてみると、実はそこに森元さんとの接点があって、森元さんにとって私が必要だっていう実感を得たような感じがするんですよね。元々、この本の出版の話を聞いた時に、たぶん私のような微妙な関わり方の人もたくさん読むんだろうなって思いました。その時にあなたはあなたで、社会やこの問題から必要とされていますよっていう感覚が少しでも伝わったらいいなって思うんですよね。

　第一線で動く人たちが増えていくことも大切だけど、そこに憧れていたり、流れを汲みながら社会を形成したりしている私たちのような層にもちゃんと届けたい。問題の裾野を広げることが、差別の再生産を止める一歩になると思います。

——迫りがたい日常

村松　翼：彩乃も全然違う関わり方をしてると思うんですけど、どうだろう？

田中彩乃：私がハンセン病問題に関わるようになったのは、ワークキャンプを通して社会問題に関わるFIWCという団体に入ってみようっていうのがきっかけなんです。最初、日本の療養所じゃなくて、中国の回復村に行くから、日本の療養所やハンセン病資料館で勉強するために行きました。最初、資料館を

巡ってハンセン病はこういうものだっていうのを見て、その後に初めて多磨全生園の人に会って。この人たちはハンセン病で差別を受けてきたからこれ聞いちゃいけないかなとか、これ言ったらどう思うんだろうとか。それでしゃべれなかった。中国の回復村に行って、帰ってきた後、駿河療養所に翼くんに連れて行ってもらうようになって、初めて療養所の人と仲良くしゃべれるようになった。ハンセン病問題の話じゃないけど、日常の話をできるようになったのが、療養所に通うすごい良いきっかけになって。でも、仲良くさせてもらっているBさんが、どんな差別を受けてきたかまでは知らなくて。それなのに私とよく連絡をとったりしてくれるのはなんでだろうって思います。

村松　翼：無視してるわけでないけど、きっかけがつくれないというところですね。

高橋　渉：Bさんと知り合って、もっとBさんのことを知った方がいいのかな、聞かない方がいいのかなっていう風にモヤモヤし始めたのは、どんな流れだったの？

田中彩乃：そこは翼くんとかの話を聞いている影響が大きくて。翼くん、すごく日常のことをしゃべってるんですけど、その裏まで私たちにも話してくれる。実はこうだったんだよ、とか。それなのに自分は何も知らないなっていうのがちょっとあって。

高橋　渉：たしかに、ハンセン病問題に関わってる人、周りにそれぞれいると思うんですけど、周りの人と自分を比べちゃうことってあるじゃないですか。僕もそこに考えすぎちゃうきっかけがあったんですけど、この人より全然知れてないから、自分は関わってる人になれていない、みたいな。

村松　翼：来てくれるだけで嬉しいんだよね、Bさん。Bさんもそこは感じているところがあって。たまに資料館行くかって話するじゃない？　あえて言わないというところもあったけど、そういう時に聞いてみるのがいいんじゃないかな。来てくれる、関係をもってくれるのが嬉しいんだと思う。

──開放的なコミュニティに

村松　翼：悠太の核問題、政治に関するアクションをSNSで見てると、すごいポップにやってるじゃない？　どんなことを考えながらやってるのかな？

高橋悠太：最近は、特に若い世代の投票率を上げるために、街中をプラカードを

持って歩いて、期日前投票を呼びかけたりするアクションをやっています。カラフルなプラカードなので、皆さん見てくれるんですよね。それってすごく大切なこと。町の中や私たちの生活の中に選挙や政治があ

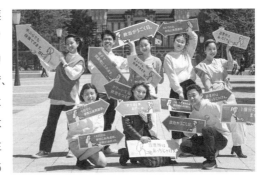

るってすごく大切なことだなと思ってて。実は、僕にとっては、ハンセン病問題から学んだことが選挙を考える一つの軸になっているかなと思います。やっぱり、人権学習と主権者教育ってすごく結びつくと思っています。私はこういう社会で生きたいとか、こういう社会であってほしいっていう、政治を考える基礎の部分を、人との関わりとか、苦しみとの交わりの中で考える。自分の中に何かを判断する「軸」が生まれる感覚です。

　僕たちがパネルやフライヤーをデザインする時の一つの基準は、自分のSNSのタイムラインで流れてきて、それをシェアしたいと思うかどうか、なんです。出会ったときに、これいいなって、何か能動的に動きたいって、そこに響かないと何も広がらないかなと思っているんです。もう一つ大切にしたいなと思うのは、社会問題を考えるときに、閉鎖的なコミュニティじゃだめだと思うんですよ。できるだけ多くの人を巻き込んだり、新たな切り口やきっかけを作ったりする上で、ポップであること、私も関わりたいと思えることって、何より効果的だと思うんです。問題や運動の中核を担っている人たちの意識改革も必要になってくると思います。

── 自分らしい関わり方とは

高橋　渉：泉稀さんはこれまで活動してきたことを振り返るとどうですか？

後藤泉稀：中高時代は、求められていることをやっていたような気がしています。主張することも、若者が動くということも。もちろんそこにハンセン病問題に関わっていたいという気持ちがあったのは確かなんですが。中1の時に、ハンセン病を題材に人権作文を書いて、それが賞を取ったこともあって、公の場でハンセン病問題とどういう思いで関わりたいか、これからどうしたいか、って

いうのを話してきた。そこでいろんな人ともつなげてもらった。中高時代、ヒューマンライツ部に所属していたからこその経験をさせてもらった一方、それなりに息苦しさもありました。

高橋　渉：中高の時の息苦しさっていうのは、結局、「どういうことしたいの？」っていうはっきりしたことを求められるっていうこと？

後藤泉稀：そうですね。「私が引き継いでいきます」って言うことと、そのための行動を求められている気がして。

村松　翼：必要だから言ってるし、それを言うのが合理的だから言っているような場面もあって、本当に引き継ぎたいって思ったときに「本当にそうか？」って思っちゃうことが苦しいなって思っちゃう。自分だったら。

高橋　渉：大学に入っても、そういうのを求められる瞬間はある？

後藤泉稀：そうですね。去年（2020年）の秋、自分は何をしていいのかわからなくなって。部活を離れて上京して、何もないところから人とのつながりや自分の身を置く環境を開拓していくために、去年の秋頃まではひたむきに何でもやっていたんですけど、一度立ち止まったことで変に気を張らなくなったというか。それで、この問題に向かう姿勢がちょっと変わりましたね。

高橋　渉：どういう風に変わった？

後藤泉稀：いつもお世話になっている方にそのモヤモヤを話した時に、「100の力で関わらなくていいんだよ」って言ってもらって。自分の中にはいろんな軸があっていいし、どれかに縛られなくてもいいんだなって思って。それに、全生園に目的なしに行く日が増えたかも。今まではやることがあるから行く、だからこそ行けるところがあった。人との関わり方は変わってないけど、自分とハンセン病問題の間で、問題に向かう気持ちが変わったかな。何をするか選べるようになった。無理してやってたところもちょっとあるし、無理してやればやるほど自分に足りない部分が見えてくる。

高橋　渉：だから、さっき悠太さんが言ってた、役割を得ることって、諸刃の剣のような感じがして。人間ってどこかで誰かに必要とされたり、自分の存在意義も大事なんだけど、自分の想定以上だったり範囲を超えると、それはそれで重荷に感じたりとか、息苦しさにつながりかねないというか。だから、難しいですよね。

高橋悠太：その場で自分が意思決定できるかどうかも重要ですね。

高橋　渉：だから、自分の言葉で語り続けるしかないんじゃないかなと思って。求められたから言うのではなくて、それには答えずというか。まともに答えすぎると自分を偽ることになるから、求められたことがないところで自分がどう語れるかが大切なのかなって思ったんです。

── 自分で決めて自分の言葉で語る

村松　翼：彩乃はなぜ中国のハンセン病回復村に行き続けたの？

田中彩乃：中国でハンセン病にかかった人は、各地に作られた村に集められてて、それが山奥にある所もあって。私が行った村は今、村人も５、６人とか。看護師さんも村にはいなくて病院には簡単に歩いて行けない。で、自分が行ったときに、そこに暮らす人たちには家族も近くにいないし、誰もそばにいないのかなって思って。そのときに、私はこの人たちが死ぬ時に一緒にいたいって思ったのが、中国の村に行き続けたい理由でした。

村松　翼：「日本の療養所って、翼くん行ってくれるでしょ」って彩乃に言われて、すごく面白いなって思った。行き続けることや、引き継ぐことを求められている中で、「私はこっちやるから、任せておいて」っていう。一度関わったら関わり続ける、結局、全部引き受けることが求められるじゃないですか。でもそうじゃなくて、たとえば、駿河療養所はやる（引き継ぐ）けど、他はお願いみたいな。自分の関われる範囲に根ざしたやり方ですよね。それはめちゃくちゃいいなって。

高橋　渉：役割を得ることは諸刃の剣とは言ったけど、自分の守備位置だと思えばいいんですよね。「私はここ、あなたはここ」みたいな。全てを背負っているわけじゃなくて、自分ができることならやるし、できないことは誰かにやってもらえる可能性もあるっていう。自分もどこかで誰かを補えるし。そういう役割分担ですよね、彩乃さんが言ってたのって。

村松　翼：ハンセン病問題のことを全部知ろうと思ったら辛いけど、別に会った人だけでいいとか、読んだ本の周りだけでいいと思えるとすごい気が楽だなって思って。それは問題を矮小化したいわけじゃなくて、問題全体のことは認識しているけど、できる範囲のことはやりますよっていう意思表示なんですよね。問題を全て知ろうとすると際限がない話であって。どこまで知っているかって話になるけど、少なくともここは知ってるから、ここの話はしゃべれるよって

いう。悠太の言うように役割を決めると、自分の足元が固まるし、だからこそ
もうちょっと進んでいけるっていうのがあるのかなと。

高橋　渉：そもそも世界って複雑だし、膨大な問題が存在しているので、全てを
背負うことはできない。どんな些細なものでも、自分が知っていることってほ
んの一部に過ぎない。全てを背負わされている気になるのも、むしろ傲慢とい
うか。それで落ち込む自分も傲慢だなって。複雑だから認識しきれないって開
き直って、じゃあ自分ができる範囲はここだって、仮決定するくらいの方がい
いかもしれないですね。

村松　翼：そのくらいフラットなところから関わっていけるといいですよね。そ
うじゃないと他の問題にも関われないっていうか。

後藤泉稀：それに、問題と離れちゃう前に、自分はこれをやるっていうのを自分
で見つけられたらいいですよね。自分で見つけて自分で決める。それを後押し
するのが教育であってほしい。

〜座談会：グループ2〜　　(2021年7月10日、7月31日実施)

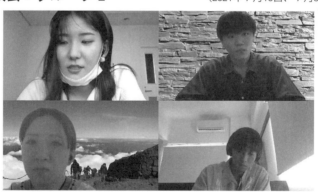

髙橋和（左上）、廣本雄大（右上）、小倉実花（左下）、延総史（右下）

── それぞれの"入口"

延　総史：小学生の頃は、親に連れられて療養所に行くのが怖かった。ネガティ
ブな言葉がたくさん出てくる場所だから。でも、回復者の方たちとつながるこ
とで徐々に惹かれていって。高校は沖縄の学校に通ったんだけど、そこで平良

仁雄さんや、金城幸子さんと出会って、今でもとても可愛がってもらっています。でも、仁雄さんには今でもメディアに話さないエピソードがある。自分の家族を守るために。それだけまだ差別・偏見が根深いってことだから啓発していかなければならないと思っているし、この差別の歴史がいかに存在してはいけないものなのかを感じています。

廣本雄大：僕はハンセン病問題に取り組んでいる方々との出会いが大きいです。高校2年生のとき、ハンセン病問題を題材にした演劇「光りの扉を開けて」（HIV人権ネットワーク沖縄主催）に参加して、メンバーたちの取り組む思いや、熱い信念に触れて、カルチャーショックを受けました。彼らと一緒に過ごしていると、自分はまだまだだと感じるし、特に、長年続けてこられている方の姿を見ると、自分はこういう大人になれるんだろうかと思う瞬間は多いです。回復者の方に公演を見ていただくこともあるのですが、直接言葉をいただくと、自分のやっていることの責任の大きさをまざまざと感じます。

小倉実花：私は、日本で最初に出会った回復者の方の記憶が強烈に残っています。山内きみ江さんという、映画にもなっている有名な方なんですけど。トラウマのような出会いでした。きみ江さんは病気の後遺症のため、口元が緩くて、よだれが常に出てしまう方で。それはお会いする前から知ってはいたんです。でも、初めてお会いしたとき、「あなたすごくびっくりした顔してるわね。よだれが手についてて、握手するのも嫌だって思っても、それが普通よ」と言われてしまって。私とハンセン病問題の出会いはどう接したらいいかわからず、「怖い」という感情が始まりでした。自分の気持ちを見透かされてしまったという恐怖でもあって。そのとき、私はこの問題に関わってはいけない人なんだと思って、この問題から離れました。戻ってこられたきっかけは、1年後に友人に誘われて行ったお花見で森元美代治さんに出会ったことです。そのとき森元さんは「この問題を知ってくれただけでいいんだよ」と言ってくださいました。そのとき、受け入れてくれるんだと思えた。だから、きみ江さんと森元さんは私のターニングポイントですね。きみ江さんから受けたショックがなければ、森元さんの言葉がこんなに重いとは感じなかっただろうし。先ほど、延さんの話を聞いて、あ、私と同じように「怖い」って思った人がいたことに驚きました。皆さんは回復者の方々に出会うとき、「怖い」って思わなかったんですか？

廣本雄大：怖くはなかったけれど、初めて回復者の方とお会いするときは構えて

しまいました。失礼があってはいけないし。でも、仁雄さんと、劇のメンバーとともに回復者の方々と和気あいあいと交流することで、自分の日常の中に回復者の方々の存在が入ってきて、その緊張はとけました。

髙橋　和：私も実は怖かったですね。回復者の多くは目に見える後遺症や傷があって、そこにも驚いてしまったし…。それはあの時代、彼らを地域社会から排除した人たちの感覚に近いんじゃないかと自覚しました。でも、何度も通っているうちに、回復者の人柄に触れて大好きになりました。

　　　私が印象深いのは、熊本の菊池恵楓園に暮らす遠藤邦江さんです。ハンセン病者は子どもを産むことが許されなかったので、玩具店で買った人形を"太郎"と名付け、我が子として迎えました。お部屋にお邪魔したとき、60年以上連れ添った"太郎"を抱かせていただきました。そのとき、「あなたたちは必ず産んでね」と、笑顔でおっしゃいました。若い私たちに妬みも憎しみもなく、そんな言葉をくださったことに驚いたし、私の心の中はごめんなさいという気持ちでいっぱいになりました。そのとき感じた申し訳なさこそが私がこの問題と関わる原動力です。

── 続けるうえでの壁

髙橋　和：実花さんは、FIWCのワークキャンプではどんなことをしたんですか？

小倉実花：中国の療養所に行ったんですけど、お部屋掃除してたんですよ、2週間ずっと。すごく綺麗にしてる部屋もあれば、中国って寒いので、火鉢のようなもので暖をとっていて部屋中すすだらけだったり、食べてるご飯も、何日前のだろうって思うもので。病気の影響で足がなくなったおじいちゃんは、その汚れたコンクリートの床を這って生活してい

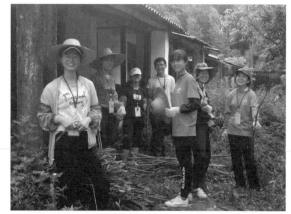

るんです。私たちは、どのくらい掃除してないんだろうっていうトイレを、手で掃除したんですけど、現地の学生は黙々と掃除するんですよ。すごく失礼な言い方だけど、私は内心衝撃的すぎて掃除したいと思えませんでした。毎日帰りたいなと思ってしまうほどでした。

廣本雄大：改めて日本のハンセン病問題の歴史を客観的に振り返ると、たしかに、僕は隔離政策に関して「昔のことだしそういうこともあるのかな。戦争だったし、国民をないがしろにしちゃうこともあり得るんかな」ぐらいで、疑問を持たずに聞き流しちゃってたところもあったなって思い当たりました。「そんなもんだ、へぇー」で受け流さずに、なんでだろうってことを考えないといけなかったんだなと思いました。じゃあどうやったらそれがわかるのかと問われたときに、その時代の社会観や人々の考え方とかって資料を探るだけじゃ想像がつかない部分が多くて。やっぱり、その時代に生きた人じゃないとわからない感覚だと思うので、回復者とのコミュニケーションは大事だなと思います。回復者からいろんな角度のお話を聞くと自分の中で総合的にイメージが湧いてくると思うんです。

髙橋　和：実際に療養所に行って回復者にお会いしないと、他人ごとになってしまって、通り過ぎてしまうかもしれないですよね。でも一方で、先ほど実花さんが言ったように、行ってみたからこそ強い衝撃を受けて、怖いからもう行きたくないと感じる人もいるんじゃないかなとも思います。皆さんが続けられているのはなぜですか？

小倉実花：「また来てね」と笑顔でおじいちゃん、おばあちゃんに言われて、「また来るね！」と別れましたが、日本に帰ったらもやもやが尾を引いていて、もう一度中国に行く気になれませんでした。でも、FIWC には関わり続けたかったので、日本のハンセン病問題に踏み込んでみようと思いました。

廣本雄大：FIWC に残り続けたかったのはどうしてですか？

小倉実花：シンプルに先輩たちがとてもすてきで。ハンセン病問題に関わってきた先輩みたいな人になりたいというのが私の原動力だったんですね。

髙橋　和：それ大事ですよね。私もそうです。苦しいことがあっても、ヒューマンライツ部をやめなかったのは、憧れの先輩の背中を追いたいから。それに、やっぱり何か一緒にやる同志の存在もすごく大事だなと思います。

廣本雄大：ハンセン病問題だけでなく平和や核の問題も、通らずに生きていける

問題ではあるんですよね。なぜかはわからないけど、知らない、何もしないままじゃだめだなって思うので、ある意味義務感でやってきましたね。自主的に近寄っていかないと触れられないから自主的にやるし。高校の演劇部の顧問だった先生は、卒業してからも懇意にしてくださっていて、いろんなことを紹介してくれるし、いろんな人に会わせてくれるし。目をかけてくださる方がいるから、その期待に応えたいなっていう気持ちも大きいです。でも大学生になったときに、自分一人でハンセン病問題にどうやって関わればいいのかわからないという悩みはありました。僕は高校生までに経験を積んでいたのにもかかわらずそうなってしまったので、大学生になってからハンセン病問題に関心をもった人にとってはなおさらだと思いますし、勇気が出ないという面があると思います。

── "効果的な伝え方" とは

小倉実花：ハンセン病問題はいろんな問題に通ずると思います。ハンセン病問題について、急に周りの人に語ることは難しいかもしれないけれど、この問題を一般化して伝えれば、みんな抵抗なく学べると思います。

髙橋　和：たしかに「伝えること」って難しいなと思います。身近な人にこそ。でも、学んだ者全員が「伝えること」に力みすぎなくていいと私は思います。ハンセン病問題から学んだ者として、そこで養った感性で日々のニュースに敏感になること。世の中の差別・偏見に対して「あの問題っておかしいよね」と声を上げられるようになることにも意味があると思います。

廣本雄大：人を傷つけない人でありたいなと思いますね。傷つけるつもりはなくても、自分の想像しないところや、自分の考え不足で誰かを傷つけたりするかもしれないし。そんな生き方をすることが、知らず知らずのうちに周りに影響を与えられるのではないかと思います。

延　総史：この問題を「要素分解」することが重要だと僕は思っていて。今ある社会問題に落とし込む。たとえばハンセン病差別の歴史がなんで生まれたのかに目を向けたときに、美意識に対する人間の執着と、美しくないものに対する差別心が根底にあるというところをまずは自覚することとか。らい予防法がどんな過程で作られたかを見たときに、国が差別を助長したという歴史を教訓に、では現在の新型コロナの政策が本当に正しいのかと考えられると思う。今、社

会を見ていて、ロジックのない世論が国を動かしたりしていることがあると思う。やっぱりデータを活かせる社会じゃないと。たとえば2018年には、北海道の病院でエイズの人が就職内定を取り消された事件があったけど、そうやって感情で動く社会じゃだめだと思う。

廣本雄大：僕はこの先もハンセン病問題に関わっていきたいけれど、教員やジャーナリストにならないとハンセン病問題に関わる活動を続けられないのか、全く関係ない道に進んだらどう活かせばいいのかと、最近考えます。

小倉実花：どんな仕事でも、その仕事のどこかで、ハンセン病問題から学んだ要素を活かせればいいと思います。ハンセン病問題は自分の判断基準として存在するものだから。

延　総史：自分の中で活かせればいいんじゃないかな。たとえば投票に行くこともそう。今は個人がメディア化している時代だし、発信して仲間は増やせるだろうし。

髙橋　和：いつか、私たちがもつ「回復者との交流」という経験が本当に貴重なものになる日が来ます。後々、自分が生涯で一番大切な人や、愛する家族に恵まれたときに、その経験を、自分を形作る大切な一部として語れる日が来たらそこにも十分意味があるのではないかと思います。

延　総史：ハンセン病問題の歴史を伝えるのはやっぱり教育。今は、自分の好むものしか見えない社会になってきているから、好まないものも見える社会にするにはどうすればいいかって考えたとき、教育が一番重要だと思う。

── 潜在的差別心と向き合う

延　総史：最初に回復者にお会いしたとき、「怖い」という感情が先に立ったとみんなで話したけど、なんでそこから始まるんだろうね。なぜ「怖い」という感情が差別につながるのか。また同じようなことが起きたら、どうするか。その感情はなくせるのかなくせないのか…。僕は、日本社会には美しいものじゃないものに対する差別・偏見が強くあると思うんですよね。人間の心理の問題だから難しいんだけど。でもそれだけが判断基準になる社会ではなく、もっと人に触れて内面に触れて一対一で話せる社会であるべきだと思います。皆さんも語ったように、「怖い」って思う心はあったけど、やっぱり話していったら、その人は、人であって個人であって好きになれる存在であって…ってことを学

んでるんですよね。そこもハンセン病問題から学べるエッセンスだなと思っています。

廣本雄大：身体的特徴からくる「自分と違う」という違和感も、恐怖の要因だと思います。

高橋　和：ハンセン病患者に対する違和感のようなものは、私たちが最初に回復者の方々とお会いした時に感じたように、当時、一般市民の潜在的な感覚としてあったのかなと思います。そして、国は、そのハンセン病患者の方々に出る見た目の特徴や、そこに怖さを抱く国民の感情を"利用"して、差別をつくり出し助長したんだと思います。歴史的にも、ナチスに見られるように、国が危機の時代に入った時こそ、国民の不満の矛先を向ける仮想敵のようなものを作り、国民の士気を上げる、そして戦争に向かわせるなど、国民の差別心を利用した政治はありますよね。だから私は、国が利用する差別に振り回されない強さを持てたらいいなと思います。そして、社会で起こることに間違えた判断をしないための強い地盤が必要ですよね。

廣本雄大：僕は演劇をするうえで、差別された人も、差別した人の気持ちも考えました。本当に様々な立場の人の思いを掘り下げる機会があって。特に、劇には差別された人より、差別した人の方が多く登場するので、なんで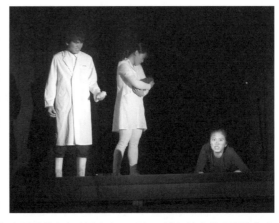こんなこと言っちゃったんだろうとも考えたし。でも、それは自分の家族を守るためだったりするんです。じゃあ、自分がもっている恐怖心と、相手を傷つけない行動をどう折り合わせるか…。

高橋　和：ハンセン病回復者や、障がい者、LGBTQ＋など、そんな固定観念を振り払って、人として接することが大事なのかな。ゲイの人も「ゲイ」という名刺を持って生きているわけではないだろうし、それは彼らの個性の一部ではあるかもしれないけれど全てではなくて。その人のほかのパーソナリティに目

を向けることができたらいいですよね。

廣本雄大：僕は実際に身に危険が迫って、初めて恐怖ってこんなに心を支配する
　　ものなんだと思った経験があります。このコロナ禍で、こんな状況だからいつ
　　かは新型コロナに感染してしまうかもしれないなと普段の生活の中で思ってい
　　ても、いざ身近に感染者かもしれない人が現れたら、すごく怖かったんですよ
　　ね。過去に、身近なハンセン病患者に差別をした人も、ハンセン病という未知
　　の病気に想像できないほどの恐怖を感じた人もいたと思うし、守るべき人がい
　　ればその気持ちはなおさらですよね。自身の身に危険が迫った時の「怖い」と
　　いう感情自体はおかしなことではないと思います。自分と異質なものに対して
　　抵抗感を抱く気持ちも、自然に生じるものだと思います。髙橋さんが言うよう
　　に、肝心なのは、そのうえで人とどう接していくかということです。「怖い」
　　という感情は、相手のことを傷つけていい理由にはならないし、自分が相手に
　　しようとしていることを相手の立場に立って捉える姿勢が大切なのではないで
　　しょうか。マイナスの感情を抱いていたとしても、相手と共存することを忘れ
　　ない。どんなことも、感じ方は人それぞれであることを認め、これらの考えを
　　広めていくことが、差別のない社会をつくることにつながると思います。

小倉実花：今の話を聞くと、差別したくないけど、難しいなって思いました。自
　　分は差別しないって思ってても、差別する人にいつでもなりうるし、自分の理
　　解を超えた人っていつでも現れるかもしれないんだなって感じました。「差別
　　をしない」だけでは不十分だなって。

　　振り返って考えてみると、自分のおじいちゃんおばあちゃんたちが差別をさ
　　れるのは嫌だって思うけど、中国の、手で床を這っていたおじいちゃんたちが
　　差別されるのはって考えたら、どこかでこの人たちはやっぱり気持ち悪いなっ
　　て思っちゃう自分がいました。だから完全にこの人たちのことを受け入れるの
　　は無理かもしれないって思って。でも、そこでブレーキをかけられる人間にな
　　らないといけないんだなって思いました。その相手から離れたいなら離れても
　　いいと思うし、自分がもうそれ以上マイナスな気持ちにならないために、無理
　　をする必要はないと思います。ただ、いったん冷静になってブレーキをかける
　　ことが必要なんじゃないかと思いました。私は回復者の気持ちに寄り添えな
　　かったことが最近になってもあって。たとえば患者運動をされてた方々は、な
　　んでこんな熱心にやれたんだろうって。国の法律で決まっていたことになんで

立ち向かえたんだろう、理解できないなって。けれど、理解できないことを頑張って理解しようじゃなくて、じゃあなんで私はこんなに理解できないんだろうってところに目を向けるようになって。それってその時代を知らないからなのかなあとか。そういう捉え方もできるようになったから、理解できない自分がだめなわけではないんだなって思うようになったし。生きている時代が違ってどうしてもわからないことはあるから、わからないことを受け止める力って大事ですね。でも、無関心は一番よくないですよね。

廣本雄大：「光りの扉を開けて」にも「愛の反対は無関心です」という台詞があります。皆で声を揃えて言う大切な台詞で。

小倉実花：その台詞を言うとき、しっくりきてましたか？

廣本雄大：しっくりきていました。見ている人もそうだと思います。劇の中でも考えさせられる部分が多いので。この劇自体も僕自身が、無関心から切り替わった地点です。

── これからハンセン病問題に取り組む人へ

髙橋　和：ハンセン病問題を伝える側が、受け手の気持ちに寄り添う力をもつことは大事だなと思います。私は高３のとき、中１に「ハンセン病問題から学ぶ」という授業を、部活の仲間と行いました。授業の終わりに生徒たちが感想文を寄せてくれるんですけど、そのなかに「ハンセン病にかかった人はかわいそうだと思った」と書かれたものがあったことがショックで。私は次の授業で、「かわいそうとかその場限りの同情ではなくて、自分にできることは何かを考えよう」と、全体に投げかけました。でも今振り返ると、その感想文を書いた生徒の気持ちをちゃんと想像して寄り添えていなかったなと後悔しています。残酷な歴史をできるだけ、迫力をもって伝えることは大切だけど、受け手の理解の進捗に寄り添うことや、心のケアも大事だったんだなと思います。特に受け手が、低年齢であるほど、まだその溢れてくる思いを上手に言語化できない可能性もあるから、感想文では拙い表現になってしまったのかなとも考えました。

廣本雄大：演劇に関わった高校の同級生たちのなかには、一度きりの子もいましたが、最近、就活の折に劇をしたことを思い出して話をしたりします。ずっとは関わっていなくても、一度学んだことはちゃんと覚えているんだなと思いま

す。でも、この問題を、演劇に参加するような大きなことではなくても、触れられるものにすべきだとも思います。一人一人が自分が生きている社会のこととして捉えられるようにできたらいいなと思います。

延　総史：社会の流れに乗って場づくりのムーブメントを起こすことも効果的だと思う。身近な人権問題に関するニュースから入っていってもいいし。

小倉実花：私は、ヒューマンライツ部のように、議論する場を設けてくれたり、この問題の要素分解を助けてくれたりする先生がいるってうらやましいです。

髙橋　和：大学の授業でハンセン病問題を扱う先生はいますが、たしかに正しい知識を教えているけれど、知識を教えられるだけではただの歴史のテスト勉強で、響かない学生もい

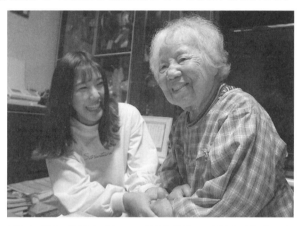

ると思います。やっぱり知識と感性は両輪で。感性を鍛えてくださる先生に出会えたことは幸せだったなと思います。

延　総史：「自分はこの問題をやってるから大丈夫」って思っている人ほど、他に視点を向けられていない人が多いなという気がしていて。ハンセン病問題のことだけを勉強するのじゃあだめなんですよね。他の問題も勉強するからこそハンセン病問題からもいろんな要素が見えてくるんだと思います。ハンセン病問題をやってるけど、女性差別しちゃったり、LGBTQ＋を馬鹿にしちゃう人もいるし。他のいろんな問題と組み合わせて取り組むとよいと思います。

ハンセン病問題から
コロナ禍を問う

内田　博文

（九州大学名誉教授／ハンセン病市民学会共同代表）

▌新型コロナウイルス対策に係る主な法令

　新型コロナウイルス対策に係る主な法令としては、1951年（昭和26年）に制定の検疫法（2014年（平成26年）に改正）、1998年（平成10年）に制定の感染症法、「感染症の予防及び感染症の患者に対する医療に関する法律」（2019年（令和元年）に改正）、2012年（平成24年）に制定の新型インフルエンザ等対策特別措置法（2020年（令和2年）に改正）がある。このうち、医療対策等は感染症法が担うこととされている。感染症法の前文の中では、次のように謳われている。

　　「我が国においては、過去にハンセン病、後天性免疫不全症候群等の感染症の患者等に対するいわれのない差別や偏見が存在したという事実を重く受け止め、これを教訓として今後に生かすことが必要である。このような感染症をめぐる状況の変化や感染症の患者等が置かれてきた状況を踏まえ、感染症の患者等の人権を尊重しつつ、これらの者に対する良質かつ適切な医療の提供を確保し、感染症に迅速かつ適確に対応することが求められている。」

　これに対し、社会対策等は特措法が担うこととされている。同法は、2004年（平成16年）に制定の、いわゆる、国民保護法をモデルに、①政府及び地方公共団体による行動計画の作成、②新型インフルエンザ等の発生時における措置、③新型インフルエンザ等緊急事態の宣言、④蔓延の防止に関する措

置、⑤医療等の提供体制の確保に関する措置、⑥緊急事態における国民生活の安定に関する措置等、⑦財政上の措置等、について定めている。

■ 過去の事案から得られる教訓

　1907年（明治40年）の法律「癩予防ニ関スル件」の制定以来、1996年（平成8年）の「らい予防法」の廃止まで実に90年近く強行された国の誤ったハンセン病強制隔離政策の下で、数々の人権侵害及び差別事象も枚挙に暇がないほどに発生した。

　「らい予防法」で許された範囲を超えた専門家、市民の暴走によって、患者・元患者、その家族の人権は根こそぎ侵害された。憲法の禁止する法の下の平等が侵された。誤った国策で生み出された差別意識、差別構造を専門家、市民が具体化し、増幅していくという構図がみられた。しかし、加害者として差別に直接、間接に関わったということに専門家、住民が気づくことは長らくなかった。

　このうち、竜田寮児童通学拒否事件とは、国立ハンセン病療養所菊池恵楓園付属の熊本市内にある竜田寮（菊池恵楓園に入所している父母をもつ子どもが生活する施設）の児童が地元の市立黒髪小学校に通学することにPTAの間から感染を恐れて反対の声があがったという事件である。市教育委員会が新学期から竜田寮児童を通学させると通告したところ、これを不満としたPTA反対派は同盟休校に入った。黒髪校校門にピケをはると共に、大きな字で「らいびょうのこどもと一しょにべんきょうせぬようにしばらくがっこうをやすみませう」などと張り紙もした。同盟休校は続き、全校児童約1900人のうち竜田寮の子ども4人を含む275人の児童だけが教室で授業をうけた。これに対し、反対派は寺院・銭湯などで寺子屋式の自習教室を開いたため、教育委員会が調停に乗り出す事態になった。恵楓園入所者自治会も事態の打開のため協議に参加したが、反対派の態度は強硬で事態は深刻化していった。熊本商科大学長が竜田寮の子ども4人のうち3人を自宅に引き取り、そこから通学させるということで、ようやく一応の解決を見たが、その後、竜田寮は閉鎖され、竜田寮の子どもたちは、各地の施設に分散させられていった。

　ハンセン病では、「人権のプロ」とされる法曹が憲法違反の差別をハンセン病患者に行ったことも明らかになっている。ハンセン病患者の裁判が隔離

先の療養所などに設けた「特別法廷」で開かれた問題で、最高裁判所の今崎幸彦事務総長が2016年4月25日、記者会見し、特別法廷の開廷の事務手続が違法だったことを認め、「誤った特別法廷の運用が差別を助長し、患者の人格と尊厳を傷つけたことを深くおわびする」と謝罪した。

　しかし、ハンセン病差別・偏見は今も当事者の「人間回復」にとって高い壁となっている。2001年5月11日の熊本地裁判決後もハンセン病差別・偏見に大きな変化は見られないとの「当事者の体感」は強いものがある。熊本地方裁判所は、2019年6月28日の判決で、国の「らい予防法」に基づくハンセン病隔離政策により、ハンセン病病歴者の家族らも、憲法第13条が保障する社会内で平穏に生活する権利（人格権）などが侵害されたとして、国家賠償法上の違法性を認めた。2001年5月11日の違憲判決に続く画期的な判決であるが、この判決によっても、ハンセン病差別に変化がみられないといえる。ハンセン病元患者家族補償法が2020年2月22日、施行から3カ月を迎えた。支給認定を受けた人は745人で、厚生労働省が想定する対象家族約2万4千人の3％にとどまる。元患者の家族であることを長年暮らす身内に明かすことができず、申請をためらう人などが多いとみられる。

　療養所入所者の少数化（2021年5月11日現在、全国13の在園者計1002人）及び高齢化（2021年5月11日時点で平均年齢87.3歳）はますます進んでいる。療養所を「終の棲家」とせざるを得ない、そして、死亡後、遺骨が療養所内の納骨堂に安置される者は今も少なくない。

　退所者も、この差別・偏見にさらされて今も生きている。2001年の熊本地裁判決の確定等を受けて設置されたハンセン病問題検証会議の提言を受けて設置された再発防止検討会は、2016年11月に東京及び大阪において、全国退所者連絡会の役員から退所者調査に関するヒヤリングを実施した。このヒヤリングでは、「沖縄県でも、500名余りの回復者が一般社会で生活していると言われていますが、・・・ほとんどの回復者は身を沈めてひっそりと隠れて生活しているのが実態です」などの厳しい実態が報告された。このヒヤリングでは、沖縄県在住の退所者の半数が「今後は療養所に再入所することを検討している」とのショッキングな話も紹介された。

　家族の実態も、退所者のそれに近いものがあると推察される。補償金を請求するかどうか、家族の葛藤は想像を超えるものがある。請求は多くても3

割にとどまるのではないかといわれている。

　コロナ禍差別に立ち向かうに当たっては、ハンセン病差別偏見の教訓を活かすことこそが求められているのではないか。

▎今も頻発しているコロナ禍差別・人権侵害とその内容

　新型コロナウイルス感染症の拡大に伴って各地で発生したコロナ禍差別は、一向に収まる気配がない。差別の手段はビラだけではない。器物損壊もみられる。県外ナンバーの車に傷をつけたとして、器物損壊罪に問われた富山市の無職男（65）の初公判が2020年8月20日、富山地裁であった。動機について、被告は「新型コロナウイルスを県外から持ち込んでいると思った。嫌がらせをすれば富山に来なくなると思った」と語ったという（『北日本新聞』2020年8月21日）。ネット社会の拡がりのなかで、インターネットを悪用した差別がコロナ禍でも見られる。

　インターネットを悪用した差別は、瞬時に世界的な規模で広がりを見せるために、被害の質量は以前と比較にならない。この被害がコロナ禍差別で生じている。

　コロナ禍差別の内容も多岐にわたっている。誹謗中傷、「自粛」や「謝罪」の強要のほか、感染者を特定しようとする動きも出ている。福岡市に住む38歳の自営業の男性は、新型コロナウイルスが陰性となって退院したあと、病院や美容室の利用を拒否されたという（NHK特設サイト「新型コロナウイルス」などを参照）。医療従事者の子弟が保育園への登園を拒否されたという事例も報道されている。新型コロナウイルス感染者が確認されたというだけで、その地域の人や咳をする人を避けたり、感染を疑ったりするような言動も差別に当たるが、各地で見られる。なかには「死ね」といったビラが貼られたという事例もある。首都圏に住む男子高校生、Sさん（仮名）のツイッターアカウントには、「くたばれ」「死ね」などといった罵倒の言葉が日々投げつけられているという。何も悪いことはしておらず、学校でいじめを受けているわけでもない。理由はただ一つ、2020年4月、新型コロナウイルスに感染したことだとされる（「AERA dot.」2020年9月8日などを参照）。ネットによる差別情報の拡散もみられる。差別には誤情報に基づくものも少なくない。

　人権侵害の防波堤となるべき公的機関が逆に差別や偏見を助長してしまう

ケースもある。愛媛県新居浜市では、東京や大阪を行き来する長距離トラック運転手の２家族の子どもたちに対し、市立小学校の校長が市教委と相談の上で登校しないように求めたとされる（『東京新聞』2020年４月９日などを参照）。岩手県花巻市では、東京から引っ越してきた70代の男性が市に転入届を提出したところ、「２週間後に来てほしい」とその場での受け取りを拒否されたという（斎藤雅俊『自己責任という暴力　コロナ禍にみる日本という国の怖さ』未来社、2020年、11頁などを参照）。

　コロナ禍によって一層悪化した差別・人権侵害もコロナ禍の中に含めて理解することが必要となる。それは、アフター・コロナの社会をどう構築するかに密接に関わるからである。

　熊本地震の際に、障がい者が避難所に避難しようとしたところ、避難所には、専用トイレや車いすに乗ったまま寝る場所などをはじめ、「受け皿」がまったくなかったという事態が発生した。障害者差別解消法が施行されていたにもかかわらず、為政者には、それが必要だという発想さえもなかった。避難所に避難するのを諦めて、いつ倒壊してもおかしくない自宅で不安な日々を送らねばならなかった。こう当事者から嘆息されている。これに似たような状況がコロナ禍で、多くのマイノリティ当事者に起こっている。

　飛沫感染から人々を守るマスクが、聴覚障害者たちにとっては障壁になっている。「全日本ろうあ連盟」の事務局によると、「マスクをつけるとコミュニケーションのひとつである口話（口のかたち）を見ることができず困ります。透明マスクの増産や開発に協力していただける企業などが出てきてくれるとありがたいです」と訴えられている。

　新型コロナウイルスによる生活への影響は、全国400万世帯にのぼるひとり親家庭により強く及んでいる。深刻な苦難に直面している。新型コロナウイルスの感染拡大で、母子家庭の18.2％が食事回数を減らし、14.8％が１回の食事量を減らしていることが、NPO法人「しんぐるまざあず・ふぉーらむ」の調査で分かったとされる。勤務先の休廃業や労働時間の短縮で、元から少ない収入がさらに減少。学校給食の停止による食費増などで、食費を切りつめても困窮状態にあることが浮き彫りになったといわれる。ひとり親支援に取り組む同法人の赤石千衣子理事長は「ぎりぎりの生活だったところに新型コロナが追い打ちをかけた。格差を固定化しないためにも、日ごろから

の政府支援が必要だ」と訴えている（『西日本新聞』2020年9月22日）。

　社会的弱者の生活を何とか下支えてきたソーシャル・ネットワークも「自粛」生活で大きなダメッジを受けている。差別や人権侵害を受けた被害者のための相談窓口も、日本ではただでさえ脆弱であるが、相談要員が自粛を余儀なくされているなどのため、機能を質、量の面で大幅に低下させている。社会的弱者は下支えのない無防備の状態に追いやられている。

▌差別の対象と差別する理由

　差別の対象も、感染の広がりに対応して拡大している。当初の「中国や外国にルーツのある人」から「感染者及びその家族」を経て、「感染を疑われる人及びその家族」へ、そして、さらには「感染を疑われる人が所属する職場や学校、地域の関係者全員」から「コロナ禍の医療や人々の生活を支えるエッセンシャル・ワーカー」にまで及んでいる。こうなると、国民、市民すべてが差別の対象者になっているといってよい。被害者が一部の人に限られた、これまでのマイノリティ（少数者）差別と大きく異なる点である。国、自治体、医療界、マスメディアその他、各界が差別防止に取り組んでいる大きな理由の一つである。

　恐怖・不安の対象がそのもの以外の関連するものにどんどん広がっていくことで被害が起こるという「般化被害」と呼ばれる現象（仁平義明・東北大学名誉教授）は、コロナ禍でも起きている。「人間のごく自然な安全弁のような反応だ」ということもコロナ禍差別・人権侵害に妥当する。しかし、だからといって、それが正当化されるわけではない。「人間のごく自然な安全弁のような反応だ」とされる行為が、逆に、私たちの安全を脅かしている。このような大きな矛盾が生じていることに注意しなければならない。

▌差別の正当化

　問題は、差別加害者が自己の逸脱行動を正当化し、差別をしている訳ではない、むしろ、今、社会が必要としている、正しい行動をしているのだと信じ込んでいる点である。加害者意識のない差別だという点である。自己正当化の理由は様々だが、主なものの一つは、「自己決定・自己責任」論の影響である。新型コロナウイルスの流行を巡り、「感染は本人のせい」と捉える

傾向が、欧米に比べ日本は突出して高いことが大阪大学などの調査で分かったとされる。

　感染も「自己責任」ということになると、新型コロナ感染者を責めたり、謝罪を求めたりすることも当然、社会的相当性を有する行為ということになる。マスメディアでは、「三密対策をしっかりととっていれば感染しない、大丈夫」といった類のコメントが、しばしば発せられる。差別を助長しているという自己批判は全くみられない。メディアも、加害意識のない加害者になっている。

　注意しなければならないことは、ここでいう「自己責任論」は日本的なものだ、すなわち、強固な同調圧力によって構成される「村社会の掟」を破った者に対して容赦なく差し向けられる類の「自己責任論」だという点である。むしろ、それは、日本では、人々から自己決定権を簒奪するための道具として使われている。自己責任を過剰に要求することで、自己決定権の行使を反対に抑制し、下命服従の「村社会」の維持に奉仕している。「これは本来の自己責任とは異質なものだ。むしろ集団主義に起源が見出せる責任論だ。日本にはびこる自己責任論は、集団責任とコインの裏表の関係にある。効率性や自由、平等、公平の価値を備えた自己責任とは別物だ。」、「"平等な競争"すら経ることなく、本来個人の責任を求められるはずのないことにまで、自己責任は及ぶ。」と指摘されている（斎藤雅俊、前掲書、121頁）。「感染は本人のせい」と捉える傾向が、欧米に比べ日本は突出して高いというのもそのためではないか。

　誤った医学的理解もこの自己正当化にあずかっている。ハンセン病の場合、患者を撲滅することによってハンセン病を撲滅するということが、光田健輔をはじめ、専門医によって唱えられた。新型コロナウイルスの場合も同様のことがみられる。菌、ウイルスと人とは明確に異なり、区別されなければならない。しかし、ハンセン病と同様、新型コロナウイルスの場合は、国・専門家・マスメディアなどが恐怖を煽るために、菌、ウイルス＝感染者という誤った図式がますます拡大している。感染者は原則隔離するという感染症法の基本構造も、この誤った図式の形成に大きく寄与している。「新型コロナウイルスと闘おう」という言い方がよくなされるが、菌、ウイルス＝感染者という図式の下では、感染者も「敵」ということになる。ハンセン病患者は

人間ではないとされ、日本国憲法の埒外に置かれた。新型コロナウイルスの感染者、感染者になる可能性のあると疑われている者も同様の立場に置かれている。そして、それがコロナ禍差別を自己正当化する役割を果たしている。感染者、そしてその家族の方々は、犯罪者のような扱いをされているといっても過言ではない。

　誤った医学的知見はこの「非人間化」を正当化している。日本では、感染者が犯罪者のように見なされてしまう。責任があるとは到底思えないのに、感染者やその家族は世間への謝罪を強いられる（鴻上尚史・佐藤直樹『同調圧力 日本社会はなぜ息苦しいのか』2020年、講談社現代新書、119頁などを参照）。感染した人を「身勝手な人」という形で「加害者」化することもみられる。

　私は「うつされる人」、あいつは「うつす人」という2項図式も「コロナ差別」の拡大にあずかっている。そもそも、このような加害者、被害者という2項図式は成立しない。感染の予防にとっても、患者の治療にとってもマイナスでしかない。しかし、このマイナスが顧慮されることはなく、自己決定論などと相俟って、人々を感染者等の攻撃に向かわせている。

　自己正当化には、国および専門家の態度も理由として大きいといえる。「三密を避ける」などといった基準を示すだけで、それも、法的な基準という形ではなく、「自粛」生活の基準という形で示されるだけである。基準を示された国民、市民は、この基準を自分なりに理解して、自己の行動規範に従って「自粛」生活に臨むしかない。「自粛」を義務づける手段も欠いている。「自粛警察」が生まれる理由である。「自粛警察」というと目新しい感じがするが、似たような言葉として「自警団」というものがある。この「自警団」が関東大震災の折に朝鮮人虐殺の担い手になった。「自粛警察」の逸脱行動も必然的に生じる。

　政府・専門家からすると、新型コロナウイルスについては未解明なことが多く、具体的な行動基準を示すことはできないということかもしれない。そうだとすると、そのことも国民、市民に正確に伝え、行き過ぎた「自粛」要請になるかもしれないという「負」の部分も正しく伝え、他人に「自粛」を強制する「他粛」は差別、人権侵害になるかもしれないということも伝えるべきである。しかし、そのようなメッセージは、国・自治体からだけではなく、各界、マスメディアなどからも今も発信されていない。「迷惑をかけて

はいけない」という語がキーワードとされ、逸脱行動が自己正当化される理由になっている。

理由の第4は、「同調圧力」の下での「同調」による自己正当化である。皆がやっているんだから、自分がやっても問題はない。皆がやっているのに自分だけやらないのはまずい。仕方なくやっているので、やっても問題はない。こういった類の正当化である。かつて国立ハンセン病療養所の入所者の方が熊本県内の温泉ホテルに宿泊しようとしたところ、宿泊を拒否されるという事件が起こった。「わたしは宿泊いただいても問題はないと思っていますが、他のお客様がどう思われるか。不快感を持たれるのではないでしょうか。」こういってホテルの管理人は宿泊拒否を正当化した。これとよく似ている。

ネット社会の急激な進展の下で、この「同調」による自己正当化は人々の心を浸食している。情報が国民、市民に与える影響は想像以上のものがある。この情報は「同調圧力」を激化させる役割も果たし得る。

明確な理由がない差別だけに、エスカレートの危険性は強いものがある。現にエスカレートしている。その防止もより困難となっている。

▌質の民主主義と科学的知見の重要性

コロナ禍差別・人権侵害については、間違った世論には与（くみ）さない、流されないという「質の民主主義」の重要性、あるいは科学的アプローチの重要さを再認識することが強く求められている。第二次世界大戦以前は、法の世界でも「量の民主主義」に基づいた法実証主義が支配的であった。法実証主義とは、実定法以外には法はないとし、国が定める一定の立法手続を経て制定される法は、その内容の如何にかかわらず、正当性をもち、したがって、たとえ「悪法」であっても法といえるとする立場である。

しかし、第二次世界大戦後、ナチスドイツなどが行った蛮行が実定法を逸脱してではなく、実定法に則って行われたという事実が明らかになるに及んで、法実証主義が見直されることになった。違憲立法審査制度が法制化され、たとえ、国が定める一定の立法手続を経て制定された法であったとしても、憲法が謳う「法の法たる所以の価値」に反する場合は違憲・無効とされることになった。日本国憲法第98条第1項も、「この憲法は、国の最高法規であ

つて、その条規に反する法律、命令、詔勅及び国務に関するその他の行為の全部又は一部は、その効力を有しない。」と規定している。マイノリティ（少数者）の人権に関わる分野では、「質の民主主義」による違憲立法審査制度の意義は特筆すべきものがある。ハンセン病問題も、裁判所による３度の違憲判決、2001年５月11日の熊本地裁判決、2019年６月18日の熊本地裁判決、そして2020年２月26日の熊本地裁判決により大きく前進した。災害時こそ「質の民主主義」が重要となる。関東大震災の、東日本大震災の、ハンセン病問題の教訓である。コロナ禍で問われている民主主義とは、「量の民主主義」ではない。それでは再び「悪法」を生み出すことになりかねない。

　「同調圧力」が反科学主義、非科学主義に結びついた例として、地動説と天動説の争いがある。「天文学の父」と称えられるガリレオ・ガリレイは、地動説を唱えたことで、ローマ教皇庁の異端審問裁判に付された。有罪とされ、無期刑が言い渡された。すべての役職は判決と同時に剥奪され、著書『天文対話』は禁書目録に載せられた。死後も名誉は回復されず、カトリック教徒として葬ることも許されなかった。地動説が正しいことが証明されても、ガリレイの名誉が回復されることはなかった。裁判の見直しが始まったのは20世紀の後半に入ってからのことであった。1965年にローマ教皇パウロ６世がこの裁判に言及したことを発端に、裁判の見直しが始まった。最終的に、1992年、ローマ教皇ヨハネ・パウロ２世は、ガリレオ裁判が誤りであったことを認め、ガリレオに謝罪した。ガリレオの死去から実に350年後のことであった。このような過ちを繰り返してはならない。科学・科学者には「同調圧力」を正しく整序することが求められている。

▎各界からの声明など

　コロナ禍における差別・人権侵害については、さすがにひどく、すべての人が被害者になり得るということから、各界から緊急声明などが発表されている。医療界も声明を発表している。例えば、日本災害医学会は2020年２月22日、新型コロナウイルスに対応した医師や看護師らが職場内外で不当な扱いを受けているとして、抗議する声明を出した。「バイ菌」扱いするいじめを受けたり、現場で対応したことに謝罪を求められたりする例が相次いだと訴えている。日本赤十字社も、2020年３月に、「新型コロナウイルスの３つ

の顔を知ろう！〜負のスパイラルを断ち切るために〜」と題された教材を作成し、同社のHPに掲載すると共に、この教材を用いた授業を中学校などで実施している。

　法務省の人権擁護機関も、啓発に努めている。文部科学大臣からも、新型コロナウイルス感染症に関する差別・偏見の防止に向けて、「新型コロナウイルス感染症に関する差別・偏見の防止に向けて」と題されたメッセージが2020年8月25日に発表された。

　自治体の首長などからも声明などが発表されている。市民団体からも国・自治体などに対する緊急要請が行われている。例えば、一般社団法人部落解放・人権研究所が2020年5月23日及び30日に主催した「「新型コロナ差別を考える」シンポジウム（オンライン）」では、シンポの終わりに、「新型コロナウイルス問題にともなう差別・偏見の防止、救済を求める要望書」を内閣総理大臣・法務大臣・文部科学大臣・厚生労働大臣・総務大臣・経済産業大臣宛に提出することが決議され、同要望書が政府宛に提出されている（一般社団法人部落解放・人権研究所代表理事　谷川雅彦「新型コロナウイルス問題にともなう差別・偏見の防止、救済を求める要望書」2020年6月9日）。

　新型コロナウイルス感染者や医療従事者への差別や偏見を防ごうと、差別禁止の条例を制定する自治体が増えている。2021年2月上旬時点で20を超える自治体が条例を制定し、防災無線で差別禁止を呼びかけるなどの取り組みも始まった。民間の啓発運動も企業や自治体を巻き込み広がりをみせている。

▌SOSを発せられない被差別者

　新型コロナウイルスの感染者やその家族、そして感染者の周囲の人に対する差別や誹謗中傷が全国各地で報告されている中で、自治体では、専用の相談窓口を設置する動きも見られる。

　しかし、マイノリティ（少数者）差別の当事者が異口同音に語るのは、被差別被害を声にすることの困難さである。被害を語ることによる「被害のフラッシュバック」などに加えて、声にすると激しい社会的バッシングを受けることになるからだとされる。親族や知人などからバッシングを受ける場合も少なくないともいわれる。まして訴訟を提起するとなると、この社会的なバッシングは一段と強まる。差別について学ぶ機会を持たなかった人々に

とって、訴訟提起は理不尽と映るからである。そのために、差別や人権侵害を受けても、相談機関に相談しない人が多い。相談窓口が地域的に偏在しており、24時間の相談体制をとっている相談窓口はそう多くないという点も、相談窓口へのアクセスを妨げている事情だといえる。被害者から被害を適切に聞きとれるかという問題もみられる。

しかし、これらの問題について、法が規定するところはほとんどない。2016年（平成28年）に制定の部落差別解消推進法やヘイトスピーチ解消法でも、国・自治体による相談体制の充実が謳われているが、充実の内容については規定するところはない。人権相談については、基本計画や基本指針がない中で、いわば手探りで人権相談が各機関によって実施されているのが現状である。法務省の人権擁護機関が行う人権相談については、法務省人権擁護局内人権実務研究会監修・人権協力会編集の相談担当者用の『人権相談の手引：事例Q&A』（1993年）が作成されている。これも手探りという現状を変えるものではない。法に基づく基本計画や基本指針の策定が望まれる。

コロナ禍差別・人権侵害の場合、ひときわ強い「同調圧力」をバックにした加害だけに、被害当事者はこれまで以上に「語れない被害者」「相談できない被害者」という状態に追いやられている。「迷惑をかけたので、仕方がない」「相談しても救済してもらうのは無理だろう」などと諦める人は今まで以上に多いと想像される。加えて、差別や人権侵害を受けた被害者のための相談窓口も、日本ではただでさえ脆弱だが、相談要員が自粛を余儀なくされているなどのため、機能を質、量の面で大幅に低下させている。コロナ禍の中で相談機能をどう充実するか。喫緊の課題となっている。被害の実態調査も不可欠である。それなくしては、法などで差別禁止といっても「絵に描いた餅」に終わりかねない。

▌国際的な視点の必要性

アメリカのジョンズ・ホプキンス大学の発表によると、2021年5月12日時点における新型コロナウイルスの全世界の感染者は1億6045万873人、死亡者は333万21259人とされている。5月13日時点の日本の感染者は66万6851人、死亡者は1万1302人となっている。インドでは爆発的感染も起きており、死亡者が4月28日に20万人を突破した。火葬場は24時間稼動しているが間に合

わず、駐車場などに作られた仮設の火葬場にも、遺体を焼くための薪が組み上げられている。新型コロナウイルスに立ち向かう日々が、世界でも日本でも今後も続くものと思われる。

アントニオ・グテーレス国連事務総長は、2020年7月18日、ネルソン・マンデラ記念財団が主催したネルソン・マンデラ記念講演において、「不平等というパンデミックへの取り組み：新時代のための新しい社会契約」と題して、次のように訴えている。

　　「コロナ禍に直面した先進国は、自国の存続に多額の投資を行っています。しかしその一方で、この危険な時期全体を通じ、開発途上地域への支援に必要となる十分な支援は提供できていません。この状況を変えるための最善の手段は、公正なグローバリゼーション、あらゆる人の権利と尊厳、自然とのバランスを保った暮らし、将来の世代の権利への配慮、そして経済ではなく、人間的尺度で測った成功に基づく新しいグローバルな取決めです。」

このように国際的な視点の重要性を訴えているが、コロナ禍に臨む私たちの姿勢はいかがか。

ちなみに、途上国へのワクチン普及を進める国際組織「Gaviワクチンアライアンス」（本部・スイス西部ジュネーブ）は2020年9月21日、新型コロナウイルス感染症のワクチン開発に各国が共同出資・購入する枠組み「COVAX（コバックス）」に、日本を含む150カ国以上が参加を表明したと発表した（『西日本新聞』2020年9月23日などを参照）。

■「偏見・差別とプライバシーに関するワーキンググループ」の提案

コロナ禍差別・人権侵害が無視できないくらいひどくなっており、きれいごとのスローガンではなく、事実を直視するために必要な調査を積み重ねることが大事なのに、そうした重要性をどれくらい政府が理解しているのか、真剣に取り組む気があるか。そのことが一番の問題だと思うとの指摘もみられるなかで、政府の「新型コロナウイルス感染症対策分科会」に「偏見・差別とプライバシーに関するワーキンググループ」が2020年8月に設置された。第1回の会合は同年9月1日に開催された。同WGは、同年の11月に、「これまでの議論のとりまとめ（概要）」と題した提言書をまとめ、分科会に提

出した。ただし、この提言に特段の新規性は見られない。これで深刻なコロナ禍差別が無くなるのか、大いに疑問といえる。

人権の意義と発展

1789年のフランス人権宣言は、「人および市民の権利」という形で、世界で初めて近代的な人権を謳った。その世界史的な意義は大きなものがあるが、実際には、権利保障の対象は限定されていた。女性、子ども、障がい者、外国人などは除外されていた。これらの人たちの人権をいかに保障するか。これがその後の人権の発展をもたらす大きな要因となった。

フランス人権宣言は、自由権と平等権の保障が主な内容で、生存権についてはまだ認識がなかった。生存権が人権と認識されるのは、20世紀に入ってからで、1919年に制定されたドイツのワイマール憲法で初めて謳われた。その第151条は、「経済生活の秩序は、すべての者に人間たるに値する生活を保障する目的をもつ正義の原則に適合しなければならない」と明記した。この社会権は、第二次世界大戦後、多くの国々の憲法で導入されることになった。

第二次世界大戦後、国際連合が組織された。この国際連合が、二度にわたる世界大戦への反省から、第三次世界大戦を阻止するために最初に取り組んだといってもよいのが、人権の国際化であった。1948年の第3回国連総会で世界人権宣言が採択された。前文は、「すべての人民とすべての国とが達成すべき共通の基準として、この世界人権宣言を公布する。」と明示し、人権の尊重をもって、すべての国のすべての人が守るべき共通の準則としている。人権問題は戦後世界にとって最重要の国際問題となっている。

第二次世界大戦後における人権の発展は、目覚ましいものがある。各論的人権として、例えば、民族自決論が1960年の国連総会で決議され（決議第1514号）、人種差別撤廃条約が1965年の国連総会で、拷問等禁止条約が1984年の国連総会で採択された。女子差別撤廃条約が1979年の国連総会で採択され、女性の権利が国際的に承認されることになった。子どもの権利についても、子どもの権利条約が1989年の国連総会で採択された。強制失踪条約が2006年の国連総会で採択され、障がい者の権利についても、障害者権利条約が2007年の国連総会で採択された。

「第3の権利」も承認されるようになっている。例えば、「発展の権利」が

1986年の国連総会で承認され、「環境と持続可能性への権利」も1992年の国連会議「環境と開発に関するリオ宣言」の第4原則で謳われることになった。「平和への権利」についても、1984年の国連総会で「人民の平和への権利宣言」が採択されている。

　人権のみならず、人権擁護の体制も国際化が図られている。条約を批准した国に課される政府報告書の提出義務もその一つである。政府報告書は当該条約委員会等で審査され、改善等の勧告がなされる。これを通じて、国内法と国際人権条約との乖離を埋めることが目指されている。日本も、自由権規約委員会1998年勧告、自由権規約委員会2008年勧告、2009年女子差別撤廃委員会勧告、国連人権委員会2014年勧告、人種差別撤廃委員会2014年勧告、国連人権理事会2017年勧告、人種差別撤廃委員会2018年勧告、などを受けている。

　個人通報制度の創設も、人権擁護体制の国際化の一つである。個人通報制度とは、人権条約に認められた権利を侵害された個人が、各人権条約の条約機関に直接訴え、国際的な場で自分自身が受けた人権侵害の救済を求めることができる制度である。市民的及び政治的権利に関する国際規約（自由権規約）の第一選択議定書（1966年）、社会的及び文化的権利に関する国際規約の選択議定書（2008年）、女子に対するあらゆる形態の差別の撤廃に関する条約（女性差別撤廃条約）選択議定書（1999年）、拷問等禁止条約選択議定書（2002年）、障害者権利条約選択議定書（2006年）、子どもの権利条約選択議定書（2011年）等が、この個人通報制度の設立に当てられている。ただ、日本政府は、この個人通報制度の受入れを拒否している。その他、日本が未批准の国際人権条約は、ジェノサイド条約（1948年）、無国籍者の地位に関する条約（1954年）、奴隷条約改正条約（1953年）、アパルトヘイト犯罪の禁止及び処罰に関する国際条約（1973年）等、多数に上る。死刑廃止条約と呼ばれている自由権規約第二選択議定書（1989年）も、日本は未批准である。

　国際人権条約で注目されるのは、人権の基礎を「個人の自由」に置くか、「人間の尊厳」に置くかという点である。ドイツ基本法第1条は「人間の尊厳は不可侵である。これを尊重し、および保護することは、すべての国家権力の義務である。」などと規定している。このような「人間の尊厳」を人権の基礎に置く考え方は、ヨーロッパを中心にして世界的に広がっている。こ

れに対し、アメリカ合衆国憲法修正条項（人権規定）は「個人の自由」を中心に規定されており、武器保有権さえも保障している。「個人の自由」と「人間の尊厳」が異なるところは、「人間の尊厳」では、それに反する「個人の自由」は認められないということになるのに対し、「個人の自由」では、そのような制限は認められないことになるという点である。

「人間の尊厳」の考え方が拡がっている。日本でも、日本国憲法第13条が謳う「個人の尊重」は「人間の尊厳」と同じ意味だと解するのが判例・学説である。しかし、「孤独の孤人主義」が浸透するなかで、「個人の自由」が「自己中心主義」を正当化する論拠として援用され、「国民は自己の命を処分する権利がある」といった誤った理解さえも拡がっている。

人権擁護と法の役割

弱い人間がここまで発展してきたのは、人間が社会的生活を営んできたからである。人間は社会的動物といわれる所以である。この社会的生活にとって何よりも必要なことは、すべての人が遵守すべき「共通のルール」であり、「共通の尺度」である。これを提供するのが法の役割である。そのために、法は、神学、文学、理学、医学と並んで、ドクター（博士）号の対象とされてきた。市民とは、文明に従って判断し、行動できる人だと定義される。法学は、この文明の幹とされ、市民にとって必須の教養とされてきた。

社会生活は、みんながこの「共通のルール」を守るという信頼関係の上に成り立っている。法は、人権もこの信頼関係の上に据えて、その詳細を定めている。私の人権は守ってもらわないと困るが、あなたの人権は守らない。このようなエゴイズム、「孤人」主義では、どちらの人権も共倒れになってしまう。AがBの人権を守り、BがAの人権を守るという相互関係のなかでこそ、人権は成り立つ。

この人権の擁護については、道徳的側面と法的側面を分けて考えることが必要である。法の特徴は、その規範が法的な規範とされた場合、この規範を遵守することが、すべての国民、市民に対し、個人的な価値観の如何にかかわらず、法的な強制手段によって義務づけられるという点にある。道徳との大きな違いである。法的な強制手段としては、刑罰のほか、行政罰や民事罰が用意されている。近時、障害者差別解消法（2013年）や部落差別解消推進

法（2016年）、ヘイトスピーチ解消法（2016年）等が制定されているのも、このような法の持つ特性に鑑みてのことである。加害者側と被害者側とでは、差別被害についての認識が大きく異なり、いわば水掛け論が続いた。それに終止符を打ち、「共通の尺度」を設けるために、法が制定されることになった。以後は、この「共通の尺度」に従って、差別の有無、被害の程度等が認定され、それに従って必要な措置が講じられることになる。

　ただし、法には、道徳とは異なる限界もある。日本国憲法第19条は「思想及び良心の自由は、これを侵してはならない。」と規定しており、法がその強制力を人々の内心の世界に及ぼすことは禁止されている。法の強制力の対象となるのは、身体の動静という外部的世界ということになる。権利意識の涵養^{かんよう}などといった内心に対する働きかけは、教育啓発に委ねられることになる。もっとも、この人権教育、人権啓発の整備充実を図ることを国・自治体に義務づけることは、法の役割である。国・自治体の自主性に委ねると、真摯に取り組むところとそうでないところとが出てくるからである。

　この法の役割からみた場合の日本の現状はどうかというと、日本国憲法は基本的人権の尊重を三本柱の一つとしているにもかかわらず、人権の分野の法整備は極めて遅れているといえる。人権擁護に関する基本的な法規は不存在で、人権相談や人権救済手続き等も法律ではなく、行政機関の定める規則が規定するところとなっている。人権教育・啓発についての法整備も不十分である。法律不在の人権行政といってもよい。そのために、権限不足、予算不足、人出不足の事態を招いている。

　日本国憲法第98条は、「この憲法は、国の最高法規であつて、その条規に反する法律、命令、詔勅及び国務に関するその他の行為の全部又は一部は、その効力を有しない。」と規定し、憲法のいわば番人の仕事を裁判所に委ねている。裁判所ないし裁判官がこの役割を果たしているかというと、必ずしもそうではない。そのために「消極司法」と揶揄^{やゆ}されている。裁判所ないし裁判官の人権感覚は乏しいといった批判も国際的に浴びているような状況である。「委員会は、裁判官、検察官及び行政官に対し、規約上の人権についての教育が何ら用意されていないことに懸念を有する。委員会は、かかる教育が得られるようにすることを強く勧告する。」（自由権規約委員会1998年勧告27パラグラフ）といった勧告も行われている。日本国憲法第12条等が規定

する「公共の福祉」による人権制限の許容についても、国連からは、曖昧で濫用のおそれがあるため国際人権条約の考え方と矛盾している、と是正勧告を受けている。

人権教育・啓発の現状と課題

2019年6月28日、熊本地裁は、ハンセン病家族訴訟について国の責任を認める判決を言い渡した。そして、人権啓発活動を所掌する法務大臣や、学校教育・社会教育を担う文部科学大臣に対しても、「無らい県運動」などに起因するハンセン病差別偏見を除去する義務を怠ったとして、その違法性及び過失を認めた。人権教育・啓発の不十分さは今も克服されていない。そのことを明らかにしたのがコロナ禍差別であった。不十分だと思われる理由は種々あるが、コロナ禍の人権と人権教育の推進にあたり克服すべき課題を4点述べると、なかでも大きいことの1点目は、人権教育・啓発については自治体間で取組に落差が大きく、積極的に取り組んでいない自治体がいまだに少なからず見受けられるという点である。ほとんど取り組んでいない自治体も少なくない。療養所のある地元自治体とそうではない自治体との温度差も大きなものがある。

2点目は、実効性に欠けるという点である。例えば、学校で先生が人権教室の授業で「いじめはいけません、やめましょう」と言って、子どもたちが「分かりました、しません」と応えた場合、この授業の効果はどうか。これでは、いじめの防止に実効性をもち得ない。このような「いじめ」に対する捉え方のズレは子ども同士の間だけでなく、教師と子どもの間で、保護者同士の間で、保護者と教師の間で、あるいは教師同士の間にも生じている。何が「いじめ」かを具体的に理解しないと、行動変容にはなかなか結び付かない。

3点目は、人権が法的な存在だということを十分に理解させていないという点である。世界人権宣言にあるように、人権は「すべての人民とすべての国とが達成すべき共通の基準」で、そのために法的存在とされている。例えば、部落差別の場合、存在するかしないかについて「水掛け論」が続いてきたということから、部落差別解消法が制定され、この水掛け論に終止符が打たれることになった。今後は人権教育・啓発も、部落差別が存在することを

前提にして展開されることになる。

　4点目は、パターナリズムを払拭し得ていないという点である。例えば、ある中学校の校門前の横断歩道で信号が青に変わっても視覚に障がいのある人が渡れずに困っているのに、通学のためにそこを通る同校の中学生が何の手助けもしないことを目撃した先生が、その後、「君たちには、日頃、障がいのある人が困っている時は手助けをしなさいと話しているのに、どうしてしないのか。きちんと実行しないといけない。」などと厳しく注意したとしよう。もし、この注意が「社会モデル」ではなく「個人モデル」によっているとした場合、このような教育では、生徒たちの間に、知らず知らずの間に、同情の裏返しとしての差別意識を醸成しかねない。パターナリズムは、ラテン語の父親 pater という言葉が語源で、親が子どものためを思って子どもの行動に口出しすることが元々の意味である。親子関係以外でも、経験や知識の差があるところではパターナリズムが生じやすい。教師と児童・生徒の間でもパターナリズムの関係ができあがる場合もある。ハンセン病の場合だけでなく、パターナリズムが差別や人権侵害に転じる例は枚挙に暇がない。人権教育・啓発の見直しも、私たちがコロナ禍に立ち向かうために欠かせない。最も大事な課題だといってもいい。今、私たちに最も必要なものといえば、この人権教育・啓発を通じて自他の信頼関係を再構築することだからである。

　少し古いが、大阪市が平成22年11月に実施した「人権問題に関する市民意識調査」の調査結果を分析し、まとめた『分析報告書』（平成24年8月）に掲載された西田芳正「人権問題に関する府民意識調査検討会」委員（当時・大阪府立大学人間社会学部准教授）「「逆差別」意識の構造と教育・啓発の課題」によると、「逆差別」ないし「妬み差別」の高まりについて、次のように危惧されていた。

　　「非正規雇用の増加により安定した職に就くことができず、自身の努力と能力の不足を責める若者が増え、正規雇用の若者や子育て中の世代も、労働条件の悪化や家族の不安定化などで困難に陥り、不安や不満を高めていることが知られている。今後の社会情勢の動きにより生活の不安定化がさらに強まっていけば、同和地区だけではない、様々な形で不利な状況（被差別の立場）に置かれた人々に対する敵愾心（差別意識）が高まることも危惧されるのである。」

西田の予感は現実化し、むしろ一層拡大しつつある。人権教育・啓発がこれにどう対応するのか。

　2020年３月18日のテレビ演説の中でドイツのメルケル首相は、ドイツ国民に、次のように呼び掛けた。

> 「感染症の拡大は、私たちがいかに脆弱な存在で、他者の配慮ある行動に依存しているかを見せつけています。しかしそれは、結束した対応をとれば、互いを守り、力を与え合うことができるということでもあります。」「我が国は民主主義国家です。私たちの活力の源は強制ではなく、知識の共有と参加です。現在直面しているのは、まさに歴史的課題であり、結束してはじめて乗り越えていけるのです。」

　ドイツのメルケル首相も訴えるように、新型コロナウイルスの災禍に立ち向かうには、私たちの結束、全員の協力が肝要である。この国・自治体・専門家との間の、そして国民・市民の間の結束、協力には信頼が欠かせない。人権とよく似ている。医療と並んで、人権がコロナ禍に立ち向かう最大の武器となる所以である。人権教育がますます重要となる。

教育界の加害責任

佐久間　建

（東京都公立小学校教員）

▌ハンセン病にかかわる教育の大きな転換

　近現代日本のハンセン病史の中で、1996年にらい予防法が廃止されてからの現在は大きな転換期にあたるといえる。特に2001年のハンセン病裁判（「らい予防法」違憲国家賠償請求訴訟）判決以降は、政府の方針も180度転換し、ハンセン病にかかわる教育・啓発にも大きな変化が生じた。

　ハンセン病人権学習を進める法的な背景として、1995年からの「人権教育のための国連10年」は大きな契機となった。2000年には「人権教育・啓発法」（人権教育及び人権啓発の推進に関する法律）が制定され、2002年にその推進のための「人権教育・啓発に関する基本計画」が策定されたことが学校現場にも大きくかかわっている。

　この「基本計画」には、学校や社会教育で教育・啓発すべき人権課題の一つとして「ハンセン病患者・元患者等」が明記された。

(1) 女性　(2) 子ども　(3) 高齢者　(4) 障害者　(5) 同和問題
(6) アイヌの人々　(7) 外国人
(8) ＨＩＶ感染者・ハンセン病患者等
　　ア ＨＩＶ感染者等　　**イ ハンセン病患者・元患者等**
(9) 刑を終えて出所した人　(10) 犯罪被害者等　(11) インターネットによる人権侵害
(12) 北朝鮮当局による拉致問題等　(13)その他

　すなわちハンセン病問題は、原則としてすべての学校で取り上げられるべき人権課題の一つであり、決して特別な意識をもつ教員や療養所近くの学校

だけが取り組む教育課題ではないということになった。

▌「上からの人権教育」の問題点

　このような法的背景と転換によって、2000年代からは厚生労働省や自治体等が作成したパンフレット、DVD教材等が学校に届けられるようになった。小中高校の社会科や公民分野の教科書にもハンセン病問題が記載されるようになった。全国的なハンセン病に関する学習状況は十分とはいえないが、予防法廃止以前、ハンセン病裁判以前と比較すれば、飛躍的な前進があったはずだ。

　しかし、残念ながらハンセン病人権学習における転換は、私たち教員が自らハンセン病問題に対する歴史的な反省や自覚から、学校現場で主体的につくりだしたものではない。私たち現在の教員は、政府の方針転換に従い、人権教育・啓発法に従い、厚生労働省や法務省の啓発に従い、ようやくハンセン病人権学習に取り組み始めたというもろさをもっている。

　そのもろさと、そこから生じた問題のある教育を、私たちは「上からの人権教育」という言葉で表している。例えば、送られてきた啓発パンフレットを児童生徒に配り、「こんな差別を受けた人たちがいる、差別はやめよう」と済ませる程度でよしとする風潮があることだ。中途半端に学習した児童生徒の感想文には、「かわいそう」「昔の日本はひどかった」という同情や傍観者的表現がしばしば見られる。被害体験だけを断片的に強調して伝えることにより、「ハンセン病になった人々は閉じ込められて何もできなかった弱者」というイメージ（新たな偏見）を児童生徒に生じさせた例すらあるだろう。

　「上からの人権教育」の象徴的な現れが、第1章や第5章でも取り上げた「公立小学校教育事件」ではないか。この教員はむしろ善意からハンセン病の「病苦」を伝え、子どもたちの「励まし」の手紙を菊池恵楓園自治会に送った。多くの子が「早くハンセン病をなおしてください」と書いている。まさに人権課題として上から例示されたハンセン病問題を、誤った知識と不適切な視点から取り上げ、新たな偏見を生み出してしまった事例である。

　しかも、この事件は「氷山の一角」である可能性が大きい。「上からの人権教育」によるこのような授業は、表面化はしていないものの数多く行われてきたのかもしれない。私たちの誰もが、今の時代にも再び教育の場で「加害責任」を生み出す可能性があることは肝に銘じなければならない。

┃「教育界の加害責任」の認識を前提に、豊かな教育実践を

　かつてハンセン病は子ども時代に発病しやすい病気だった。2005年の国の入所者を対象とした被害実態調査では、「およそ半数の人が15〜16歳までに発病し、60.6％（440人）が10代での発病であった。これらを含め、成人に達するまでに発病した人は68.5％（497人）であった」と、およそ三分の二の入所者が子ども期、学齢期に発病したことが報告されている。ハンセン病は学校に通う子ども期に発病しやすかったということは、一般の人びとにはあまり知られていないし、多くの教員も同じである。

　子ども時代に発病した「ハンセン病の子どもたち」や「家族がハンセン病を発病した子どもたち」がどれだけ過酷な被害を経験し、心に深い傷を負ったのか具体例を挙げればきりがない。かれらの「被害」に対する「加害」の主たる在りかは、学校・教員・教育行政・教育学等の「教育界」にある。

　政府がハンセン病への過ちの再発防止のため組織した「ハンセン病問題に関する検証会議」の最終報告書（2005年）では、医学医療界・法曹界・福祉界・宗教界と並んで「教育界の責任」が一節に充てられている。この「教育界の責任」の結びでは、かつてのすべての教育関係者が、「ハンセン病にかかわる子どもたち」についての認識がほとんどなかったことにより差別・偏見が助長、放任されたことが指摘され、「教育行政も不作為の責任を免れがたい」と締めくくられている。

　ハンセン病差別は、遠い昔に私たちと無関係などこかで生じたわけではない。学校はハンセン病を発見し強制収容するためのシステムに組み込まれていたし、私たちの先輩である教師たちは「ハンセン病の子どもたち」を一般社会から排除し、収容を進める側の一員であった。教育界の加害責任への自覚も反省もないうちに「上からの人権教育」に従うだけならば、私たち現在の教員も、隔離主義時代の教師と全く同じ構造の中にいるといえるだろう。

　しかし、私たちは過酷な被害体験を生み出した教育現場の当事者であるという自覚をもち、歴史的な加害責任を認識することによって、未来に向かって豊かなハンセン病人権学習を創り出すことができる。教育界の歴史的な過ち（加害責任）を検証した上で、現在のハンセン病人権学習実践を充実させようということがハンセン病市民学会教育部会の基本的立場である。

教育界の加害責任とは？

　私たちハンセン病市民学会教育部会は、2005年の発足以来、ハンセン病問題の検証会議最終報告「教育界の責任」（2005）を基本認識として、学校・教員・教育行政・教育学の歴史的な責任を調査し検証してきた。

　以下に、これからのハンセン病人権学習の前提として、私たち現在の教育界が共有すべき「教育界の加害責任」を、具体的に挙げる。各項に具体的な証言等を添えたが、決して極端な事例ではないことも知ってほしい。

> ①　発病がわかった子どもや、親やきょうだいが発病した子どもに対し、学校でのいじめを見逃し、教師も差別に加担した。

　長島愛生園の池内謙次郎さん（1928年生まれ）は、教室での「いじめ」について次のように語っている。

　「名前は今でも忘れはしない、Ｋという先生で、まだ若かったです。だんだんいじめがひどくなったんだけど…。わたしが周りからいじめられとってね、授業中に。でも、黒板に向かって字を書いて、もう一切こちらを振り返らない。わかっとっても」（2005.9.21聞き取り）。

　邑久光明園のＯさん（女性・1945年に13歳で入所）は、聞き取りによると（2006.9.18）、姉が発病していたために、自分が発病する以前から「いじめ」の対象となった。昼食（弁当）の時間には学校からお茶が出されたが、Ｏさんだけには出されなかった。トイレにも入れてもらえなかったため、Ｏさんはどうしても我慢できなくなると「学校を抜けて桑畑の中で用を済ませる」しかなかったそうだ。しかし、担任は「見て見ぬふり」をするばかりで、注意もしてくれなかった。「いじめ」というよりは、教師を含めての激しい「差別」「排除」の例である。このような状況で親しい友達は一人もできず、Ｏさんは光明園に入所した時にはほっとしたそうだ。

> ②　らい予防法のもとで、教師は学校の身体検査・健康診断で「らい」「ハンセン病」の子を見つけて保健所等に通報し、療養所に送った。

　学校の身体検査（定期健康診断）で発病を発見・通報され、療養所入所に

至った事例も非常に多い。多磨全生園の堤良蔵さん（1930年生まれ）は、国賠訴訟東京地裁での口頭弁論で、「私が小学校3年生の時、昭和15年ですが、学校で全校生の身体検査がありまして、その翌日『もう明日から学校へ来なくてよいから』と申し渡されました」と述べている。聞き取り（2006.5.3）によると、堤さんが担任から「明日から学校に来なくてよい」といわれた言葉は、実は同級生全員の前でいわれたそうだ。堤さんは「先生をうらみましたよ、そりゃしばらくは」「全くプツンと切れちゃったから…。（先生から）励ましとかそういうのはなかったですよ、もう全く。別世界に放り込まれたみたいな感じでね」とつらい経験を振り返っている。

地域・学校とハンセン病療養所、衛生行政（保健所）、警察が連携しての「検診行」も各地の学校等で実施された。1940年制作の映画『小島の春』（豊田四郎監督）では、学校での集団検診で長島愛生園医官の小川正子が「ハンセン病の子ども」を発見しようとする場面を見ることができる。

> ③ 療養所に送られた子どもたちは過酷な状況に置かれた。人間的発達が阻害されただけでなく、命すら奪われた。

療養所に収容された子どもたちの心情を数多くの回想記や証言集からぜひ知ってほしい。しかし、家族や故郷から切り離され、厳しい差別を感じながら療養所に入り、治療の見通しも社会復帰の希望も見出せなかった子どもたちの置かれた環境がどれほど過酷であったか、真に想像することは難しいだろう。

多磨全生園の冬敏之さん（1935年生まれ、7歳で入所）は、自身の少年時代について書いた文章の中で、そのストレスと心的外傷の強さから「少年時代を振り返ってみて、その思い出の中になつかしさのかけらもないことに、私は愕然とする。昔はよかったとか、楽しかったという記憶は、私の全生学園と少年寮における八年間に限り意味をもたない」とまで述べている（「開かれたパンドラの箱—元ハンセン病の児童・生徒として—」1999）。

栗生楽泉園の沢田五郎さんは10歳で発病し、1941年に楽泉園に入所したが、少年時代の精神的なつらさを著書で次のように述べている。

「療養所に入って何が一番つらかったか。子供として、将来自分はこうな

る、という希望が一切ないことだ。この病気は治らない、一生出られない、夢の描きようがない」（『とがなくてしす』皓星社、2002）。

> ④　療養所に送られた教え子に、手紙や面会で接触を保とうとした教師は
> いなかった。

　私たちの聞き取り調査では、小中学生時代に発病した「子ども」に対して担任教師や校長らがどのような働きかけをしたかを必ず尋ねている。今まで調査した方40名以上のうち、担任教師が親身になって励ましてくれたり療養所へ手紙を送ってきたりした例は一例もない。文献調査でも同様である。

> ⑤　戦前・戦中の療養所の中の教育は、「学校」ではない私的教育機関で
> あり、劣悪な教育環境に置かれた。「ハンセン病の子ども」を教育から
> 切り捨てたことに対し、教育界は何もなさなかった。

　戦前・戦中の療養所における教育は、「私塾・寺子屋教育期」と「学園教育期」に区分することができる。いずれの期も公教育ではないため、教科書すら支給されず、教師は入所者である「患者教師」が務めるしかなかった。
　1930年代になると少年少女舎も増築され、「学園」と呼ばれる校舎が建てられるようになった。これを子どもたちの生活・教育の向上と捉えるのは早計である。この背景には癩予防法と無癩県運動があった。
　1907（明治40）年制定の法律「癩予防ニ関スル件」では、強制隔離の対象とされたのは浮浪患者（今でいうホームレス状態の人々）だけであった。この法律は1931（昭和6）年に「癩予防法」と名前を変えたが、今度は、浮浪患者だけではなく、全ての患者が強制収容・隔離の対象となった。その結果、無癩県運動が全国的に盛んになったこともあり、ハンセン病療養所への強制収容者数は大幅に増え、子どもたちの収容も飛躍的に増えた。このような背景から「学園」という校舎もでき、「学校らしい体裁も整えてきた」（『全患協運動史』1977）ものの、依然劣悪な教育環境に置かれ、「教材費などの予算は皆無で、全体の物品費などから捻出している状態で、国も施設も入所児童に対して、正規の教育を受けさせることなど念頭になく、専門的な分野の授業は

到底望むべくもなかった」(『復権への日月』2001、全療協) のである。

　さらに、「学校でない、教育機関でもないということで、修了証や卒業証書などの公的なものが授与されず、社会に帰ったとき、その間に、何をしていたか、未就学児として進学するにしても就職するにしても大変な困難を生じた」(三芳晃『多磨5月号』2006) という問題があった。

---

⑥　戦後になっても、ほとんどの療養所では3〜9年間は教育を受ける権利が保障されなかった。「ハンセン病の子ども」を教育から切り捨てたことに対し、教育界は何もなさなかった。

　戦後の療養所内教育を「分校・分教室教育期」という。公立化され、一般の教師 (派遣教師) が「分校」「分教室」に派遣されて教育にあたるようになった。しかし、各療養所によって3〜9年間の幅の中で「公立化」されたということは、制度として一斉に公立化されたわけではないことを意味する。公立化は各療養所の「陳情」によって、いわば恩恵的に実現されたといえる。その多くは近隣小中学校の「分校」または「分教室」として設立された。ここで初めて「ハンセン病の子ども」は教育を受ける権利を保障されるようになり、初めて一般の教員が療養所内の学校に「派遣」されるようになった。これまでの「患者教師」は、教員不足もあり「補助教師」という立場で、「派遣教師」とともに継続して教育にあたることになった。

---

⑦　1955年に長島愛生園内に高校ができるまで、「ハンセン病の子ども」は高校に進学することができなかった。療養所内の高校設立は「患者運動」の成果であり、教育界は何もなさなかった。

　長島愛生園に設立された岡山県立邑久高等学校新良田教室は、療養所の子どもたちが進学できる初めての高校となった。しかし、この高校の設置も、教育行政の判断によるものではない。入所者による1953年のらい予防法闘争は敗れた (隔離主義が継続) ものの、その運動の成果として、遅きに失したがようやく「ハンセン病の子ども」の高校進学が可能になったのである。

⑧　戦後の「分校」「分教室」時代、「ハンセン病の子ども」の教育にあたった教員（派遣教師）は、白衣を着て子どもたちに接し物品を消毒するなどして、真に人間として交わろうとせず子どもたちを傷つけた。

　戦後の療養所内教育についてネットで検索すれば、看護師のような白衣とマスクをつけた「派遣教師」が授業をしている画像を見ることできる。「派遣教師」は白衣（「予防衣」とよばれた）を着て子どもに接し、接した後はすぐにクレゾール液で「消毒」をした。「派遣教師」がものものしい「予防衣」で患者である子どもの教育にあたったことは、「壮健」である教師と「患者」である子どもの間には越え難い深い溝があるという無言のメッセージを送ることにもなってしまった。

　子どもたちは「派遣教師」の白衣と消毒に対し、内心ではとても敏感であった。多磨全生園の自治会七十周年記念誌『倶会一処』（1979）では、「教諭の中には極端に病気を気にする人がいて、子どもに買い物を頼まれ、受け取ったお金をクレゾール液にひたし、それからガラス窓に貼って乾かした。それを見た子どもはその教諭がやめて行くまで心を許さなかった」と記録されている。「補助教師」（入所者の教師）だった天野秋一さんは、傷つけられた少年をよく知るだけに、今でもその教諭を許せない心情であるという（2006.12.24聞き取り）。

　長島愛生園内の新良田教室（高校）でも、教員は白衣で教壇に立ち、職員室前には消毒液と消毒箱が置かれた。職員室は「無菌地帯」なので消毒した物以外は持ち込めなかった。職員室の教員に用がある生徒は、モールス信号によるベルで各教師を呼び出すきまりとなっていた。しかし、「ベル制」は生徒会の抗議活動により廃止され、その後職員室への出入りも自由になった。

⑨　「本校」の教師たちは、「分校」「分教室」の子どもたちに対し何の働きかけもしなかったし、差別することさえあった。

　例えば、「補助教師」であった天野秋一さんは「生徒は勉強もよくやり、よくできたが、本校では点数をくれませんでした。」（2002講演）と述べてい

る。これは全生園の中学生は一般の高校受験をしないので内申点を低くして、その分本校の生徒を底上げしたという意味である。また、「派遣教師」だった鈴木敏子さんは、指導主事の指示によって本校の校長が、「全生園の子どもの作文は暗い」という理由で本校の文集から削除したことに抗議したという記録を残している（『書かれなくともよかった記録』2000）。

邑久光明園のMさん（1948年に13歳で入所）は、本校の先生と会う機会は、卒業式に本校の校長が来ることだけだったと語っている（2006.9.19聞き取り）。

「卒業式になると虫明の本校いうんかな、校長先生ら来られて、教育委員とか。ずらっと並んで、すごく消毒の臭いプンプンした。長靴の上に袋を被せていた。本当にびっくりしたんよ。そんなすごいかっこうしないと来れんのか、なんちゅうかっこうしてるのか。あんなかっこうして祝ってもらわんでもええわと思った。うちらの先生だけで送ってくれる方が気分がいいわ、と」。

> ⑩　1954年の熊本・竜田寮「未感染児童」通学拒否事件において、多くの教育者は傍観者でしかなく、児童の学習権を擁護しなかった。

右の写真の、校門に貼られた通学拒否派による呼びかけ文を読んでほしい。「らいびょうのこどもと一しょにべんきょうせぬようにしばらくがっこうをやすみませう」。

「未感染児童」とは、「家族が患者である子ども」に対する差別語であり、「これから感染・発病する恐れがある子ども」という含意がある。

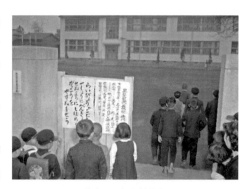

熊本日日新聞社撮影

「家族が患者である子ども」への差別を象徴するのは、1954（昭和29）年に熊本で起きた竜田寮児童通学拒否事件である。2019年のハンセン病家族訴訟判決でも、家族への差別の象徴的事件として詳しく触れられている。

竜田寮とは菊池恵楓園入所者の子どものための児童養護施設である。1943年から竜田寮での教育は黒髪小学校の分校扱いとなっていたが、竜田寮の子

どもたちは本校である黒髪小学校への通学が認められていなかった。

そこで恵楓園園長は、黒髪小本校に竜田寮児童の通学が認められないのは差別であるとして、熊本地方法務局に差別撤廃の申告を行った。それを受けて法務省・厚生省・文部省の三省会議は、「らいを他に感染させる虞はない」として、「保育児童は一般の学校に通学させるべき」と決定した。

ところが、「らい」を極度に恐れる人々は動揺し、大規模な反対運動（同盟休校）を起こした。1954年4月、入学式当日の出席は、全校児童1928名のうち、わずか76人。翌日以降も、反対派は校区内の各所で寺子屋式教室を開設して、あくまで竜田寮児童との共学を拒否した。保護者アンケートでは、通学反対が七割近くを占めた。

この事件は紛糾し、国会でも討議される事態となった。しかし結局、国会でも問題を解決することはできず、1955年に熊本商科大学長が里親となって児童を引き取り、そこから通学させるという形で一応の決着となった。最終的には竜田寮児童で黒髪小を卒業した児童は一人もいない。子どもたちは一般の養護施設等に分散して引き取られ、竜田寮は1957年に廃止された。

この事件は竜田寮の児童の心を傷つけ、その後も彼らの人生に暗い影を落とすことになった。当時2年生だった奥晴美さんは、通学拒否事件が始まってから、近所の様子が一変したという。近所の子たちは「らい病の子、らい病の子。うつる、うつる、寄るな」と罵声を浴びせ、奥さんらに石を投げつけたそうだ。以来、奥さんは恵楓園にいる母親と面会するたびに「寄るな、うつる」と泣きわめくようになった。「私自身も、怖い病気だという意識を植え付けられ」てしまい、親子関係に亀裂が生じたことを悔やんでいる（「教育界の責任」『ハンセン病問題に関する検証会議最終報告書』2005）。

戦後教育史上で極めて重大な教育差別事件であるにもかかわらず、当時の教員や教育団体のほとんどが、この事件を傍観するのみであり、竜田寮児童の学習権を擁護しなかった。現在の教員のほとんども、この事件を認識していない。

⑪　戦後、ハンセン病が治癒して感染性が消失したにもかかわらず、療養所を退所した生徒に対する入学拒否事件があり、生徒の人生に大きな被害を与えた。

『生き抜いた！』（高波淳、2003）、『ハンセン病回復者手記』（沖縄楓の友の会、1999）によると、1959年に県立高校の入学試験において、沖縄愛楽園出身生徒が入学拒否されている。直接、高校の校長に「受け入れない理由は何か教えてください」と訴えたA氏に対し、校長は「天刑病です」と答えた。この高校では翌年もハンセン病回復者の生徒を入学拒否している。

中原弘さん（1932年生まれ）は盲学校入学拒否の経験を証言している（2000.9.17国賠訴訟の口頭弁論）。

「静岡県立盲学校に入学願いを出したら、最初はＯＫだったのに、『らいは治らない』という偏見をもった医師や、県庁の予防課からクレームがついて取り消された。国立視力障害センター、長野や新潟の盲学校でも、体が不自由だとか、年齢制限を新たに設けるとか、学生が不安を感じているからとか、『資格を取っても客は来ないよ』と辱められたり、私を締め出す方便で、どこでも入学拒否され続けた」。

> ⑫　戦前戦後を問わず、一般校での教師たちは、一般の子どもたちに対して、「らい」「ハンセン病」について誤った知識を与えた。

尋常小學修身書（第五年）には第六・七課「衛生」の項があり、伝染病への注意が「傳染病にかかることがあると、それは自分の禍ひであるばかりでなく、公衆に大そう迷惑をかけます」と書かれている。児童用の修身書には「癩」という文字こそないが、その教師用書（現在でいう「指導書」）には癩の解説、隔離の重要性が詳述されている。

「新患者の發生を防ぎ、幾年かの後に其の絶滅を期するしかない。其の豫防法の中最も確實で有効なものは病人を隔離することである。」

「患者を路上にさまよはせるやうなことがあつては、人道にも反し、且危險此の上もないことである。」（尋常小學修身書第五年教師用）

さらに戦後になっても、保健体育教科書とその指導書に問題のある表現が記載され続け、教育の場を通してハンセン病への偏見は広められてしまった。

「らいはらい菌によって皮ふからくさっていく恐ろしい病気であることを説明する。現在では、らい予防法という法律によって患者の数が少なくなったことを理解させ、今後の対策についても考えさせる。」（『中学校新保健体育』教

師用指導書、1972年、大日本図書）

> ⑬　戦前戦後を問わず、ハンセン病療養所付近の学校では、療養所への差別状況が目に見えてあったにもかかわらず、療養所との交流やハンセン病問題の学習を実施することは極めてまれであった。

　多磨全生園の大正期を綴った桜沢房義著『全生今昔』によると、1919（大正8）年に桜沢さんが入所する際に東村山駅から療養所へ歩いて向かう途中、「子供が四、五人遊んでいたが、私たちを見かけると『アア、クサリボウ』と囃したてた」という差別の事例を紹介している。地元の子どもが通りかかったハンセン病者に罵声を浴びせたことは、差別が「遊び」として日常化していたことを物語っている（→第7章 実践例①）。

　戦前に療養所と地域の学校が交流した例は皆無に等しいが、多磨全生園の場合、唯一例外的に1924（大正13）年に「化成小学校生徒八〇人来院、礼拝堂で童謡、遊戯を見せてくれる」（『倶会一処』1979）という記録がある。この80人の中の一人が、後に民衆史家として「人権と民主主義を守る民衆史掘りおこし北海道連絡会」などで活躍した小池喜孝（1916〜2003）である。小池氏はその「患者慰問」が「私の一生涯に強い影響を与えた」と述べ、「少年時の記憶、民衆史運動の原点に」（『北海道新聞』2002、連載1回目）という記事を書いている。小学校1年生でのたった一度の療養所訪問が、小池氏が被差別者の視点に立つ歴史研究・運動を生涯貫いた原点となったことは、今後の人権教育を考える上でも極めて重要な事例といえるだろう。

> ⑭　ハンセン病人権学習が徐々に実施されるようになるのは2001年の国賠訴訟判決以後であるが、それすらも十分ではなく、ハンセン病回復者とその家族への偏見・差別は社会に残っている。

【より深く学ぶために】
江連恭弘編・解説『近現代日本ハンセン病問題資料集成 補巻10 ハンセン病と教育』不二出版、2006
佐久間建『ハンセン病と教育　一負の歴史を人権教育にどういかすか』人間と歴史社、2014
清水寛編著『ハンセン病児問題史研究　国に隔離された子ら』新日本出版社、2016

S・ショウジ さん

ハンセン病退所者 → 退所者 S・S → S・ショウジ

　上の3つは、ハンセン病回復者であり、療養所退所者であるS・ショウジさんのおもなペンネームの遍歴だ。ショウジさんが過去と現在の思いを文章にして発表し始めたのは2004年以降だ。きっかけはハート相談センターでソーシャルワーカーから「泣きたい時は泣いて、他人に話したり、書いたりすると楽になりますよ」と勧められたことだという（「透明人間」ハンセン病退所者、2005）。

　ショウジさんの書かれる文章は簡潔で淡々としているが、思わず引き込まれてしまう。2013年にはそれまで発表した文章をもとに、随筆集『進歩のあと』（私家版）が出版された。回復者が今も抱える悩みや苦しみが時にストレートに綴られ、読者の心を強く揺さぶる力をもつ「隠れた名著」だと思う（ハンセン病資料館等で閲覧できる）。

　私にとっては、『多磨』誌に掲載された「退所者S・S」筆名の文章との出会いが大きい。回復者が子ども時代に受けた「心の傷」の深さを改めて実感するとともに、「教育の加害責任」を検証しようという強い動機づけとなった。

> 六年生の秋、ハンセン病である事がわかって、「明日から学校に来なくていいから」と校長先生から一言。家から一歩も出られなくなり、寂しさ、やりきれなさから母に言ってしまった。「わ（私）生まれて来なくてもよかった。わ（私）なして（産んで）くれなんて頼んでねえ」と。五十年も前のことなのに。乱れてしまった。（「心理療法」退所者S・S 『多磨』2006年8月号）

　その後、「退所者S・S」さん、つまりショウジさんを教室に招くことができた。以下、学習発表会の台本から、ショウジさんの「人生で最もつらかった体験」と、子どもたちがショウジさんとの出会いから学び表現したことを紹介したい。

「次は、S・ショウジさんの心の傷を紹介します。」※ショウジさんの後ろ姿の写真
「ショウジさんは、カミングアウトしていませんので、本名は紹介できません。」
「それは、今でもハンセン病への偏見や差別があるからです。」※身体検査の写真
「ショウジさんは6年生の10月、学校の身体検査で、ハンセン病だと分かりました。そして、校長先生に呼ばれました。」※暗転後、劇になる
校長先生「ショウジ君、君はおそろしい病気になったそうだね」

ショウジ「えっ、本当ですか？」（ショウジ君が歩み寄ると、校長先生は後ずさり）

校長先生「と、とにかく…、明日から、学校に来なくていいから」（去る）

ショウジ「…」（うなだれ、くずれおちる）　※暗転、友達役登場

友達A「おい、知ってるか？ショウジはハンセン病になったんだぞ！」

皆「えー！」

友達B「ハンセン病じゃあ、警察が来て、療養所送りだ」

友達C「うつったら大変だ」　友達D「もう、ショウジとは遊んだらだめだぞ」

ナレーター「その日から、ショウジ君は家の奥に閉じこめられ、独りぼっちになりました。楽しみにしていた運動会も参加できませんでした。」

ナレーター「数ヶ月後、近所の子どもが通知票を、お母さんに届けてくれました。」

お母さん「これ、あなたの通知票よ」

ショウジ「えっ」（通知票をうばうように受け取り、だまって読む）
　　　　　「なんだよ！何も書いてないじゃないか！　こんなもの、いらないよ！」

お母さん「ショウジ、がまんするのよ」（やさしく肩に手をかける）

ショウジ（母の手をふりはらう）「母さん、ぼくなんか、生まれてこなければよかったんだ…。産んでくれなんて、たのんでないよ！…」（泣く）

お母さん「…」（泣く）

※プロジェクターで、2学期から空白の通知票（「進歩のあと」）の写真を提示

ナレーター「これが、ショウジさんの実際の通知票です。」

ナレーター「2学期から、何もつけられていません。」

ナレーター「ショウジさんのつらい体験は、わたしたちと同じ、6年生でのことでした。こんなつらい体験を話すために、私たちの学校に来てくださったショウジさんに心から感謝します。」

　ショウジさんの随筆集『進歩のあと』の装丁は、6年生の「空白の通知票」そのものである。

　数十年前の学校でのトラウマ体験により、以前のショウジさんは心が不安定になることが時々あったそうだ。しかし、今では相談センターや弁護士会からの依頼で、1年に5回ほど学校に招かれ、子どもたちにご自身の体験を語ってくださるようになった。それも、S・ショウジとしてではなく、本名を明らかにしてのことだという。これは、トラウマを乗り越えようとするショウジさんの、まさに「進歩のあと」である。　　　　　（佐久間　建）

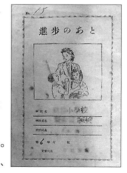

ハンセン病人権学習で大切にしたい10の視点

佐久間　建

(東京都公立小学校教員)

▌「公立小学校教員事件」とは

　2019年6月、ハンセン病家族訴訟で熊本地裁は国のハンセン病隔離政策による家族に対する責任を認め、原告勝訴の判決を下した。原告のほとんどが匿名番号での裁判であったことに驚いた方も多いだろう。2001年のハンセン病回復者を原告とする国賠訴訟判決から、その家族が原告として立ち上がるまで15年もの年月を要した。これは家族にまで及ぶ偏見と差別が今も根強く残っていることを意味する。ハンセン病問題は現在進行形の人権課題なのである。

　2019年の熊本地裁判決は教育現場にも少なからず影響を及ぼすはずである。判決は1996年のらい予防法廃止後の、「文部大臣・文部科学大臣の責任」を明確に指摘した。これは文部（科学）省が偏見差別の除去に必要な施策を怠ってきたということであるが、私たち教員も当然その責任を共有しなければならない。

　さらに判決は、文部（科学）省と学校現場の問題を象徴する差別事例として「公立小学校教員事件」について言及している。福岡県のある小学校でハンセン病に関する問題のある授業がおこなわれ、誤解と偏見にあふれた児童の感想文が熊本県の菊池恵楓園入所者自治会に送られた事件である。

　「福岡県の公立小学校で人権教育を担当する教諭が『ハンセン病は体が溶ける病気』『風邪と一緒で菌によってうつる』と授業で説明し、誤解した児

童が『怖い』『友達がかかったら離れておきます』などと記した感想文が……（後略）」。（『日本経済新聞』2014年6月6日）

　「恵楓園自治会長の志村康さんは『ハンセン病を通して人権について学ぼうというのは賛成だが、誤ったハンセン病像を教えては意味がない』（中略）『人権とは何かという哲学がはっきりしないまま教えるから、子供には恐怖心だけが残る。感想文に目を通していながら、そのまま送って、入所者に返事をくださいというのは非常識だ』と苦言を呈した」。（『毎日新聞』2014年6月6日）

■ハンセン病人権学習、はじめの一歩を踏み出そう

　「公立小学校教員事件」の第一の問題点は、病気への正しい理解がないままに、「ハンセン病」を偏見をもって伝えてしまったことだ。人権週間に実施したというこの授業を指導した教員は、ハンセン病という病気の大変さ、苦しさを強調することによって当事者への思いやりをもたせたいという「善意」から授業を構想したと思われる。偏見と誤りに満ちた感想文を、入所者に読んでもらいたいと思ってそのまま自治会に送ったということからも、教員の「善意」がよくわかる。しかし、「善意」による人権学習が、新たな偏見を生み出しかねないことをこの事件は示している。

　この事件から最も懸念されることは、ハンセン病人権学習は専門的な知識をもった教員にしかできないと思われることだ。多忙化する学校の中で、「人権は難しい、煩わしい」「人権学習は社会問題の知識のない自分にはできない」という教員の本音を聞くこともある。

　しかし、そうではないと声を大にして伝えたい。ハンセン病人権学習は感染症としてのハンセン病理解のための啓発ではないし、ハンセン病の歴史のすべてを知らなければ授業ができないわけでも決してない。

　私はらい予防法廃止（1996年）以前からハンセン病人権学習に取り組んでいるが、授業化のきっかけは多磨全生園に最も近い小学校に転任したことに過ぎない。1994年、初めての授業実践に不安は大きかった。しかし、知識も経験も不足している私の授業で、子どもたちは想像以上に真剣に学習していった。毎時間、静まり返って資料を読み進め、活発に意見や疑問が交わされた。差別への驚きや憤りをもとに、自ら調べ考える姿があった。最もうれ

しかったのは、子どもたちが学んだことを周囲に伝え地域から差別をなくしたいと、学習発表会まで実施できたことだ。価値ある学習は、子どもたちの能動と成長を引き出すことを教員になって初めて実感できた。療養所の地元を離れた現在の学校でも、ハンセン病人権学習が児童生徒にもたらす力の大きさを感じている。

現在では、授業で活用できそうな資料、指導案、授業記録などがネット上だけでもある程度入手できる。本書を手にし、これからハンセン病人権学習を始めようとする教員がいるならば、迷わずはじめの一歩を踏み出してほしい。

そのために次節が参考になれば幸いである。

■ハンセン病人権学習で大切にしたい10の視点

① 授業を担う教員が、一人の人間として「ハンセン病」に出会う

豊かなハンセン病人権学習を実現するためには、ひとつだけ前提条件があると思う。それは授業を担う教員が、一人の人間として「ハンセン病」に出会うという経験をもつことだ。一枚の写真、一冊の本、史跡、療養所で使われた日用品、ビデオで語る当事者…、その出会いはどんな入り口でもよい。

私は、これまで各地で熱心にハンセン病人権学習を進める多くの教員に出会い学んできたが、かれらは例外なく、「ハンセン病との出会い」体験をもち、それを自らの教育実践の原点としていた。

授業に必要な「正しい知識」や社会的・歴史的認識は、教材研究と授業づくりの過程で身につけることができる。「ハンセン病との出会い」をきっかけとして、主体性をもって授業実践に臨む姿勢さえあれば、必ず児童生徒にとって意味のある学習を成り立たせることができる。

② ハンセン病問題との出会い（導入）の授業では、子どもたちが知りたい、学びたい、学ぶ価値があると思えるように資料や活動を工夫する

ハンセン病問題に限らず、人権学習は教員からの「正論」を受けとめるだけの受講型・知識伝達型授業になりがちである。差別はいけない、人権は尊重されるべきであるという原理は教育のあらゆる場面で繰り返し強調しなければならないことだが、そのために人権に関する授業が教員からの伝達型に

なりがちであるというジレンマがある。

　ハンセン病人権学習の場合、「正しい知識の伝達」だけがねらいなら、啓発パンフレットを読むことでこと足りる。社会科（公民）の時間に教科書に記載されているハンセン病問題について学習する場合も、教科書を読みその背景を解説するといった受講型・知識伝達型授業にとどまることが多いかもしれない。もちろん啓発パンフレットや教科書を活用して、短時間でもハンセン病問題を知り、差別と人権について学ぶ機会をつくることの意義は大きい。学校の人権教育計画にハンセン病問題を位置付けていない学校（ほとんどの学校）では、啓発パンフレットや教科書でしか児童生徒はハンセン病問題に出会うことはできない。

　しかし、パンフレットや教科書のみを活用しての学習は、子どもたちの内発性にもとづかない網羅的な知識理解にとどまらざるを得ないことが多いため、自らの問題意識を深め行動化につなげるという意味での「人権学習」には至らない場合が多いだろう。

　そこで、この学習の導入（ハンセン病問題との出会い）は極めて重要になる。1〜2時間程度で学習する場合も、まずは授業の導入で、子どもたちがもっと知りたい、学びたい、学ぶ価値があると思えるような資料や活動の工夫が必要だ。さまざまな導入の工夫が考えられるが、まずは授業者がハンセン病問題を学んだうえで最も興味を惹きつけられたことを教材にしてはどうだろうか。

　例えば、一枚の写真や絵を提示しての導入学習である。①戦前の全生病院（現・多磨全生園）の航空写真（現在と違って周囲に何もない）、②舌読をする視力を失ったハンセン病回復者の写真（知覚障害により指先に感覚のない方が、舌に残った感覚で点字を読む写真 [→p.100 人物コラム、 →p.148 第7章実践例③]）、③「ぼくらは囚人ではない」の垂れ幕のもとでハンストをする人々の写真（1953年らい予防法闘争）、④ハンセン病を発病し6年生で強制退学となった方の「空白の通信簿」の写真（→p.85 人物コラム）、⑤小学校に1年しか通えなかった回復者が晩年に描いた「遠足」という題の絵（本書表紙の絵。菊池恵楓園・木下今朝義さん作）、などが考えられる。

　文章資料であれば、ハンセン病という名前はあえて伏せて、⑥ある回復者が学校でいじめを受けた体験談、⑦強制収容された日の屈辱についての手記

（→ p.137 第7章 実践例①）、等の資料を紹介することが思い浮かぶ。

映像資料でいえば、⑧啓発 DVD の一部や⑨ハンセン病を題材にした映画の1シーンを視聴する、等も導入として活用できるだろう。

なお、①～⑨はいずれも私が、単元の導入や各時間のはじまりに活用したことがある資料例であるが、より効果的な資料や活動の工夫は、教員一人一人の個性や問題意識によって多様に考えられるのではないかと思う。

適切な導入資料が思い浮かばない場合は、**授業者（教員）の「ハンセン病との出会い」体験を語る**ことで児童生徒の興味関心を惹きつけてから、教科書やパンフレットを活用しての学習に移ればよいだろう。これだけでも、ハンセン病問題に向き合う児童生徒の学習への姿勢は大きく変わってくる。大事なことは、児童生徒ににわかに「正しい知識」を提示するのではなく、「なぜ？」「もっと知りたい」という問題意識をふくらませてからハンセン病問題の学習に切り込んでいくことだ。

また、短時間ではなく、総合的学習の時間等も活用してある程度長期にわたるハンセン病人権学習を実施する学校では、単元の1時間目の授業は興味関心の喚起という以上に重要となる。その後の単元全体の学習を進めるうえでの、学習問題（自ら学び調べようとする課題）と学習計画（何をどのように学んでいくのか）に大きくかかわるからである。

授業にかける時間の長短にかかわらず、ハンセン病人権学習の導入は重要であり、教員としての腕の見せ所である。

---

③　問題解決的な学習過程を工夫する

「問題解決的な学習過程」とは、児童生徒の問題意識（内発性）にもとづいて学習問題を追究し解決していくことを重視した学習過程である。前項の「導入の大切さ」と同じ趣旨で、時数の長短にかかわらず大切にしたい視点である。

ハンセン病に関する学習では、全員が正しい認識を得ることが大切なので、一斉学習が中心になるのが通常だろう。しかし、一斉学習中心であっても、できるだけ児童生徒自身に学習したい問題をつかませ、追究する学習過程となるように授業を計画したい。なぜなら、問題解決の自覚と見通しをもつことにより、資料をより正しく読みとろう、目的をもって当事者の話を聞き取

ろうという主体的な学習態度につながるからである。

　例えば、私が以前勤務した東村山市の小学6年の学習では、学習問題を追究するために、次の三つの過程を設定した。

・〈追究活動1〉は、教員の提示する資料（文章資料、視聴覚資料等）をもとに、学習問題を明確化してから、追究する過程。この過程では全員が基本的認識を得るとともに、一人一人が「資料館でこんなことを調べたい」、「自治会長さんにこんな質問をしたい」という視点をもつことができた。

・〈追究活動2〉は、ハンセン病療養所入所者（自治会長）から話を聞き、ハンセン病資料館を見学して調べる活動。この体験的活動により、実感を伴って理解を深めることができた。

・〈追究活動3〉は、典型教材としてのハンセン病学習での経験を生かし、他の人権問題について個人またはグループで追究する過程。この過程によって、ハンセン病問題学習にとどまらない人権学習へと高めることができた。

　短時間（1〜2時間程度）でハンセン病人権学習を実施する場合も、＜導入の工夫→学習問題（知りたい・なぜだろう）を解決するための主教材による学習→感想交流→終末での一般化・汎化への助言→自己の問題と関連づけての感想表現＞といった問題解決的な学習過程を意識してほしい。

> ④　ハンセン病を正しく理解することによって、ハンセン病への差別・偏見の不合理さや非科学性に気づかせる

　ハンセン病患者・回復者・その家族への差別と偏見は、この病気を正確に「知らない」ことから生じている。しかし、無知だけではない。誤った知識や不合理な迷信による偏見が広がったために、ハンセン病は強烈な恐怖や忌避の対象となり、差別の対象となった。「ハンセン病の正しい理解」は、ハンセン病人権学習に欠かせない要素であることは自明である。

●「ハンセン病患者」「ハンセン病回復者」という表現

　現在のハンセン病療養所入所者・退所者は「患者」ではなく、らい菌を保持しない「回復者」「病歴者」である。外見上の変化は、治癒したあとにも残る後遺症である。一般に「ハンセン病元患者」と呼称されることも多いが、「元患者」という独特の表現を嫌う方もいる。入所者運動で使われてきた

「回復者」は、病気からの快復だけでなく、人として社会に回復するという願いが込められた言葉である。

　私は、現在の入所者・退所者を表す場合は「ハンセン病回復者」、戦前などの療養中の人々を表す場合は「ハンセン病患者」「ハンセン病の人々」等として区分している。また、「ハンセン病当事者」という表現も適切だと思われる場面で使用しているが、ハンセン病を発病した方の家族も被害を受けた当事者であることを意識したいと思う。

　ハンセン病人権学習のはじめに、現在のハンセン病療養所入所者・退所者は、「患者」ではなく「回復者」であることをまず押さえておきたい。

●啓発パンフレット活用の留意点

　厚生労働省が発行し全国の中学生に配布している啓発パンフレット『ハンセン病の向こう側』には、当然ながら「ハンセン病ってどんな病気か知ってる?」というページがある。そこでは、ハンセン病という感染症についての医学的(客観的)な説明がある。

　ある県で作成している人権学習冊子には、同パンフレットを活用する授業のためのワークシートが記載されている。ワークシートには「ハンセン病の正しい理解」のために、以下のような設問に答える学習が提案されている。

⑴　次の1〜7について、正しいものには〇を、間違っているものには×を書きましょう。
　1．ハンセン病は、「らい菌」が原因で発症する病気である。(　　　)
　2．ハンセン病は、手足の障害や皮膚の病的変化といった症状が起きる病気である。(　　　)
　3．ハンセン病は、感染力が強く、うつりやすい病気である。(　　　)
　4．ハンセン病は、原因が解明されたものの、治すことが非常に難しい病気である。(　　　)
(以下略)

　これらの設問によるワークシートが作成されていることは、ハンセン病を全く知らない教員でも授業に取り掛かりやすいという点で、学校現場にとって有用な取り組みである。ただし、このような「正しい知識」の確認がハンセン病人権学習の中核であると捉えない方がよいだろう。

　感染症としてのハンセン病を学ぶことはハンセン病人権学習のスタートに過ぎず、ゴールではない。ハンセン病を正しく理解する学習によって、ハンセン病への差別・偏見の不合理さ、非科学性に気づかせるというねらいをもつことの方が、人権学習として意味が大きいだろう。

さらに、「うつりにくいから差別はいけない」という考え方は、「うつりやすいから差別する」ことと同じくらい大きな過ちであることも考えさせたい。

●かつての差別語（蔑称）から偏見の不合理さを学ぶことができる

次のような差別語は近年まで一般的に使用されていた。これらの差別語から、差別が顕著であった時代にハンセン病がどのような偏見をもたれていたのかかがよくわかる。児童生徒に提示するには配慮を要するが、差別の実相を学ぶ資料として有効に活用することができる。

- ・てんけいびょう【天刑病】…癩病（ライビョウ）。
- ・ごうびょう【業病】…悪業（アクゴウ）の報いで発した難病。
- ・かたい【乞丐】…（傍居の意）①道路の傍らにいて人に金品を乞い求めるもの。乞食。②癩病。またはその人。③人を罵っていう語。
- ・かったい【癩】…（カタイの促音化）癩病。
- ・かったいぼう【癩坊】…癩病者の蔑称。
- ・かったいの瘡（かさ）うらみ…（ウラミはウラヤミの訛）癩病患者が梅毒患者を羨むこと。少しでもよいものを見て羨むことのたとえ。

（1969年『広辞苑第二版』より。取扱い要注意。差別語のすべてを授業で扱う必要はない。）

上記の差別語のうち、特に「天刑病」という表現に衝撃を受ける児童生徒は多い。「天が下した刑罰としての病」が、すなわち「癩病」（ハンセン病）を意味するのである。病気に対する非科学的・迷信的理解がどれだけ恐ろしいかが、この差別語からだけでも十分に感じることができる。正しくない理解をもって「正しい理解」への意識をもたせる資料活用の例である。

なお、病名が「ハンセン病」と正式に改称されたのは1996年のらい予防法廃止によるものであり、それ以前は法にもとづき「らい」が正式名称であった。らい予防法廃止以前からも使用されていた「ハンセン氏病」「ハンセン病」という表記は偏見の払拭を目的とした入所者運動からの提起によるものである。

●外見上の変形を根拠とする差別の不合理さ

ハンセン病者・回復者への極端な差別がなぜ生じたのか、ハンセン病の専門医である牧野正直医師（邑久光明園元園長）は、日本におけるハンセン病患者・回復者への差別の要因として次の三点を挙げている。

① 病気による外見上の差異　　② 遺伝性疾患という誤解

③　らい予防法による強烈な感染性という誤解

　このうち、②はハンセン病患者・回復者の家族が受けた差別被害に大きくか
かわり、③はらい予防法や無癩県運動などの学習の必要性に大きくかかわる。

　①（外見上の差異）は、多くの差別問題に共通し、差別の根幹にかかわる
問題である。異質を排除することが差別の根幹であり、多様な異質を包摂す
ることが人権尊重の根幹である。ハンセン病患者・回復者への外見の変形に
もとづく偏見は、不要な恐怖や誤った迷信的理解につながった。

　ハンセン病による外見上の変形は、らい菌が低温で活発化するという性質
をもつことによることが大きい。らい菌は、人体の部位で比較的温度の低い
顔や手足の末梢神経をおかすことが多いため、人目につきやすい部位の変形
が進行しやすい。このことを「ハンセン病の正しい理解」のひとつとして押
さえ、外見上の変形を根拠とする差別の不合理さを捉えさせたい。

---

⑤　人物との出会いを大切にし、人物の心情や生きる姿に共感しながら学ぶことを大切にする

　「昔のハンセン病の人々はひどい差別を受けた」という一般論では、なかな
か差別を受けた当事者個人の心情を想像しにくい。児童生徒がハンセン病の
歴史を傍観者的に学ぶだけでは、「かわいそう」という皮相的な理解に終わっ
てしまう可能性がある。できれば、回復者との出会いを大切にし、ハンセン
病の歴史を生きてきた人物が、現在から未来に向かって生きる姿に共感させ
たい。それができれば、児童生徒の学ぼうという姿勢が大きく変わってくる。

　最も望ましいのは、回復者を学校に直接招いてお話を聞かせてもらい交流
することだ。しかし、地理的に難しい学校がほとんどであるし、高齢化に伴
い学校への訪問に協力できる回復者は非常に少なくなっている。

　ただし、「人物との出会い」は対面しての直接交流だけを意味しない。授
業で取り上げる中心教材を一人の人物に焦点をあてたものにしてみてはどう
だろうか。「ハンセン病回復者の〇〇さん」の体験や行動、主張から学ぶこ
とで「〇〇さんと出会う」ことができる。そうすれば、人物の心情に寄り添
い、人物が力強く生きる姿に共感しながら学習を深めていくことができる。

　私の場合は、全生園入所者の平沢保治さん（→ p.151 第7章 実践例④、p.166
第7章 実践例⑥）や森元美代治さん（→ p.164 人物コラム）が歩んだ人生を教材

化・資料化し、お話を聴かせてもらう学習を重視してきた。療養所に近い学校では直接お話を聴かせていただいていたが、療養所から離れた現在の学校では動画（DVD 資料）で講演の一部を視聴して学習している。

　蛇足かもしれないが、ある当事者の事例を授業で取り上げることは、特定の人物を「英雄視」することではない。人物の心情や生きる姿に共感しながら学ぶためであり、人物との出会いをきっかけとしてハンセン病問題全般に対する主体的学習につなげるためである。

> ⑥　当事者の過酷な「被害体験」とともに、被差別の状況でも尊厳をもって生きた「抵抗体験」を取り上げる

　ハンセン病人権学習では、当事者の「被害体験」をできるだけ当事者の立場と心情に寄り添って理解することが重要である。ただし、「被害体験」のみの強調でなく、「抵抗体験」についてもぜひ取り上げたい。「抵抗体験」を併せて学習することで、当事者への共感的理解が深まり、人権への鋭い感覚が身につくと思われる。

　「抵抗体験」と要約して表現したが、これは被差別と隔離の中で、人間の尊厳を失わずに生きようとしたハンセン病者・回復者の姿を表している。中でも、人権獲得のための活動（入所者運動）は有効な教材になる。私にとって、最初に読んだハンセン病に関する本が『全患協運動史—ハンセン氏病患者のたたかいの記録』（1977）であったことは幸いであった。迷わず、「抵抗体験」の教材化につながったからである。差別の連鎖を断ち切り、新しい時代を切り開こうとした、当事者による「抵抗体験」はハンセン病人権学習に欠かせない視点であると思う。彼らの信念と勇気、行動に児童生徒は感動し、苦しみと喜びに共感することから、人権の大切さを憲法（基本的人権の尊重）と結びつけて理解することができる。

　1993年に開設されたハンセン病資料館（2007年より国立化）についても、自らの手でハンセン病の歴史を残し、人権の尊さを伝えようとした当事者の思いこそを、児童生徒に伝えたい。

　小中高校の社会科・公民科の教科書に記載されているハンセン病裁判（「らい予防法」違憲国家賠償請求訴訟）の学習でも、「抵抗体験」という視点からその意義を捉えることができる。特に、最初に原告となった人々が差

別の歴史を絶とうとした強い思い、裁判活動の苦労や困難さに焦点をあてるとよいだろう。

ただし、「抵抗体験」は、人権獲得の運動だけを意味しない。文学や芸術、宗教などに生きた姿はもちろん、日常の相互扶助の営み、趣味や娯楽すらも「抵抗体験」に含まれる場合があるだろう。

子ども時代から長島愛生園で過ごした近藤宏一さん（→ p.100 人物コラム）は、青年期に失明した後に音楽と出会い、盲人会ハーモニカバンド「青い鳥」を結成した。この活動は、近藤さんたちにとって人間回復のための大きな希望となり、音楽を通して社会参加を果たす喜びとなった。近藤さんの言葉を紹介する。

> かつて癩は、わたくし達からすべてを奪った。しかし風雪二十二年、ここにわたくし達は大きなよろこびを得た。失ったもの、得たもの、どちらが重いか、計る事はできないが、どんな場合でも精一杯生きることをわたくし達は学んだ。癩は、死の淵に立たせると共に生の丘の上にも登らせる。（1975「らいを正しく理解する愛と希望の音楽会」のパンフレットより）

過酷な被害体験を、感傷的理解（同情・憐れみ・救済・かわいそう）で終わらせないためにも、「抵抗体験」という視点での学習を工夫したい。

⑦　学習する児童生徒と同年代の「ハンセン病の子ども」を取り上げる

かつてハンセン病は学校に通う子ども期に発病しやすかった。現在、学校などで講演活動をされている回復者のほとんどの方は、子ども時代に発病し収容されている。児童生徒にとって、自分と同年代の「子ども」が差別され隔離されたという事実は大きな衝撃となり、大きな関心意欲につながることは確かだ。

教材としては、回復者の手記や証言（文章資料や映像資料）を取り上げ、当事者の子ども時代の経験に焦点をあてるとよいだろう。回復者やその家族が学校や地域で受けた差別・排除と屈辱を知り、児童生徒は「もし自分だったら」という切実感をもって「ハンセン病の子ども」の心情を想像することができる。

もうひとつの教材は、「療養所内の子どもの生活と教育」がわかる写真や、

当時の子どもたちの作文・詩である。療養所内の教育は、戦前は「学校」で
すらない私塾・寺子屋的教育であり、戦後数年経ってからようやく公立化さ
れた。いずれの時期も綴り方（作文・詩）教育が盛んであり、現在でも文集
などからたくさんの作品を読むことができる。教材化の参考として、国立ハ
ンセン病資料館『ちぎられた心を抱いて―隔離の中で生きた子どもたち―』
（2008年度秋季企画展図録）、『ハンセン病文学全集〈第10巻〉児童作品』（皓
星社、2003）に目を通すことを勧めたい。

　私の学校では、ハンセン病人権学習の単元後半で「ハンセン病の子どもた
ちから学ぼう」という小単元を設定している。さまざまな「ハンセン病の子
ども」の事例集を教材として、かれらの心の痛みや逆境を乗り越えようとし
た姿を捉えることができるようにしている。

⑧　児童生徒の発達段階を考慮して教材をつくる

　ハンセン病人権学習で活用する資料は、学年に応じたねらいと児童生徒の
発達段階を考慮して選択したり自作したりすることが大切である。

　その一例として、ハンセン病療養所入所者への「いのちの差別」の象徴と
いえる、「断種・堕胎（人工妊娠中絶）」の問題をどう教材化すべきかを考え
てみたい。

　中学以上である程度深くハンセン病問題を学ぶ場合ならば、「断種・堕胎」
を経験せざるを得なかった当事者の証言が教材としてふさわしいと思う。例
えば、国賠訴訟の原告で、星塚敬愛園に暮らした玉城しげさん（→ p.240 人物
コラム）の法廷での証言だ。また、結婚の条件のために仕方なく断種手術に
応じた男性の証言も数多くある。

　高校生以上ならば、それらの証言に加えて、優生保護法（1948年〜1996年。
優生学的断種手術、堕胎、避妊を合法化した法律）を取り上げることで、優
生思想の歴史や生命倫理を深く学ぶ機会とすることができるだろう。

　しかし、小学生に「断種・堕胎」の学習をすべきかどうかは判断が難しい。
私は小学校の教員であるが、胎児標本問題がマスコミにも報じられることが
多くなり、発達段階に応じた教材化が必要であると感じていた。そこで、生
命を奪うこの差別行為を生々しく捉えさせるのではなく、熊本の療養所を取
材して知り合った「遠藤邦江さんと太郎君」の関係を授業で取り上げること

にした。太郎君とは、遠藤さんが長年大切にしている抱き人形だ。遠藤さんは療養所内で結婚し、妊娠したが、当時の療養所の規定（優生保護法に基づく）により、おなかの中の赤ちゃんを堕胎しなくてはならなかった（→ p.171 第7章 実践例⑦）。

この教材化によって、遠藤さんという一人の人間の心の痛みを想像し、太郎君への愛情を知ることによって、「断種・堕胎」の非人間性を捉える学習とすることができたと考える。

⑨　学んだことを表現し、発表・発信する活動を大切にする

ハンセン病問題を学ぶことによって、児童生徒は偏見や差別が今の社会にもまだ残っていることに心を痛め、自分たちが学んだことを周囲（下級生や保護者、地域の人々）や社会に伝えたいと願うようになる。

ある程度まとまりのある時数をかけて学習している学校ならば、ぜひ児童生徒が学んだことを表現し、発表・発信する活動を取り入れてほしい。そのひとつは**「学習発表会」**の実施である。学習発表会は、自分たちの周囲から差別をなくすという明確な目的をもって取り組むことができる。また、これまでの学習の成果を確かめ、深める場でもある。自分の発表テーマに合わせて、何を発表するのか、何が特に重要なのか、どんな方法で発表すれば伝わりやすいかなどを、相互にかかわり合いながら主体的に取り組むことにより、知識だけでなく技能や態度を含めた総合的な学力を高める機会にもなる。私は、学習発表会の経験によって大きな成長を遂げた子どもの姿を数多く見ることができた。

学習発表会のスタイルとしては、通常の授業での小グループ（または個人）による発表と、学校行事としての学芸会・文化祭等における舞台上での大規模な形態の発表の二つがある。

その他にも、**作文（文集）、新聞・ポスター展示、自作パンフレットの配布、劇づくり、紙芝居づくり、SNSでの発信、療養所のガイド活動**等々、学んだことを表現し、発表・発信するための多様な活動が考えられる。

一例として、香川県の大島青松園に隣接する高松市立庵治第二小学校（令和3年度現在休校中）の活動を紹介する。総合的学習の時間による「大島案内株式会社」のガイド活動である。療養所見学のために大島を訪れる一般の

人々に対して、小学生が島内のハンセン病に関する史跡等を案内するガイドツアーである。私も大島青松園を訪れた際に、子どもたちのガイドで島内を歩いた経験があるが、子どもたちが学んだことを伝えようと真剣に案内する姿に強く心を打たれた。

---

⑩ 「ハンセン病問題から」学び、さまざまな人権課題へと発展する学習や自己の生き方を考える学習へと高めていく

「ハンセン病問題を学ぶ」のではなく、「ハンセン病問題から学ぶ」という視点をもちたい。ハンセン病人権学習が児童生徒にもたらす成果を「ハンセン病の正しい理解」や「ハンセン病への差別」だけに留めるべきではない。ハンセン病問題は、児童生徒に人権の尊さを実感させるとともに、他の人権課題全般にも目を向けさせるという教育素材としての強さをもっている。

できればハンセン病問題以外の人権課題とリンクする指導計画を作成したい。例えば、私は以前の勤務校では、小学校5年の総合的学習の時間でハンセン病問題を年間を通して学び、その学習経験をもとに6年の総合的学習の時間では、他のさまざまな人権課題について学びを広げていった。6年後半では、社会科でハンセン病裁判を改めて学び、総合的学習の時間では各自が基本的人権の尊重に関するテーマを調べたり体験したりして発表する学習へと発展できた。「ハンセン病問題を学ぶ」だけでなく、人権尊重の実践的態度を育てるという最大の目標に近づけるために、その後の発展的な人権学習は重要であると感じている。

また、ある小学校では、総合的な学習の時間で「いきいき堂々人生」という単元を設定し、そのなかでハンセン病問題を学んでいる。単元のゴールはハンセン病への理解ではなく、ハンセン病問題から学んだ自分たちがそれをどう生かしていくのか、一人の人間として未来に向かってどう歩んでいきたいのかを考え表現することにある。

ハンセン病問題は、子どもたちにいのちと人権の尊さを切実に伝え、これからの自分の行動や生き方を考えさせる上で大きな力をもつ教育、人権学習となりうる。そのためにも、「ハンセン病問題から学ぶ」という視点を明確にもちたい。

近藤 宏一 さん
（こんどう こういち）

「同室の老人が私の点字本をのぞき込みながら『これはどうした。まっ赤じゃ
ないか』と言う。血であった。唇の皮膚はやぶれ舌先は赤くただれているという。
…しかしやめられない。あの十二名の仲間たち、私の楽団…試練とはこういうも
のだと私は自分をむちうつしかなかった。」（『闇を光に』）

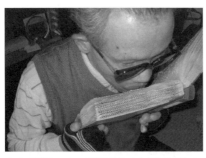

近藤宏一さん。1926年大阪生まれ。
11歳の時に長島愛生園に入所。その時、
父親が「寂しくないように」と彼の
リュックの底にハーモニカをしのばせ
ていた。

「深海に生きる魚族のように自らが
燃えなければ何処にも光はない」。愛
生園の先輩で同じ盲目の詩人・明石海
人を尊敬し、この明石のことばどおりに生き抜いた。盲目の入所者仲間とハーモ
ニカ楽団「青い鳥」を創設し、外出制限が厳しい時代にあって、東京有楽町で演
奏会を開くほどその音楽の評価は高かった（2007年、スイスにて、ウェルズ
リー・ベイリー賞受賞）。

赤痢の病友の枕頭看護で、高熱を発した末に光を失った。後遺症で指が欠損し、
指先の感覚もない楽団員たちは点字楽譜が読めなかった。近藤さんは、固い紙に
突起した点字楽譜を舌読し、口に血をためて楽団員にドレミを授けた。「…萎え
た手に握りしめる一個の小さなハーモニカを手にして私はいつも慰められている。
皆でうみだした悦びと希望が…私の心を揺り動かしている…」と彼は言う。

愛生園で聞く「近藤宏一」評は、異口同音に「天才」。その部屋を生徒といっ
しょに訪ねるのが楽しみだった。生徒が自己紹介する。「藤井智里です。藤は藤
の花の藤…智は『知る』の『知』の下に日が付く智…」。次は近藤さんの番。「コ
ンドウコウイチです。中学3年生です」。みんなきょとん。また近藤さんが言う。
「私は、こんどこういち（今度、高1）です」。クスッと笑い声がする。徐々にあ
ちこちから「あっなんだ！」などと声がする。すると近藤さんがすっと背筋を伸
ばしたまま、物静かに「はっはっはっ」と笑う。実に紳士的に。

数か月後、またその生徒と部屋を訪ね、生徒が名前を言おうとすると、近藤さ

んは80歳を過ぎているのに、声も覚えていて名前も漢字も言い当てた。この記憶力が「青い鳥」の高い社会的評価に大きく寄与したことは間違いない。

2004年初夏、私の学校で講座「いのちのハーモニカ」を開催。車酔いがひどい77歳の近藤さんの出演を、同じく愛生園入所者で、妹の山下良子さんは渋った。それでも近藤さんは、「ぼくは行くよ」と良子さんの助言を遮り、私の望みをかなえてくれた。子どものころから文学にも秀でていた近藤さん。彼の詩や文章を織り交ぜて生徒たちがハーモニカ講座を構成した。生徒の楽器との共演もあった。

帰りの車でポツリ。「今日は、青い鳥の仲間がよろこんでいると思う」。近藤さんはいつも「青い鳥」と共にあった。「ぼくは行くよ」は、近藤さんが「青い鳥」の仲間に「会いに行くよ」ということだったに違いなかった。

近藤さんにほれ込む人がいる。阿部海太郎さんは、NHK「日曜美術館」のテーマ曲を手掛けた作曲家。彼は言う。「近藤宏一ほど、音楽の本質に肉薄していた作曲家はいないのではないか。この類まれな作曲家は…あたかも愛する者同士が、不自由なその手を求めて握り締めるかのごとく、音楽が教えてくれる最も重要な本質は身体を超越した、すなわち音の共有と対話であることを見抜いていた」と。

愛生園にあった高校に通った佐々木松雄さんは、近藤さんを人生の師と仰いだ。2009年10月、近藤さんの葬儀で、松雄さんが教えてくれた。「数日前、いつもはぼくが電話するのに、近藤さんからぼくに電話があったんだ。『松雄君、本当にお世話になったね』って。最後に、近藤さんが『月の砂漠』をハーモニカで吹いてくれたんだ。『月の砂漠』は青い鳥楽団が初めて合奏した曲だったんだよ」。

自らを解放する幕開けの曲で青春の「青い鳥」をもう一度確かめ、天才「近藤宏一」は天国に旅立った。自ら燃えて「本当の幸せとは何か」を音楽や文学に生きて探し求めた。努力を重ね、仲間と共に闇を光に変えた人だった。

(延 和聡)

【より深く学ぶために】
近藤宏一『ハーモニカの歌』大空社、1998
『ハンセン病をどう教えるか』編集委員会『ハンセン病をどう教えるか』解放
　出版社、2003
近藤宏一『闇を光に──ハンセン病を生きて』みすず書房、2010
延和聡「近藤宏一とその生きがい "青い鳥" についての個人的ノート」『愛生』
　2020

第5章

ハンセン病問題の授業づくりQ&A

江連　恭弘

（法政大学第二中・高等学校教員）

Q1. どうして指が曲がってしまったの？
—— 病気の特徴と治療

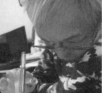
写真①

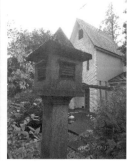
写真②

写真① 補助具をつけて文字を書く山内きみ江さん（多磨全生園、2018年）［撮影：江連恭弘］
写真② かつて使われていた盲導鈴（多磨全生園、2019年）［撮影：江連恭弘］

資料① 　今、日常生活で一番不都合を感じるのが、やはり手足の知覚麻痺です。よっぽど気をつけていないと、すぐにやけどをするんです。熱い、冷たいがわからないので、例えば蒸しタオルをわたされても、わたしたちは手でもつ前にまず唇にもっていくんです。唇には知覚があるからね。盲人の入園者は唇で点字を読むのです。それから知覚がないので、ボタンはかけられません。自分一人では服を着ることもできない。（平沢保治『人生に絶望はない』かもがわ出版、1997年）

【解説】

■病気による後遺症

　ハンセン病は、「らい菌」による慢性の感染症である。ノルウェーの医師アルマウェル・ハンセンにより発見された。末梢神経が侵されるために、知覚麻痺や運動麻痺、発汗障がい、失明などの症状が出る。

　知覚麻痺があると、痛みや熱さを感じないため怪我や火傷をしても気づかず、患部を悪化させて手指の欠損や変形、足の切断などの二次変形を招くことがある。資料①のように、知覚麻痺のために日常生活に困難を生じる場合が多い。また、手の

運動神経が麻痺して手指が屈曲し、治療をしないと鷲の爪のような変形が残る場合がある。さらに、顔面神経麻痺を起こすと瞼が閉じられず（兎眼）、目を傷つけて失明したり、麻痺した口元が下がることがある。

「らい菌」が消失し、回復者となっても顔や手足など目立つ場所の変形は後遺症として残る。この後遺症が根強い差別や偏見を助長した。回復者の多くは人に見られたくないとの気持ちも強く、薄くなった眉を隠すために帽子をかぶる、眩しさを防ぐためサングラスをかける、手袋をはめるなど、後遺症を隠して生活する人も少なくない。そのため、劣等感や心の傷を抱える人も多い。

身体が不自由であっても、自立した生活を送るためのさまざまな工夫がなされてきた。**写真1**では、欠損した手指を補うためにペンに補助具を装着して文字を記している。火傷から守るカバーをつけた湯飲み茶碗やボタンかけの補助具、スプーンを使って囲碁などの娯楽を楽しむ人も多い。また、療養所には場所を伝える盲人用の鈴（**写真2**、現在は音声スピーカー）が設置されている。なお、個人宅には風呂がなく、火傷防止のため温度管理された共同浴場が利用されている。

知覚麻痺による怪我等が原因で手足の指を欠損した人もいるが、むしろ、療養所内での労働によって症状を悪化させ、切断せざるを得なかった人が多い。指がないことは、「どれだけ激しくからだを使って生きてきたかということの証し」（平沢保治『人生に絶望はない』）でもあった。過酷な労働によって療養すべき身体を冒し、病状を悪化させてしまう。それが療養所の実態でもあった。

■ハンセン病の治療

日本では療養所への強制隔離が主とされ、外来治療は大阪皮膚病研究所（大阪帝国大学）や皮膚科特別研究室（京都帝国大学）など、ごく一部に限られた。ハンセン病患者の大半は、療養所への入所（隔離）しか選べなかった。

治療薬は、1941年に米国で開発された「プロミン」の治療効果が認められ、日本では1947年から用いられた。その後はリファンピシンなどの多剤併用療法に移行した。「らい菌」の培養にはいまだに成功しておらず、それだけ菌の増殖力が弱いことが知られている。現在の日本では発症リスクはほとんどなく、新規発症者はほぼゼロである。治療薬による化学療法と機能回復のためのリハビリテーション（理学療法）が行われている。世界的にも隔離は不要であり、早期に適切な治療を受ければ後遺症を残さずに治癒できる病気になっている。

授業展開 1.**写真1**を見て何をしているところか考える。 2.身体が不自由な人の補助具や設備の工夫（**写真2**）を知る。 3.**資料①**から病気の特徴や障がいを抱えて療養生活を送る当事者の気持ちについて考える。 4.治療の現状や隔離政策の問題点を考える。

Q2. なぜ、隔離は続いたの？ ——「無らい県運動」と私たち

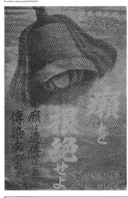

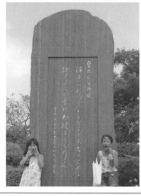

写真① 「癩予防デー」ポスター（1935年）［出典：『山桜』第17巻第6号1935年6月］
写真② 御歌〈みうた〉碑（星塚敬愛園）。「つれづれの／友となりても慰めよ／ゆくことかたき／われにかはりて」と記されている。［撮影：延和聰］

資料①　お医者さんから部落の区長に連絡して、区長からうちの親父に話があってね、そういうことで部落が騒いでしまって、部落におれなくなったんです。半年くらい無人島にね、追われてよ、部落から。ハンセン病患者の疑いがあるということでね。行くところがなくて、一里ぐらい離れた無人島で、青年とか、父親なんかが小屋を造ってくれたんですよ。そこで半年くらい一人で暮らしてね、もうあんまり寂しくてね、もう死のうかなとぐらい思っとったんですよ。（戸真伊一郎「港で消毒されたことは忘れない」『沖縄県ハンセン病証言集　沖縄愛楽園編』2007年）

資料②　強権を発動させるということでなければ何年たっても、同じことを繰り返すようなことになって、家族内伝染は決してやまない。手錠でもはめてから捕まえて強制的にいれればいいのですけれども、ちょっと知識階級になりますと何とかかんとか逃げるのです。そのような者はどうしても収容しなければならんという、強制のもう少し強い法律にして頂かんと駄目だと思います。（長島愛生園・光田健輔園長発言、第12回国会参議院厚生委員会、1951年11月）

【解説】

■「無らい県運動」の展開

　写真①は、1930年代に癩予防協会が作成した「癩予防デー」のポスターである。そこでは「癩を根絶せよ　癩は遺伝ではない　伝染病である」と警鐘が鳴らされる。こうして、「伝染力の強い恐ろしい病気」であるからこそ隔離が必要であるとの誤った認識や恐怖心が、国民のなかに植えつけられていった。この「癩予防デー」は、大正天皇の后・貞明皇后の誕生日（6月25日）を記念して設定された。**写真②**は、1932年に貞明皇后が「癩患者を慰めて」との題で詠んだ歌の碑であり、現在も、全国すべての国立療養所に設置されている。これは、皇室の「御慈悲」による病者

の「救済」を表すもの（救癩思想）といえる。貞明皇后死去の翌年（1952年）には、癩予防協会の事業が藤楓協会に継承され、「救済」の名の下に療養所への強制隔離政策が継続した。

1930年代以降、全国展開するのが「無らい県運動」である。各都道府県からハンセン病者を「無」にするため、療養所の職員や警察、そして地域住民が患者を「発見」し療養所へ追い込む官民一体の運動であった。1940年公開の映画『小島の春』も、「人間愛」の下で病者を療養所へと送る役割を果たした。「皇恩」を含めた「無らい県運動」は、パターナリズムの問題として捉えることができる。

■「公共の福祉」の下での隔離政策

「無らい県運動」は、日本国憲法の「公共の福祉」の下で、むしろより強化されていく。**資料①**は、地域社会のなかで生活し続けることが困難になり、離島に隔離され、その後1949年に療養所へ収容された方の証言である。「患者の存在を知った者は、無記名で投書せよ」と、隣人による都道府県衛生部や保健所への通報（密告）も奨励された（内田博文「戦後の無らい県運動について」無らい県運動研究会『ハンセン病絶対隔離政策と日本社会』六花出版、2014年）。

隔離強化に大きな影響を与えたのが、**資料②**の発言である。これは、「らい予防法」制定に関わる参考人招致の発言の一部であり、光田健輔（長島愛生園）・林芳信（多磨全生園）・宮崎松記（菊池恵楓園）が国会で証言した。光田園長は、ハンセン病者を犯罪者のように扱い、強制収容の強化を求めた。宮崎園長も、患者の数を出すのは「古畳を叩くようなもの」であり、さらなる隔離収容と「本人の意志に反して収容できるような法の改正」を求めた。この過程で「らい予防法」（1953年）が成立する。条文を読み、入所以外の選択肢が極めて限定されていることを確認したい（→ p.336 資料編）。こうして、戦前・戦後一貫して強制隔離に反対した医師・小笠原登らの考えは戦後も排除され続けたのである。

「三園長発言」を機に入所者らの抗議と権利獲得の患者運動が展開された（全国ハンセン氏病患者協議会『全患協運動史』一光社、1977年）。「らい予防法改正促進委員会」の設置や政府・厚生省、国会議員らとの交渉、「療養者を囚人扱いするな」と求めるハンストや厚生省前座り込みなどが行われた。入所者の要求は、法律の付帯決議（→ p.339 資料編）に盛り込まれたが、その実現には長い年月を要した。強制隔離を定めた「らい予防法」が廃止されたのは、1996年であった。

第6章

授業展開　1.**写真①**を読み解き、戦前の隔離政策の特徴を捉える。　2.**写真②**から皇室の社会事業について、現在の取り組みも意識して考える。　3.**資料①**から「無らい県運動」の地域への影響を考える。　4.**資料②**の問題点と隔離政策に反対した人々の動向を調べ、まとめる。

Q3. 療養所への入所は、どのように行われたの？
——家族との離別と消毒

写真①　**写真②**

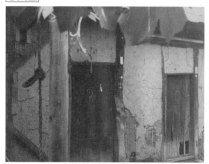 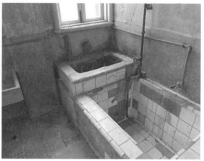

写真①「本妙寺部落」（熊本）での強制収容時、患者が居住しているとして印がつけられた部屋の扉 ［国立療養所菊池恵楓園社会交流会館収蔵資料］
写真② 消毒風呂（長島愛生園・回春寮）［撮影：江連恭弘］

> **資料①**　12歳、小学校6年に進級したばかりの頃、身体に湿疹が出てきた。診察の翌朝、母からは、あしたから学校には行かんでいいよ。他人には顔を見られないようにしなさい。他人に顔を見せないようにしなさい。という3つの約束。小学校では、智子さんの使っていた机やいすをグラウンドに運び出し火を放った。家に引きこもって3年半、集落の人の通報で保健所の職員が療養所への入所を勧めてきた。1956年、春の夜、16歳になった智子さんは家を出た。「私は今ここで死んだの。死んだことにするの」。……菊池恵楓園に着いた。久しぶりに空を見上げた。広いのねえ、青いのねえ。3年9か月ぶりの空だった。青く、美しく、希望の空に見えた。……入所のための手続きでは「名前を変えますか、どうしますか？」と問われた。さらに、その職員は小さな声で何かを言った。問い返したところ、言いにくそうな顔をした。「あのね、ここで死ぬでしょ。死んだら解剖していいですか。承諾書に名前を書いて、印鑑を押してください」。青空に見えた一筋の希望は、打ち砕かれた。絶望の隔離の世界であったのだ。（高木智子『隔離の記憶』彩流社、2015年、をもとにまとめ直した）

> **資料②**　目の前に灰色のトラックが止まったかと思うと、いつの間にかその荷台に母が乗せられていた。母はトラックの上から、「りょうこ、りょうこ」としきりに私の名前を呼びながら泣き叫んでいた。（中略）走り去るトラックを追いかけて「かあちゃん、行かんでぇ、行かんでぇ」と泣き叫ぶ私を背後から抱きかかえていたのは祖母だった。（宮里良子『生まれてはならない子として』毎日新聞社、2011年）

【解説】

■入所（離別）という経験

　療養所への入所の経験は、ハンセン病者の当事者とともにその家族にとっても「心の傷」として深く刻まれている出来事だ。**資料①**は、1956年に菊池恵楓園に入

所した阿部智子さんの経験である。発病を機に、学校に通えなくなり机や椅子が焼かれたこと、人目を気にして自宅に３年以上もいたこと、入所時の改名や「解剖承諾書」へのサインなど、これらの壮絶な経験は、入所者の多くに共通する出来事でもある。強制収容の実態がわかるエピソードである。

入所時に風呂に入れられ、単衣や襦袢、下駄などが支給されたが、所持金が没収され「園内通用券」に交換された。また、「療養所に１年いれば治る」などと言われた人が多い。だが、実際にはそれが叶うことはほとんどなかった。

資料②は、両親が入所者であった宮里さん４歳時（1948年６月）の経験である。幼少期における親との離別体験、その後の児童養護施設での生活や看護師としての経験、結婚差別など、隔離政策によってハンセン病者とともにその家族も同じように人権を侵害された経験を持っている。なお、宮里さんは、療養所で両親が妊娠し、出産するために療養所を脱走したことで生まれることができた子どもでもあった。

入所者の多くは、自身が入所した日付やその日の様子を克明に記憶している。それだけ、入所時の経験は心に深く刻まれる出来事であり、その心的外傷は深刻なものであった。なお、入所時の年齢は10代が約５割を占める。幼少期や青年期に学校生活の中断を余儀なくされ、友人や家族から引き裂かれた人が多い。

■消毒と護送

ハンセン病遺族・家族の会「れんげ草の会」の原田信子さん（家族訴訟原告）は、８歳（1951年）で父親が強制収容された。「保健所の人がドドドドッと何人かで来て、父親を連れて。そのあとは消毒。部屋の中、真っ白になるほど消毒されました」と振り返る。これを機に、学校ではいじめに遭い、母親も仕事をクビになって生活が困窮する（黒坂愛衣『ハンセン病家族たちの物語』世織書房、2015年）。家の消毒は地域からの疎外・排除を生み、転居や家族離散につながった（**写真１**）。

療養所への移動は、「伝染病患者輸送車」「強烈伝染病につき注意」などと張り紙された貨物車両に乗せられ、歩いたホームは消毒された。長島愛生園では、患者専用の収容桟橋に船が着き、白い予防着にマスクをした看護師と「回春寮」と呼ばれる建物に入る。そこで、クレゾールの消毒液が入った消毒風呂に入れられた（**写真２**）。入所とは、自身が「汚れた存在」と刻印される経験でもあった。

| **授業展開** | 1.**資料①②**を読み、気になったことをあげる。もし自分だったらどう思うか、入所時の経験やその特徴について、自分自身と重ねて考える。 2.**写真１②**などの資料を用いながら、入所することの意味や、具体的な隔離収容の実態とその問題点について調べ、まとめる。 |

第6章

107

Q4. どうして療養所で働かなければならなかったの？
── 患者作業と医療体制

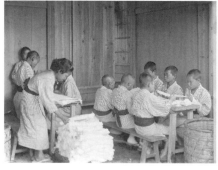

写真①

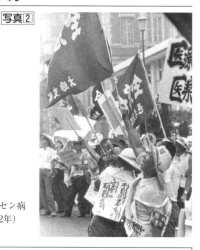

写真②

写真① 子どもたちの包帯巻き作業［提供：国立ハンセン病資料館］ **写真②** 全患協の「医者よこせ」デモ（1972年）［撮影：趙根在］

> **資料①** 指に包帯をしてでも、作業にかりだされた。手に知覚が失われているため怪我をしてもわからない。血が出るのを見て初めて怪我を知る作業従事者も多くいた。怪我がもとで骨髄炎になり指を切断しなければならない場合も多々あった。作業のため手足の損傷を被った患者は数知れない。（金泰九『在日朝鮮人ハンセン病回復者として生きたわが八十歳に乾杯』牧歌舎、2007年）

> **資料②** あの時分は、看護婦さんとか職員の人たちは園内で見ることはなかったですから。入ってくるのは往診とか、そんな時くらいで。（中略）看護婦さんが部屋に入って来る時は"亡くなった時"ですね。（菊池恵楓園入所者自治会『壁をこえて』2006年）

【解説】

■療養所での「作業」

　ハンセン病療養所は、病気を治癒するための療養施設とは必ずしも言えない実態があった。それが「患者作業」である。設立当初から、「終日ノ閑居無聊ハ却テ症状ノ経過ヲ悪化スルノ虞アリ」として、入所者の健康増進や慰安のために患者作業が奨励された。とくに農作物の生産は「収穫品ハ病院ニ於テ買上ケ食膳ニ供スル」ことで病院だけでなく患者にとってもよいとしている（全生病院『年報』1912年）。作業は療養生活のなかで生きがいにもなったが、作業が病状悪化の原因にもなった（**資料①**）。また、作業賃は予算化されておらず、営繕費や食糧費、医療費などから捻出したため、作業従事者が増えて作業賃の支出が増えるほど入所者の日常生活に影響が出ることになった。療養所職員による看護・労働が前提ではなく、軽症患者による作業に依存した施設運営になっていたのである。

患者作業の種類は療養所によって異なるが、不自由者付添（患者看護）、包帯交換、道路改修、火葬、大工、土木、左官、理髪、洗濯、保母、郵便配達、印刷、植木、糞尿汲み取り、教員、畜産など多岐にわたる。子どもたちも作業に駆り出された（**写真**[1]）。理髪店では、手動のバリカンで「虎刈りばっかりされていました。それがまた痛くてね。散髪に行って泣いて帰って来る人が多かった」というエピソードもある（菊池恵楓園入所者自治会『壁をこえて』2006年）。

　なお、戦時中は、召集による職員の減少や物資不足が進行し、療養所運営のために患者作業の重要度が増した。食糧確保のための田畑の開墾、米麦耕作、山林伐採、製塩、防空壕掘りなどには子どもたちも動員され、食糧不足のなかの労働と栄養失調により、多くの子どもたちが命を落とした（近藤宏一『闇を光に』みすず書房、2010年）。療養所の運用経費から捻出されていた作業慰労金は、1947年にようやく作業賞与金として厚生省において予算化された。

■患者看護から職員看護へ

　患者作業は、職員不足を補完するための措置であり、なかでも不自由者の看護・介護は、1950年代まで「患者看護」によって支えられた（**資料**②）。「職員看護」への切り替えは、「らい予防法」闘争（1953年）の要求の一つであり、厚生省も早期実現を約束していた。だが、看護師の増員はすぐには図られなかった。全入所者の1割以上を占める盲人の入所者らは、1955年に盲人の福祉や文化の向上を目指す全国ハンセン病盲人連合協議会（全盲連）を結成し、「不自由者看護職員切り替え」運動を展開する。この運動で、「患者が患者を看るという矛盾」を指摘し、「全患協運動のなかで職員切り替えの機運を作る」ことになった（金貴粉「全盲連要請の不自由者看護職員切替と六・五闘争」『ハンセン病市民学会年報2016』解放出版社、2017年）。不自由者看護の患者付添が職員看護に切り替わったのは、1960年代になってからであった。だが、作業返還に伴う職員の増員もわずかであり、全患協の要求とは一致しなかった。

　1970年代以降、医師・看護師の定員削減や現場業務の民間委託が進められるなか、外部医療機関への委託治療が拡大していく。全患協は、「差別医療をなくせ」などを掲げ、医療・看護の充実を求める運動を展開した（**写真**[2]）。療養所医療の欠陥を露呈することでもある医師や職員の不足は、十分改善されることなく、現在まで課題として残されている。

|授業展開|　1.**写真**[1]を見て、なぜ子どもたちが作業をしているのか考える。　2.**資料**①②から、療養所で作業が行われた理由を考える。　3.**写真**[2]から、なぜ、入所者は療養所を出て訴えているのか。また、患者作業への意識の変化や課題とは何か考える。

Q5. どうして口に鉛筆をくわえているの？
—— 療養所のくらしと文化活動

写真①

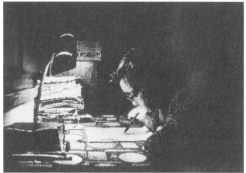

写真②

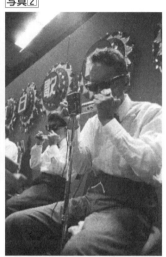

写真①「執筆」（長島愛生園、1970年）［撮影：趙根在］
写真②「青い鳥楽団」［撮影：趙根在］

資料①　コチコチコチ、友等が上手に打つ点字の音に時たまコチッと私の打つ音が交じる。掌にはめたゴムに差し込んだだけの点筆がそのたびに頭を振る。それを頬でおさえて打ち進んでいると背に幾筋かの汗が流れる。せつない！　だが私は生きている。たしかにこの時間だけは生を呼吸しているのだ。（藤本とし『地面の底がぬけたんです』思想の科学社、1974年）

資料②　それまでの文学活動は、らいの殻に閉じこもった文学活動でしかなかった。命を詩（うた）い書いたが、人間主張がなかった。そういう「らい」の殻を打ち破ろう。（中略）わたしたちの閉塞された空間を打ち破り、無限の空間の中で自由に詩いたい、人間として詩いたい、らい者である前に人間でありたいと、純粋になにものにも妨げられない自由を求めた。（國本衛『生きて、ふたたび』毎日新聞社、2000年）

【解説】

■隔離のなかの「自由」

　写真①は、ハンセン病の後遺症で両手が不自由になったため、口にペンをくわえ執筆する写真である。機能障害で日常の行動や生活に支障が出てもなお、文字を書き、自らの思いを表現しようとする意志が伝わってくる。

　資料①からは、中途で視力を失ってから点字を覚えた藤本さんの「生きる」ことへのあふれる気持ちが伝わってくる。盲人のなかには、知覚が残っていた舌で点字を読もうとする人々もいた（舌読）。隔離され、機能障害があっても、学び表現しようとするのはなぜだろうか。自己表現活動を通して、隔離のなかの「自由」を希

求しようとする入所者の姿から、一人ひとりの人間としての生き方に注目したい。

療養所では、音楽活動も盛んであった。長島愛生園では、園内・園外でも注目されたハーモニカバンド「青い鳥楽団」がある。**写真②**は、彎曲した指でハーモニカを握り、サングラスをかけて演奏する近藤宏一さんの姿である。全盲の近藤さんは、代表曲「青い鳥行進曲」を作曲するとともに、音の高さを数字で表した楽譜を作り、舌や唇で点字を読める者には点字楽譜を作成した。「青い鳥楽団」には、看護師や療養所職員のコーラスも加わり、療養所内外でも演奏活動を行った。愛生園以外でも、クローバー楽団（邑久光明園）、オリーブバンド（大島青松園）、火の国バンド（菊池恵楓園）など、盲人会の発足を機にハーモニカ楽団が誕生している。ハーモニカは、不自由な手でも持つことができ、比較的安価に手に入れられることも、ハーモニカバンドが広がった理由だという。

指揮者・ハーモニカ奏者・作曲者と楽団のリーダーとして活躍した近藤さんは、「俺たちは被害者だけど、敗北者ではない」と後輩の入所者に語ったという（近藤宏一『闇を光に』みすず書房、2010年、有薗真代『ハンセン病療養所を生きる』世界思想社、2017年）。楽団は、メンバーにとどまらず、絶望し孤独に苦しむ療養所の若者に生きるよろこびを創り出すきっかけを与える存在であった。

■さまざまな自己表現

戦前・戦後を通じて、療養所では文芸・創作・音楽・陶芸・絵画などさまざまな文化・芸術活動が大変盛んであった。各療養所では機関誌（園誌）が発行されている。『甲田の裾』（松丘保養園）、『菊池野』（菊池恵楓園）、『姶良野』（星塚敬愛園）など、療養所のある土地の名前を表題につけたものもある。表紙のイラストやデザイン、掲載内容は時代を表し、療養所ごとに魅力ある内容を構成している。機関誌の発行も、活字拾いから印刷、製本まで患者作業として行われた。

1950年代になると、戦前までの「慰安」文芸を否定し、「『らい者』である前に人間を主張する」文学活動が起こる（**資料②**）。全国の療養所を結ぶ『灯泥』や『石器』などの同人誌が発行され、社会復帰と療養生活とのはざまで、劣等感や卑屈感を抱きながらも、それを克服しようとする苦悩と葛藤が綴られた。

2000年代には、『ハンセン病文学全集』（全10巻）が刊行された。小説、記録・随筆、評論・評伝、詩、短歌、俳句・川柳、児童作品に分類され、年齢・性別を問わず、入所者の多彩な自己表現活動が収められている。

授業展開 1.**写真①**は何をしているのかを問い、疑問を出し合う。 2.**写真②**を見て演奏を聴く。 3.文化やスポーツなど自己表現への思いを**資料①**などを用いて読み取る（入所者の作品を紹介し、制作への思いを想像する）。 4.**資料②**から自己表現活動の意味を考える。

第6章

Q6. なぜ、白衣を着て授業をしているの？ ── 療養所の学校

写真①
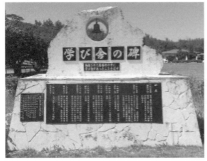

写真②
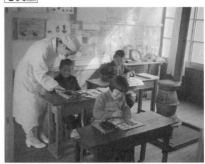

写真① 学び舎の碑（宮古南静園）：1981年に閉校した稲沖小中学校跡地に建立［撮影：江連恭弘］
写真② 大島青松園の教室風景［提供：国立ハンセン病資料館］

> **資料①** 先生は白衣だけでなく、長靴をはいて授業を行っていた。先生に近寄ると、予防衣やクレゾールの手洗いによってプンとすごく消毒くさかった。先生も子どもに対して一線を引いていて、物理的に近寄ってくることはなかった。先生と手をつなぐなんて、そのころは考えられなかった。（山口シメ子『手紙』晧星社、2004年）

> **資料②** 「先生、私たちにあんまり近づくと病気がうつるよ」と言ったことがあります。すると先生は「なあに。うつってもいいじゃないか！」と言って、バーンと私の背中を叩いたのです。そのときの先生の手の大きさや温かさは、いつまで経っても忘れられません。この先生がいてくれたおかげで、私たちはなんとか頑張ってこられたと思っています。（金城幸子『ハンセン病だった私は幸せ』ボーダーインク、2007年）

> **資料③** 私はいくら子供と親しくなっても、白衣と消毒だけは止めることができなかった。知ろうともしない無知ゆえに、私もまた隔離政策に加担したのだ。（鈴木敏子『書かれなくてもよかった記録』2000年）

【解説】

■「よき療養人」になるために

　発病した子ども（患者児童）は、療養所に入ると少年少女舎で寮父母（入所者）とともに暮らした。一日を治療や授業、包帯伸ばしなどの作業をして過ごし、見学や講演などで来園者が来た時だけ制服を着せられ、整列して出迎えた。

　各療養所内には「学校」が設置され、施設の一部を利用した寺子屋的な環境で「授業」が行われた。教えるのは「患者教師」（入所者）である。授業は「読み書きそろばん」が中心で、療養所の中で生き抜くための「園内通用学力」を身につけ、「よき療養人」になることが求められた。治療して社会復帰することが目指されたわけではなかった（清水寛『ハンセン病児問題史研究』新日本出版社、2016年）。

■「希望」としての学校と現実

戦後になると、療養所内の「学校」は地元自治体の学校の分校として位置づけられた（**写真**1）。療養所側から教育委員会への請願によって「恩恵的」に公立化されたところもあり、学校設備や教材は不十分なところが多かった。

本校からは教員免許を持った教員が派遣され、それ以前の「患者教師」と区別して「派遣教師」と呼ばれた。この教員に対しては、療養所長による通知「派遣教師の予防措置」が適用され、予防被服の着用や手洗い石鹸の支給、消毒液の職員室入口への設置などが規定された。そのため、**写真**2のように「白い予防着」（白衣）を着て授業を行い、**資料**①のように消毒液のニオイを漂わせていた。教員の振る舞いには、通達の遵守にとどまらず、ハンセン病への差別や忌避意識があった。生徒と派遣教師との間には、物理的・心理的な壁が存在したのである。

ただし、学校は生徒にとって「希望」の場所でもあった。入所者が進学した邑久高等学校新良田教室に進学した山口シメ子さんは、高校時代を「青春の時でした」「初めて校章を胸につけた制服を着た時には感動しました。とっても胸を張りたい気分でした」と振り返る（「『新良田教室』の残したもの」『島は語る　ハンセン病市民学会年報2010』解放出版社、2011年）。そして、わずかではあるが生徒に寄り添い、理解者であろうとした教員がいたことも事実である（**資料**②）。

だが、ほとんどの教員は厳重にマスクをし、白い帽子をかぶっていた。生徒は職員室への立ち入りを禁止され、入口のベルで連絡をした（ベル制）。生徒に頼まれて参考書を購入した教員は、その代金を受け取ると消毒液に浸し、紙幣を窓ガラスに貼って乾かした。答案用紙や作文なども消毒された。新良田教室1期生の冬敏之さんは、「生徒にとって異邦人である先生たち。白づくめの予防着、予防ズボン、予防帽。そこには厚い白衣の壁が厳然と存在する」と述べている（「新良田教室論」『愛生』1959年12月号）。伝染への恐れや極端な予防措置は生徒に不信感と疎外感を植えつけ、教員への抵抗や批判の感情も強まった。

派遣教師の一人で『らい学級の記録』の著者・鈴木敏子は、退職後、自身の限界を述べていた（**資料**③）。差別者として子どもたちの尊厳を蔑ろにしてはいなかっただろうか。鈴木の問いは、現在の教員への問いかけでもある。

第6章

授業展開　1.**写真**2・**資料**①から、なぜ教員は白衣を着て授業をしたのか、生徒は教員をどう見ていたのかを話し合う。　2.**写真**1・**資料**②などから子どもたちにとって学校とはどのような存在だったかを考える。　3.**資料**③からコロナ禍での差別事例に引きつけて問題を捉える。

Q7. なぜ、学校で「ウソ」をつく練習をしたの？
──青年患者と社会復帰

写真①

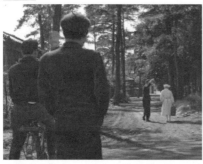

写真②

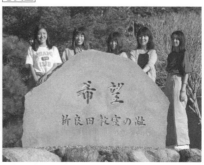

写真① 社会復帰してゆく人（多磨全生園、1950年代）〔提供：全国ハンセン病療養所入所者協議会〕
写真② 新良田教室「希望」の碑（長島愛生園）〔撮影：延和聰〕

> 資料① わたしたちは社会で現実に生きていかねばなりません。差別され偏見でみられ社会に受け入れてくれないならば、生きる手段として「ウソ」も許されるべきです。「ウソ」をつく必要がある時は、おろおろしないで堂々と胸をはって、言葉をはっきりと、社会にたち向かって生きる必要があります。この点はみんなで十分認識しましょう。中途半端な態度では生きていけません。（「新良田教室の現状と問題点」1979年度）

> 資料② 人間回復をめざして展開された全患協のらい予防法改正運動の結果 一九五五年九月一六日 此地に岡山県立邑久高等学校新良田教室が開校された 以来三十有余年 病苦と闘いつつも人間らしく生きたいとねがい 社会復帰をめざして 研学不抜 心身の鍛錬に励んだ若者は 三九七名 新良田教室 それは ここに学んだわれわれの青春と栄光のシンボルである この希望の碑は 閉校記念として同窓生の永遠の心の絆となるよう建立されたものである（「希望」碑文）

【解説】
■「新良田教室」の設置

　全患協を中心とした「らい予防法」闘争の要求項目のひとつが、療養所内に高等学校を設置することだった。治療薬プロミンによって治癒した人々が療養所を退所し、社会復帰（写真①）する道が出て来たからである。就職や進学のためにも高校設置は切実な要求であり、最終的に、1955年に長島愛生園内に邑久高等学校新良田教室が開設された。学業と治療の必要から、昼間定時制課程普通科（4年）となった。

　授業は1日4時間で午前中は治療をした。入学定員は30名。第1期生（1955年度入学）から第29期生（1983年度入学）まで397名の若者が学んだ。1960年代後半からは入学者が一桁に減少し、1987年に閉校式が行われた。卒業生は計307人。その

うち73% が社会復帰を果たしている。就職先は会社員56%、自営業16%、医療関係5% など。社会生活を送るなかでの偏見の問題は大きい（全国ハンセン病療養所入所者協議会編『復権への日月』光陽出版社、2001年）。

■社会復帰と就職差別

「らい予防法」が存在していた時代、生徒たちは、就職や進学をする際に「ハンセン病である過去を戦略的に隠す」ことが求められた。**資料①**は、新良田教室のロングホームルームの討議資料「学校を卒業し、社会生活にはいるとき、私たちはどのような心構えが必要か—とくに病気に対する偏見差別にたいして—」（抜粋）である。当時の教員・横田廣太郎さんは、「それは物語を作っているわけです。オドオドしないでそれがスラスラ言えるように。それが本当に役に立ったかどうかはわかりませんけれども、それだけのことはして置かなければいけないだろうということで一生懸命練習させました」と語っている（宇内一文「『ウソ』をつく練習までやらざるを得なかった進路保障の実践」『教育学雑誌』第44号、2009年）。

生徒たちにとって新良田教室は、「青春と栄光のシンボル」であった（**写真②・資料②**）が、この学校の卒業生だと名乗れず、卒業証書を破り捨てた人も多い。そして、社会復帰後も苦悩は続いた。「長く同じ場所に住みつくには相当の覚悟が必要」、「どうしても周囲と深く付き合えず、うわべだけの付き合いとなり、さみしいときもある」、「体を悪くしても、一般の病院に診察にいけない」など、退所後もハンセン病だったことや療養所にいたことを隠すことに腐心した人が多い（『復権への日月』）。履歴書の記載にも苦労し、37回も転職した人もいた。

家族も同様の差別を受けていた。父親が星塚敬愛園にいた M さんは、高校3年生の時、就職の採用試験の面接が身元調査をもとに打ち切られた。事態を知った進路指導担当の教員からは「学校に来るな」、担任からは「卒業はさせてやる。就職はやめろ」と言われたという（『東京新聞』2019年6月26日付）。

2000年代に入ると、かつて療養所を退所し社会復帰した人が再び入所するケースが目立ってきた。再入所の理由には、「在宅生活が難しくなった時の居場所」など高齢化にともなう健康不安、「病歴を明かして医療を受けづらい」などだ（『毎日新聞』2019年11月16日付）。差別・偏見を恐れ、退所者が地域で安心して暮らすことができない現状が浮かび上がる。差別・偏見は、現在も根深く残っている。

授業展開　1.**資料①**などを用いて、もし自分だったら「ウソ」をつくことを肯定するか否か話し合う。「ウソ」をつくことについて、隔離政策の問題点をふまえて考える。　2.**写真②・資料②**から、子どもたちにとって学校はどのような存在だったのかを話し合う。　3.再入所者が増えている要因とは何か、ハンセン病の病歴者に対するこれまでの政策との関係から考察する。

Q8. 療養所に「牢屋」がある（あった）のはなぜ？
── 懲戒検束と監房

写真①

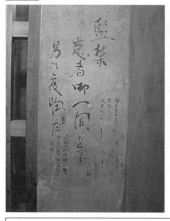

写真②

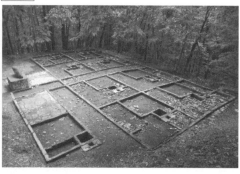

写真① 監禁室に書かれた文字（邑久光明園）
［撮影：佐久間建］
写真② 重監房跡地（2013年）［提供：重監房資料館］

資料① 白根の丘の上の監房は、東向きに、木尾の入り江を見下すように建てられ、約2間に5間のコンクリート壁で固められていた。東側に2つの鉄の扉の入口があり、そこを入ると約3尺の廊下があった。扉は4つに仕切られ、左から1、2は4畳半くらいの広さがあり、便所が造られていた。続く3、4は狭く独房であった。各房共正面は木の格子がはめられ、入り口は背をかがめなければ通れない程であった。床は板張りで、明かりとりは西側の壁の上方に小さく空いていた。勿論鉄格子がはまっていた。（邑久光明園入園者自治会編『風と海のなか』日本文教出版、1989年）

資料② 気が狂っちゃった人もいて、初めて入ると怖くてね。（中略）ちょうど弁当を持って行った時、人が死んでたことがあってね。半年に一ぺん中の人を風呂に入れ、散髪をする係の人がいたんだけど、その人と僕と職員の三人でお通夜をしてやったこともあるし、冬は布団も凍っちゃうような中で死んだ人を見ると、骨と皮だけに病み衰えて本当に人間の扱いじゃなかったよ。（金相権（矢野恭子・記録）「患者運動の中で」、立教大学史学科山田ゼミナール編『生きぬいた証に』緑蔭書房、1989年）

【解説】
■懲戒検束のなかの「療養」

　写真①は、監禁室内の壁に書かれた文字である。誰がなぜ収監され、どのような気持ちで書き記したのかを考えたい。入所者は、療養所設立当初から囚人のような処遇を強いられた。「癩予防ニ関スル件」の「改正」（1916年）で、入所者への懲戒検束権が療養所長に与えられ、**資料①**のような監禁室（監房）が各療養所に設置された。監禁室の規模や構造は療養所により異なるが、邑久光明園や菊池恵楓園には監禁室が再現・現存している。

「懲戒検束規定」によると、懲罰には譴責・謹慎・減食・監禁があった。最も重い「監禁」は、逃走や逃走の援助、職員への暴行・脅迫、所内の安寧秩序の妨害行為が対象とされたが、実際には、檄文の貼付、買出しのための脱柵、賭博、立木の伐採なども対象になった。監禁は「三十日以内監禁室ニ拘置ス」とされたが、「特ニ必要ト認ムルトキ」は2か月まで延長できた。懲罰を課すかどうかは、裁判官でもない療養所長の裁量に委ねられ、恣意的な運用がなされた。

■「特別病室」と特別法廷

日本で初めての「患者刑務所」は、1935年、日本統治下にあった植民地朝鮮の小鹿島（ソロクト）に設置された。国内では長島事件（1936年）を機に「患者ノ自治」や「患者ノ思想」の取締を強化し、「不良性の強い患者」を「矯正」する施設として、1938年、栗生楽泉園（群馬）内に「特別病室」（重監房）が設置された（**写真2**）。

重監房は、「厚さ五寸の扉の厳重なくぐり戸」で外部はコンクリート、「保温設備はなく、雪が積もる季節には夜昼の判断」がつかず、冬季に獄死者が集中した（『全患協運動史』一光社）。拘留日数が300日を超える者が多く、なかには533日という人もいた。のべ23人の方が縊死・凍死した。当時、食事係だった金相権（佐川修）さんは、**資料②**のように実態を証言している。

現在、重監房跡の発掘調査が行われ、詳細な報告書が出されている。さらに、栗生楽泉園内に重監房資料館が開館し、重監房が再現された。

重監房は、患者運動の高まりのなか1947年に廃止された。だが、「無らい県運動」（一千床拡張計画）が高まる1953年には、国内唯一のハンセン病患者専用の刑務所として、「菊池医療刑務所」（熊本刑務所菊池医療刑務支所）が菊池恵楓園に隣接した場所に設置された。のべ117名が収容され、1997年に廃止された。

入所者の刑事裁判は、裁判所ではなく療養所内に設置された「特別法廷」で開かれていた。例外的に特別法廷を設置する場合は、最高裁の全裁判官で構成する裁判官会議で設置の可否を判断するが、ハンセン病患者の裁判については、裁判官会議を経ないまま、「伝染の恐れ」を理由に一律に特別法廷として運用された（この問題は2016年に最高裁が謝罪）。また、無罪を主張し再審請求をしていたなかで死刑が執行された「菊池事件」でも、この特別法廷の問題が指摘され、現在、再審請求を求める運動が続いている。

第6章

| 授業展開 | 1.**資料①**を読み監禁室を図面に描く。 2.**写真①**から収容された人の思いを想像し、入所者への対応の問題点を考える。 3.**写真②**・**資料②**から重監房の問題点を考える。 4.懲戒検束による人権侵害の実態や特別法廷の司法上の問題を菊池事件から考察する。

Q9. どうして、療養所に「お墓」があるの？
──終生隔離と納骨堂

写真①

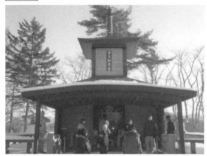

写真① 納骨堂（栗生楽泉園）［撮影：延和聡］

写真②

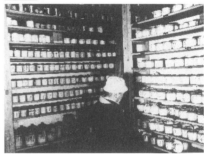

写真②「療友たちを偲ぶ」［撮影：趙根在］

> **資料①** 細い小さな煙突からは煙が吹き出し、屍臭が院内中に流れわたる。こうして苦悩に満ちた生涯は終わり、湯呑のような恰好をした病院製－患者が造っている－の骨壺に骨の切れ端が二三個納まって、ハルちゃんが抱えて行ったように、納骨堂の棚の上に並べられる。「あの人も死んでほっとしとるこっちゃろ。」「ほんまにまあこれが浮世かいな。」念仏の終った老婆たちはそんなことを話合ってそこを離れる。そしてまた病苦の世界へ帰って行くのである。（北条民雄「続癩院記録」『定本北条民雄全集』下巻、東京創元社、1996年）

【解説】

■「もういいかい　骨になっても　まあだだよ」

　ハンセン病療養所が他の病気の療養施設と異なるのは、敷地内に火葬場や様々な宗教施設、そして「お墓」（納骨堂）があることである。納骨堂は、いわゆる一般的な「お墓」ではない。強制隔離政策の下で故郷に帰ることが叶わず、療養所で生きざるを得なかった人々が死後に火葬され、その遺骨を入れた骨壺が納められた。それは、死んでも療養所を出られない終生隔離を象徴する場所であった。

　死亡しても家族が遺骨を取りにくることはほとんどなかった。家族が遺骨を受け取りに来ても、帰った後で正門近くの林の中に箱ごと捨てられていたり（多磨全生園患者自治会『倶会一処』一光社、1979年）、電車の網棚に置かれたままだったこともある。邑久光明園の中山秋夫さんは、「もういいかい　骨になっても　まあだだよ」と川柳を詠んだ。死んでも故郷に帰れず、家族と同じ墓に入ることが叶わずに、引き取り手のない骨壺が納骨堂に眠っている。各療養所に残る納骨堂は、強制隔離政策とは何だったのかを示す建築物のひとつといえる。

　入所者が亡くなると、葬儀に参列した入所者たちの間では、「あの人も死んで

ほっとしとるこっちゃろ」などの会話がなされることもあったようである（**資料**①）。それは、火葬され煙になって初めて療養所の外に出られて良かった、という理由からだ。ハンセン病への差別・偏見の根強さを示すエピソードといえる。

■**納骨堂を残すということ**

　外島保養院（現、邑久光明園）では、火葬場はあったが納骨堂も墓もなかった。火葬場の横に灰捨て場があり、そこが骨塚であり墓であったという（邑久光明園入園者自治会『風と海のなか』日本文教出版、1989年）。火葬された遺骨は、木箱に納められ霊安室に安置されたが、残骨は火葬場の前の土手に穴を掘って納められたという（邑久光明園入所者自治会『隔離から解放へ』山陽新聞社、2009年）。栗生楽泉園でも設置当初は納骨堂がなく、「熊笹の中で、長い間風雨にさらされているばかり」であった（栗生楽泉園患者自治会編『風雪の紋』）。全生病院（現、多磨全生園）では、礼拝堂の仏壇下の押し入れに遺骨を置いていたため納骨堂を作ることになり、1934年に患者作業で建設工事が始まり、ドーム式の納骨堂が完成した。多くの納骨堂は、入所者による患者作業や、職員の奉仕作業によって建立された。

　納骨堂の建築様式や内部の構造は療養所によって異なる（**写真**①）。内部には引き取り手の無かったいくつもの骨壺が並んでいる（**写真**②）。出身地や氏名が書かれており、日本だけでなく朝鮮出身の人もおり、氏名も本名ではない場合も多い。なかには、「無名」の棚に並べられた骨壺もあった（ハンセン病違憲国賠訴訟弁護団『開かれた扉』講談社、2003年）。

　全国ハンセン病療養所入所者協議会（全療協）の調査（2021年5月1日）では、各療養所の納骨堂の開園（所）以来の物故者数は26,772人であり、納骨堂合祀者数は16,790人にのぼる。「苦しい療養生活を共にした者同志が、墓所を死後まで共にしている」（『復権への日月』）という入所者の思いを受け止め、ハンセン病問題を後世に伝える存在が納骨堂でもある。現在、療養所の「将来構想」として納骨堂を「生きた証」として残そうという動きもある。谺雄二さんは「私は、納骨堂だけ残せばいいのではなくて、あそこに亡くなった人の『生きた証』を残すようにすべきだと思います。いのちの証」を、と述べている（『いのちの証を見極める』ハンセン病市民学会年報、2014年）。療養所を訪れる人たちには、納骨堂に立ち寄り、ハンセン病を生きてきた人びとの「証」を感じとってほしい。

Q10. 療養所のなかで赤ちゃんは産まれたの？
── 断種と堕胎（人工妊娠中絶）

写真①

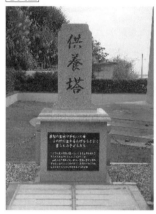

写真②

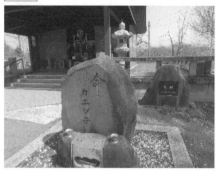

写真① 胎児慰霊碑（宮古南静園）〔撮影：江連恭弘〕
写真② 「命カエシテ」と記された胎児慰霊碑（栗生楽泉園）
〔撮影：佐久間建〕

資料① ほんとに形どころではない。人形でした。髪の毛は真っ黒で。私は気絶して分からなかったんですよ。痛さで──。もう谷底に落とされたみたいに気を失っている間に引き出されていたんですよ。（中略）『園の規則を破って恥ずかしくないのか』と婦長が言うんですよ。なんぼなんでも恥ずかしいとは思いませんけど、子供ができるということは恥ずかしいことかと思って、あ、ここは社会と違うんだと後で思いました。私は顔叩かれて気がついてみると、頭の傍らの膿盆の中に髪の毛真黒にした子が手も足も上の方にブルブルして、臍の緒が波立っているんですよ。それが、ガーゼで看護婦さんが押さえつけているから息ができないんです。（中略）『女の子ですよ、シゲさん。あんたと似ている女の子ですよ。可愛いですねえ』と。鼻を押さえているもんだから、バタバタ、バタバタして、断末魔の、眼はつぶったままビクビクするし、髪の毛は真黒にして人形が寝ているみたいに……。手も足もほんとに可愛い、上にひっくり返ってこんなにしていまして、あれは今でも忘れませんね。（『ハンセン病問題に関する検証会議最終報告書』2005年）

資料② 断種も僕らが入ったときは盛んにやってましたよ。結婚するときは、やらなきゃいけないってことに義務づけられていたわけね。とにかく妊娠をふせぐちゅう意味でね、妊娠させない、子供を生まさないちゅうことだから。だから逃げる人もおるしね。捕まらないように。僕も逃げたよ。一週間ぐらい逃げ回ってね、本門に面会人が来ていると嘘をつかれて、捕まえられてさ、病院に連れていかれて。医者は一人、看護婦も一人だったかな。全裸になりなさいちゅうことで、もう麻酔もしないでさ。二本ある管の、精液の出る方の管を一センチほど切って、切った管をまた結ぶんだよ。手術中は痛いというよりは気持ちが悪くてさ、十分ぐらいで終わったかな。翌日から痛みが出始めて。（中略）もう考えるとね、おかしくもあるしね、怖くもある。（『沖縄県ハンセン病証言集 沖縄愛楽園編』2007年）

【解説】

■生きることを許されなかった命

玉城しげさん（星塚敬愛園）は、療養所で出産したときのことを、**資料①**のように語っている。授業では、まず玉城さんの言葉に向き合いたい。生まれた命は、なぜ看護師によって奪われなければならなかったのだろうか。

ハンセン病者への断種・堕胎が行われたのは、1915年の全生病院が最初だといわれる。療養所では結婚の条件として手術が行われ（**資料②**）、子どもを持つことが許されなかった。そして、優生保護法（1948年成立）は、優生手術（断種・堕胎）を正当化した。だが、玉城さんの場合は出産後の話であり、殺人行為にほかならない。療養所では多くの命が奪われ、残された家族は深い傷を負った。

日高トシ子さん（星塚敬愛園）もわが子を奪われた一人だ。園内結婚の後、園外に逃れて長男を出産するが、長男が3歳の時に再び強制収容された。そこで再び妊娠したが、7か月で堕胎させられる。取り出された子どもをみた夫は、「髪がフサフサの、お前似の女の子」と伝えた。それから35年後、自分の名前が書かれた丸いガラス瓶に保存されたわが子を、園の倉庫で偶然発見することになる（「わが子をこの手に取り戻したい」『週刊金曜日』No.606、2006年5月19日号）。

■胎児慰霊の碑

2005年、ホルマリン漬けの胎児（胎児標本）の存在が明らかになった。国立ハンセン病療養所等に保存されていた標本は115体。男女約50体ずつで、その他は性別不詳だった。標本作成期は1924～1956年だが、年代不詳は57体にのぼった（1945年以降は22体）。体長からみて29体は妊娠8か月（32週）を過ぎており、そのうち16体は36週以降に産まれていたことが推察されている。

なお、『趙根在写真集』（草風館）には、瓶のなかの胎児の写真がある。胎児の思い、入所者の方々の思い、そのことへの想像と命の尊厳を考えさせる一枚である。

胎児標本の発見を受け、各療養所では、生まれ育つことが叶わなかった胎児らを供養する碑が設置された。「永きに亘る隔離政策によって未来を奪われた子どもたちは今どうしているだろうか。二度と繰り返してはいけない堕胎の事実を風化させないためにここに碑を建立し反省を込めて今は亡き子どもたちの心の平安と冥福を祈る」（**写真[1]**）、そして、「命カエシテ」（**写真[2]**）との言葉にどう応えるか。胎児の尊厳回復のためにも、この事実を後世に語り継ぐ必要がある。

授業展開 1.**資料①②**を読み、療養所における優生手術（断種・堕胎）や胎児殺害の実態を捉え、問題点を話し合う。 2.**写真[1][2]**から入所者の思いについて受け止め、事実をどう語り伝えていくことが必要かを話し合う。

Q11. 裁判で国を訴えたのはどうして？
── 人間回復裁判

写真①

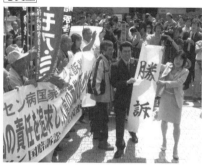

写真②

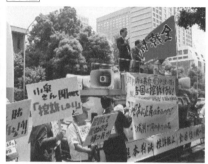

写真① 熊本地裁判決（2001年5月）［提供：共同通信社］ **写真②** 厚生労働省に向かって控訴断念を訴える神美知宏・全療協事務局長（当時）［提供：全国ハンセン病療養所入所者協議会］

資料① 私も自分の体験を話した。（中略）妹が結納を交わしたとの嬉しい情報に安堵した。しかし、それもつかの間のできごとで、次に来た便りで破談になったと知らせて来た。私と妻の間には妊娠という人としての厳粛な事実があった。しかしその命がこの世に生まれ出ることさえ許さない「らい予防法」が存在した。（志村康「ハンセン病は感染症である」ハンセン病・国家賠償請求訴訟を支援する会編『ハンセン病問題　これまでとこれから』日本評論社、2002年）

資料② 私は写真を撮られるのがこわくて、第一次訴訟原告として提訴するとき（1998年7月31日）、熊本地裁の裏口から入りました。取材される場合、原告番号だけ言って、下を向いたり、写真撮影を断って、表に出ないようにしていました。ところが妹から「姉さん、なんで隠れるの。悪いことしているんじゃないのだから。堂々としなさいよ」と言われ、思い直しました。背中をドンと押されるとはこのことですね。それがきっかけで、自分の受けた被害をはっきりさせるために、カミングアウトしました（玉城しげさんの証言）。（八重樫信之『絆』人間と歴史社、2006年）

資料③ 判決直後の記者会見で、曽我野は語った。「判決でひとりの人間としての尊厳が回復され、人格が認められたことを声高に言いたい。足元からふるえた。この喜びは、何ものにも代えられない。私たちの上に、今日、青空が広がった」。（ハンセン病違憲国賠訴訟弁護団『開かれた扉』講談社、2003年）

資料④ 民市は勝訴を知った瞬間、「61年ぶりに本名にかえります。私は田中民市です」と本名を叫んだ。もう「荒田重夫」を名乗る必要はないのだ。晴れやかな顔で仲間とばんざいを繰り返し、「これまでできなかった両親の墓参りにも行きたい。この判決で再び人間として歩むことができる」と語った。（『開かれた扉』）

【解説】

■一通の手紙と勝訴判決

　1996年に「らい予防法」は廃止されたが、当時の厚生大臣が謝罪したのは「予防法廃止の遅れ」についてであり、国による人権侵害への謝罪ではなかった。

　1998年に提訴された「らい予防法」違憲国家賠償請求訴訟は、九州弁護士会連合会に届いた一通の手紙によって始まった。差出人は島比呂志さん（星塚敬愛園）。手紙は、法曹界が「傍観を続けていること」を指摘した。弁護士の徳田靖之さんは「傍観は黙認であり、黙認は支持であり加担である」と受け止めた。

　裁判は、熊本（西日本訴訟）・岡山（瀬戸内訴訟）・東京（東日本訴訟）の地方裁判所で審理された。法廷では「らい予防法」の存在ゆえに原告だけでなく、家族も同様の人生被害を受けたことが証言された（**資料①**）。差別を恐れ、多くの原告が実名ではなく原告番号で証言を行った（**資料②**）。

　2001年5月11日、熊本地裁は「遅くとも1960年以降には隔離の必要性は失われ、過度に人権を制限した「らい予防法」の違憲性は明らかだった」として、旧厚生省と国会議員の責任を認める判決を下した（**写真1**）。「社会内で平穏に生活することを妨げられた被害」を患者に共通した被害と捉え、民法の除斥期間についても、被害は「らい予防法」の廃止（1996年）まで「継続的に発生しており、生涯にわたって受けた被害」として評価した。

■名前を取り戻す

　勝訴判決は、原告らにとって新たな人生の起点となった。ハンセン病違憲国賠訴訟全国原告団協議会の会長・曽我野一美さんは、「青空が広がった」と表現した（**資料③**）。そして、偽名を名乗り自分を偽って生きて来ざるを得なかった人生が大きく変わる瞬間でもあった（**資料④**）。園名「八重子」を名乗っていた石垣島出身の上野正子さんは、判決を受けて「正義は必ず勝つ。私は、これから親がつけてくれた本名の正子になります」ときっぱりと宣言した（上野正子『人間回復の瞬間』南方新社、2009年）。まさに、「人間回復」の裁判であった。

　政府は、首相談話と政府声明を示し、判決には「法律上の問題点」があると批判したうえで、「極めて異例の判断」であることを強調して控訴を断念し、判決が確定した（**写真2**）。判決について全療協は、「単に政府と国会を裁いてみせただけではなく、同時にマスコミおよび国民の一人ひとりにも、その立場と責任について問うていたのではなかったのか」と問いかけている（『復権への日月』）。

授業展開 1.**写真1**と**2**はそれぞれどんな場面かを考える。　2.**資料①②**から、どのような思いで原告になったのかを考える。　3.判決の内容や意義、課題をまとめる。　4.**資料③④**から原告の思いや、なぜ「人間回復裁判」と呼ばれたのかを話し合う。

Q12. どんな思いで家族は裁判に立ち上がったの？
—— ハンセン病家族訴訟

写真①

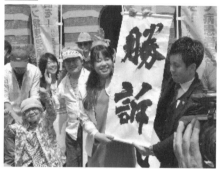

写真②

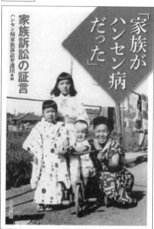

写真① 家族訴訟「勝訴」判決（2019年6月）［提供：国立ハンセン病資料館］　**写真②** 入所直前の母との家族写真（1956年）［提供：六花出版］

> **資料①**　ハンセン病の隔離政策は、幼かった私から両親を奪い取り、戸籍まで奪いました。そして幼い心に刻み込まれたのは、けっして両親のことを他人に明かしてはならないという、偏見差別の恐怖でした。そのために、どれほどの嘘に嘘を重ねて生きてきたことでしょうか。（宮里良子「ハンセン病家族・遺族が声をあげる」『ハンセン病市民学会年報2006』世界書院、2006年）

> **資料②**　宮古南静園の中で生まれました。実は、母は私を妊娠していることが分かり、南静園の職員に堕胎させるための注射をうたれたのですが、失敗したおかげで、私は生まれることが出来ました。生まれることが出来なかった子どもたちもたくさんいます。南静園では子どもを育てられなかったので、私は1歳になった頃、父方のおばあに預けられました。幼い私は、近所のにいにい達から石を投げられたり、「ンギークヌファ〜」（宮古の方言で、忌み嫌う者に対する見下した言い方、顔つきで「このガキがー！」という感じです）といわれ、遠ざけられました。周囲の大人達からも、顔をみるたび、ンギー、いやだねぇ、と疎まれ、雑貨屋にお使いに行った時も、「あんたには売らん」と言われました。隣の家のおばあは、なんともいえない、汚いものをみるような嫌な目で、私を無言でジトーッと、にらみつけました。自分ひとりの問題じゃない。声をあげられなかった人たちの分も訴えなければならない。国が隔離政策をとり、優生政策をとったせいで、私たち家族もこのような被害を受けてきたのです。（原告番号188、『ハンセン病家族訴訟原告からのメッセージ』※掲載にあたり、証言をまとめ直した）

【解説】

■家族の被害を認定

　2016年、ハンセン病に罹患した人たち（病歴者）の「家族」ら561名が原告と

なったハンセン病家族訴訟が提起された。3年後の2019年6月28日、熊本地方裁判所は、「らい予防法」およびハンセン病隔離政策が病歴者本人のみならず、その家族らに対しても違法な人権侵害であったと認める原告勝訴判決を言い渡した（**写真①**）。判決は、「隔離政策は家族が差別を受ける社会構造を生み、憲法が保障する人格権や婚姻の自由を侵害した」と指摘し、家族が受けた差別被害は、「個人の人格形成にとって重大であり、個人の尊厳にかかわる人生被害であり、また、かかる差別被害は生涯にわたって継続し得るものであり、その不利益は重大である」と述べ、家族への賠償を命じたのである。

　また、国会議員の責任だけでなく、厚生（労働）大臣、法務大臣、文部（科学）大臣に対して、「らい予防法」廃止（1996年）後にも家族に対する差別偏見を除去すべき義務に反した責任を認めるという画期的な内容であった。しかし、2002年以降の国の違法行為は認めず、一部の原告の請求を棄却するなどの課題も残った。

　判決後、病歴者の家族への補償と名誉回復を図る「改正ハンセン病問題基本法」が成立した。補償対象となる病歴者の親子や配偶者、きょうだいらは約2万4千人にのぼるが、差別や偏見を恐れ申請者は極少数にとどまっている。

■隠し続けた苦悩

　ハンセン病家族は、家族としての生活を奪われ、地域社会からも疎外された。嘘を重ね家族がハンセン病であることを隠し続ける苦悩（**資料①**）や、親戚や周囲からの差別など（**資料②**）、迫害された経験を「思いよ届け！」と語ったのである（詳しくは、ハンセン病家族訴訟弁護団『ハンセン病家族訴訟原告からのメッセージ』2019年、同編『「家族がハンセン病だった」―家族訴訟の証言』六花出版、2018年、黒坂愛衣『ハンセン病家族たちの物語』世織書房、2015年などを参照のこと）。

　写真②の家族写真で中央に写る幼児が、1955年生まれの家族訴訟原告・黄光男さんだ。隣の母は罹患しており、大阪府職員から療養所への執拗な入所勧奨を受けた。黄さん1歳の時、母と下の姉が長島愛生園に入所（その後、父と上の姉も入所）。黄さんは育児院に入所し、家族は分断された。結婚から3年後の1985年、母との様子が「不自然」だと妻から追及され、家族がハンセン病だったことを語る。妻は黄さんの気持ちを受け止めてくれたが、妻自身の母には今も話をしていない（黄光男「長島への道」『閉じ込められた命』兵庫在日外国人人権協会、2020年）。

　家族訴訟は勝訴した。だが、家族をめぐる差別・偏見は今も根深く残っている。

　授業展開　1.**資料①②**を読み、家族がどのような被害を受けたのか、なぜ「隠す」ことが必要だったのかを考え、話し合う。　2.家族訴訟の判決内容から、その意義や課題を捉える。　3.家族も被害者であったという事実から、差別や偏見にどう向き合うことが大切か意見を述べる。

Q13. いまはもう、差別や偏見はなくなったの？
—— 問われる私たちの社会

資料①

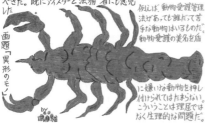

資料① 黒川温泉ホテル宿泊拒否事件をめぐって
菊池恵楓園入所者自治会に届いた差別文書
［提供：菊池恵楓園入所者自治会］

資料③

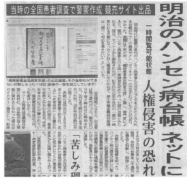

資料③ ［出典：『信濃毎日新聞』2021年2月19日］

資料② 　一泊の故郷訪問も許さぬか友らは遭ひぬ宿泊拒否に　山本吉徳
　　　　この偏見が消ゆる日ありや温泉より骨壺に入れといふ電話　畑野むめ
　　　　　　　　　　　　　　　　（菊池恵楓園入所者自治会『壁をこえて』2006年）

資料④ 　あっという間のことだった。息子の妻は2人の子を連れて、何の前触れもなく
息子の家を出ていった。仲の良い家族だったのに。絆は突然、断ち切られた。沖縄県の
60代の女性が「その話」をした直後のことだった。息子は離婚され、女性は孫と会えな
くなった。ほんの3年余り前の出来事だ。（『朝日新聞』2019年11月18日付・夕刊、NHK
ハートネットTV、2019年8月27日放送）

【解説】
■ホテル宿泊拒否事件

　2003年11月、熊本県の潮谷義子知事（当時）は、アイレディース宮殿黒川温泉ホ
テルが熊本県の「ふるさと訪問事業」に参加する菊池恵楓園入所者18人の宿泊を拒
否したことを公表した。ホテル側が「他の宿泊客に迷惑がかかる」と述べたことが
わかると、抗議の電話や手紙がホテルに殺到した。ホテル側は入所者自治会に「謝
罪」したものの、「宿泊拒否は当然の判断」との見解を繰り返した。

　この形式的な謝罪を入所者自治会が拒否をすると、事態は一変した。自治会には
全国から匿名で大量の誹謗・中傷の電話や手紙が殺到したのである（**資料①**）。そ
の内容は、「罵詈雑言の極みであり、言葉の暴力」（『壁をこえて』）であった。事件
を詠んだ入所者の短歌（**資料②**）から、その思いを考えたい。

　そして、「黙って大人しくしている間は同情もしてくれますが、一度行動を起こ
すと、それが温泉を楽しむという細やかなものであっても手のひらを返すような動

きを見せる」(志村康『人間回復』花伝社、2021年)というように、この事件は、社会を構成する私たち一人ひとりの差別意識を問うものであった。

その後、ホテルは廃業し、従業員の解雇が裁判になるなど経営陣の不誠実な対応が明るみになる。廃業となったホテルの従業員らに対し、菊池恵楓園の太田明自治会長（当時）らはカンパを寄せた。当時フロント係だった永野弘行さんは、解雇され切り捨てられる側になって初めて、宿泊を拒否された人たちの思いを想像したという。それから永野さんらは、ハンセン病の勉強会を開くようになった。

■差別の現実に目を向ける

母親が沖縄愛楽園に入所していた宮城賢蔵さんは、いまでも石を投げつけられた子どもの頃を夢で見て「いてっ」と目覚めるという。また、家族訴訟後は「いくらもらえるのか」と嫌みを言われることもあった（『朝日新聞』2019年11月16日付）。差別体験のトラウマは、いまも家族を苦しめている。

Yahoo!の競売サイト「ヤフオク！」に、明治時代に長野県大町署が県内のハンセン病患者らの氏名などをまとめたとみられる台帳が出品されていたことが明らかになった（**資料③**）。台帳の表紙には「明治三十二年　癩病患者並血統家系調　大町警察署」、赤字で「永久保存」と書かれていた。国が行った全国一斉調査の資料とみられる。競売開始価格は20万円で入札者はいなかったが、患者や家族が受けてきた差別の歴史を顧みれば、出品自体が重大な人権侵害だといえる。

資料④は、現在進行形の問題である。沖縄県在住の60代の女性の息子が、2016年に家族訴訟に参加した。その直前、女性は息子の妻に自分が「元患者」であることを明かす。息子の妻は30代と若く、理解してくれると信じていたからだ。だが、その後、関係が断ち切られてしまう。女性は言う。「差別や偏見はなくなっていなかった。世の中はハンセン病問題は終わったと思っているかもしれないが、解決なんてしていない」。自宅には、孫たちのスナップ写真が貼られ、おもちゃや子ども服は捨てられずリュックに入れてある。「大きくなって訪ねてきたら見せてあげたい」。記事を書いた一條優太記者は、「成長し、事情を知った孫たちが、偏見に縛られることなく、自分の意思で訪ねてくる —— 。そんな日を待ちわびている」と締めくくっている（『朝日新聞』2019年11月18日付）。

いまも残る差別。差別の歴史と現実から学ぶことで、差別をなくしていくための一歩を踏み出したい。

授業展開　1.**資料**①②から、なぜ人は差別するのか、「差別する自分」に向き合うことも含めて、身近な事例とつなげて考える。　2.**資料**④などを事例に、差別の連鎖を断ち切るためには何が必要（大切）か、また、どう行動するかを考え合う。

Q14. 「海外」でも隔離が行われたの？
── 浮き彫りになる日本の政策

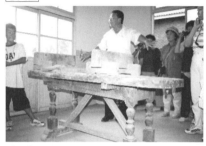

写真①

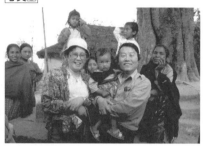

写真②

写真① 断種台（小鹿島〈ソロクト〉更生園）[撮影・延和聰]
写真② カトマンズ（ネパール）近郊のコカナ村にて（1996年）[撮影：八重樫信之]

> **資料①** 私の両親に深い愛情を持ってくれていることは明らかでした。けれど私は、周囲の人が両親の病気のことを知ることを恐れ、びくびくしながら暮らしていました。当時の一般の人の持っていたハンセン病に対する感情は、恐怖、恥、秘密でした。私も両親の病気のことを隠していましたが、それでも陰口や憐みの視線から逃れることはできませんでした。……私にできたのはただひとつ、いつもうつむいて、心の痛みを胸に閉じ込めておくことだけでした。（「ハワイ──生きた「証」を次代へつなぐ」、ハンセン病市民学会家族部会『シンポジウム絆　ハンセン病家族の国際連帯』晧星社、2010年、ポーリーン・プアハラ・ヘスさんの発言）

【解説】
■日本の植民地・占領地とハンセン病

　日本の植民地・占領地にもハンセン病療養所があった。第一次世界大戦後に「南洋群島」と呼ばれた旧南洋庁管轄下の太平洋地域には、サイパン療養所、ヤルート療養所、パラオ療養所、ヤップ療養所の4か所に島民の患者が収容された。

　ナウル島では1943年、日本海軍のもとで患者を乗せたボートが沖に曳航され、銃撃で破壊され、海中に沈められた。1944年10月には、パラオの中心地コロール島の療養所から16名が逃走した。日本軍が米軍上陸前に患者自身の墓穴を掘るよう命じたため、殺害されることを恐れたからである。日本軍や警察が総力をあげて捜索し、逃走者を殺害した。16名のなかには島民以外に沖縄からの移住者2名や連行されてきた朝鮮人1人も含まれていた。

　日本の傀儡国家であった「満洲国」には同康院（1939年）、植民地統治下では、欧米人が設けた療養所とは別に、台湾の楽生院（1930年）、朝鮮の小鹿島慈恵病院（1916年、後の小鹿島更生園）が設置された（『寺島萬里子写真報告　韓国・台湾のハ

ンセン病』晧星社、2011年）。理由は、「徒ニ憐ミヲ外国人ニ請ウガ如キハ、一等国
民ヲ以テ、世界ニ雄飛スル、我国民ノ克ク堪エ得所ナランヤ」（藤楓協会編『光田健
輔と日本の救癩事業』1958年）と、植民地のハンセン病対策を欧米人に依存している
ことは、植民地支配そのものを危うくしかねないと危惧されたからであった（藤野
豊『「いのち」の近代史』かもがわ出版、2001年）。

　小鹿島更生園では、日本と同じく結婚の条件として断種手術を行っただけでなく、
窃盗や逃走、反抗などの懲罰としても手術が行われた（**写真1**）。女性への中絶手
術も行われ、堕胎された胎児は標本としてホルマリンで保存された。監禁所や解剖
室のある煉瓦造の建物の煉瓦は、患者作業によって作られた。また、小鹿島神社へ
の参拝も強制された。

　韓国でもハンセン病者への差別・偏見は根強い。家族が発病すると、患者を死ん
だことにして死亡届を出したり、患者の子どもを孤児扱いにして新たに戸籍を作る
などした。小中学校への入学拒否事件も起きている。1963年からは、「定着村」事
業が進み、各地に回復者や家族を集約して畜産や農業で自活生活を送った。日本の
ような隔離政策ではなかったものの、回復者や家族を新たな隔離状態に置き、社会
に復帰する機会を奪うことにもなった。

■ハンセン病から世界をつなぐ

　海外では、フィリピンのクリオン島、南アフリカのロベン島、米国ハワイのモロ
カイ島といった離島などで隔離が行われてきた。だが、国際連盟らい委員会（1930
年）や国際らい学会（1938年）は、「隔離は例外的な場合に限る」とした。WHO
らい専門委員会（1952年）でも隔離施設が否定され、多くの国では早々に隔離政策
を転換したが、日本の政策は国際機関の決議に逆行してきた。

　隔離政策が否定されたとはいえ、入所者やその家族への差別や偏見は、ハワイな
ど海外でも根深いものがあった（**資料①**）。そうした人びとを繋ぎ、回復者や家族
らの国際連帯を進めた活動の一つがNPO（のちにNGO）の「IDEA ジャパン」で
ある（**写真2**）。回復者・森元美代治さんを中心に、共生・尊厳・経済的自立のた
めの国際ネットワークとして2004年に設立され、ハンセン病に対する差別・偏見除
去のための啓発や、患者・回復者・家族の交流や支援を進めた。

　日本のハンセン病政策の問題点を捉え直すためにも、「海外」の視点を大切にす
るとともに、「差別の連鎖を断つ」ための連帯を広げたい。

授業展開　1.日本が占領・支配した地域の療養所の実態を日本国内と比較し、その課題を考え
る。　2.国際的に見た日本のハンセン病政策の特徴と課題、今後の在り方について考える。

Q15. これから療養所はどうなっていくの？
──「将来構想」のゆくえ

写真①

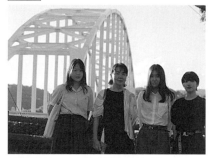

写真① 邑久長島大橋［撮影：延和聡］

写真②

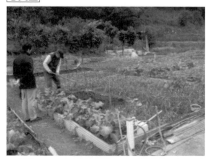

写真② 奄美和光園内の農園［撮影：延和聡］

> **資料①**　かつてハンセン病は、不治の伝染病とされ、患者は国の強制隔離政策と人々の偏見や差別の中で、長く苦しい歴史を歩んできた。／ここ多磨全生園には、故郷を捨てさせられた人々が眠る納骨堂、終生隔離のなかで故郷を偲んだ望郷の丘、苦難の歴史を語り継ぐハンセン病資料館、これらとともに多くの想いがある。／この地を第二の故郷とした人々は、萎えた手足に力を込め、病をおして拓いた土地に、一人一人が想いを込め、一本一本植樹し緑を育てた。／いま、その緑の地は、そこに暮らす人々と東村山市民との百年の交流をとおし、いのちとこころの人権の学びの場となった。／私たち東村山市民は、こころをひとつにし、ここに眠る人々を鎮魂し、この土地と緑と歴史のすべてを『人権の森』として守り、国民共有の財産として未来に受け継ぐことを宣言する。
>
> （いのちとこころの人権の森宣言、2009年9月28日、東京都東村山市）

【解説】

■橋を架ける、緑を残す

　最初の国立療養所として設置された長島愛生園は、ハワイ・モロカイ島療養所の離島隔離を理想とし、岡山県虫明沖の長島に設置された。長島と対岸との間は約30メートル。橋はなく、患者は「島の人」と呼ばれ、差別や偏見を助長させた。1972年に「長島架橋促進委員会」が設置され、架橋実現に向け「医療の充実のための橋を」「偏見を除き社会との交流の橋を」と訴えた。その思いが実現して1988年に架橋された橋は、「人間回復の橋」と呼ばれる（**写真①**）。

　多磨全生園では、長年「緑化運動」が行われてきた。かつては、逃走防止のために空堀の上にカラタチの木が植えられ、また戦時中は燃料や防空壕用材に園内の木々が伐採された。だが、戦後は植樹がすすみ、1971年には自治会内に緑化委員会が設けられ、1982年からは「一人一木運動」という緑化運動が始まった。一本一本の木には、入所者らの「生きた証と願い」が刻まれている。この森が、「療養所と

いう閉鎖空間」を近隣住民らに開き、日常的なふれあいのきっかけを与え、ハンセン病への偏見を取り除くことにつながるのではないだろうか（柴田隆行『多磨全生園・〈ふるさと〉の森』社会評論社、2008年）。また、東村山市では、「人権の森」構想のなかで「いのちとこころの人権の森宣言」が市議会で決議され（**資料①**）、園内に碑が建立された。

■ハンセン病問題を語り継ぐ

2021年現在、入所者の平均年齢は87歳。いずれは療養所で暮らす回復者の方はいなくなるだろう。ハンセン病問題の歴史を忘却せず、「生きた証」を残し、どう語り継いでいくのか。それは、ハンセン病問題と出会った私たち自身の課題でもある。

1980年、全患協は将来構想委員会（支部）代表者会議を開催し、「各支部が条件に応じ、独自の将来構想と方向を求めていく」ことを確認した。その後、政府と全患協との間で協議が続けられてきたが、国は療養所の合理化や再編成を図ろうとし、医師や看護師の確保もままならない現状がある。2008年には、ハンセン病問題の解決の促進に関する法律（ハンセン病問題基本法）が成立し（→ p.344 資料編）、療養所の医療体制の確保や療養所の地域住民への開放、外部の人の診察受け入れなどが可能となった。これを機に、新たな取り組みが模索されている。

各園の社会交流会館や国立ハンセン病資料館、重監房資料館と地域・学校との連携、邑久光明園の老人保健施設の新設、奄美和光園での皮膚科・耳鼻科の診療や「ふれあい和光塾」等での農園の活用（**写真２**）などはその一例だ。

また、「ESD ボランティアぽらばん」（神戸大学）は、邑久光明園での草刈りや海岸清掃を通して、「新しい出会いの島になってほしい」と回復者の思いを受け継ぎながら交流を深めている。「かえでの森こども園」（菊池恵楓園）や「花さき保育園」（多磨全生園）のような社会福祉施設、旧菊池医療刑務支所跡地に建てられた合志市立合志楓の森小・中学校は、ハンセン病問題を学び伝える拠点となるだろう。

療養所は地域から隔てられてきたが、地域と隣り合わせの場所にある。長年、全患協（現、全療協）を支え2021年に亡くなった大竹章さんは、町道が園内を縦断している東北新生園（宮城）について、「隔離の厳格さが人々を偏見と迷妄に押し込んだのに反し、その道は人の心に通じている」と記した（大竹章『無菌地帯』草土文化、1996年）。隔てられた社会から地域に開かれた療養所へ。療養所は、これからも医療と人権を考える拠点になることが期待されている。

第6章

授業展開 1.写真１などからハンセン病療養所の地域社会からの疎外と交流の歴史を学ぶ。
2.写真２・資料①から療養所と地域社会との関係やその変化など、具体的な交流の事例から、その意義について考える。 3.これからの療養所について考え、「将来構想」について提言する。

●人物コラム● ＜出会いと証言＞

桜井 哲夫（長峰 利造）さん

　桜井哲夫さん、本名・長峰利造、てっちゃん──桜井さんは栗生楽泉園で暮ら
したハンセン病回復者であり、「最後のらい詩人」と呼ばれた詩人だ。私も授業
で取り上げさせていただいてきた。授業では桜井さんが出演したドキュメント番
組を視聴し、桜井さんの詩をいくつか紹介した程度である。が、不思議なことに、
さまざまに学んだハンセン病学習のなかでも、桜井さんに関する授業が最も印象
に残ったという子どもがとても多かった。詩人・桜井哲夫、人間・長峰利造は、
子どもたちに限らず人を惹きつけて離さない魅力的な人物だ。

　桜井さんは化学療法が確立されていない時代、プロミンの副作用によって失明
した。眼球は摘出され、鼻は鼻孔を残すのみである。両手の指も失われた。声帯
も菌に侵されてささやくような声しか出ない。

　画家の木下晋さんによる肖像画で桜井さんを知った方も多いだろう。精緻な鉛
筆画により辛苦を乗り越えた桜井さんの姿、細かな皺のひとつまでも描いた数々
の作品は各地で展示され、画文集も出された。2013年には、写真家の権徹さんの
写真集『てっちゃん ハンセン病に感謝した詩人』（彩流社）が刊行された。木下
さんも権さんも桜井さんの圧倒的な内面に魅了された表現者だが、彼らは絵や写
真をとおして桜井さんの外見（後遺症）を含めた存在そのものを表現した。2011
年没後の現在も、桜井哲夫は新たなファンを獲得し、その詩は読み継がれている。

　1924年生まれの桜井さんは17歳で故郷の津軽を離れ、楽泉園に収容された。詩
『拭く』では、故郷から「癩園」へと旅立つ日の情景が描かれている。

「一九四一年　昭和十六年十月六日 ／ 旅立ちの朝 ／ 住み慣れた曲り屋の門口
まで送りに出た父が突然 ／『利造、勘弁してくれ。家のために辛抱してけろ』
／ と言って固く俺の手を握った」（後略）

　ところが、この「家のために辛抱してけろ」という父の言葉は詩作上の表現で
あり、実際に父からいわれた言葉は「家のために死んでくれ」であったそうだ。
私は桜井さんと初めて会った際、津軽出身の桜井さんがなぜ青森の保養園でなく、
遠い群馬の楽泉園に入所したのかと尋ねてみたが、すぐに「**それは近すぎるから。
歩いて帰れるでしょ**」という言葉が返ってきた（2002.8.6聞き取り）。

　「癩園」での生活が始まると、桜井さんは「たとえ明日死ぬとしても勉強した
い」と考え、なけなしの金で文学全集を買ったという。やがて仏教哲学や唯識論、

西田哲学などを読み漁るようになり、博学の女性入所者を師として、短歌などの創作を試みるようになった。「**短歌をつくる前に、人間をつくりなさい**」という師匠の言葉が桜井さんのその後の創作活動の基本であるという。

22歳、園内で真佐子さんと結婚するが、優生保護法により断種手術を強要された。しかし手術が不完全であったため真佐子さんは妊娠した。妊娠6か月で堕胎された赤ちゃんはまだ生きていた。真理子と名づけた赤ちゃんを桜井さんは命が絶えるまでその手で抱き、慟哭した。医者に「標本にしたい」と頼まれ、真理子ちゃんはホルマリンとともに瓶に収められた。29歳、最愛の真佐子さんが白血病で世を去る。自身の病状も進行し、生死の境をさまよい30歳で光を失う。その後は自室にこもり、人との付き合いも絶つ「空白の十年間」を送った。

桜井さんは、「**たいていの人は、絶望の本当の意味は知らないんじゃないかな**」（2002.8.6）と述べている。苦悩と絶望の果てに行き着いた境地が、「**おれはらいになってよかった**」という言葉を生み、「天の職」「おじぎ草」などの詩に結実した。

この桜井さんが60年ぶりに津軽への帰郷を果たす日々を追ったのが、2002年2月にNHKで放送された『津軽・故郷の光の中へ』という番組である。当時はハンセン病回復者が人目を憚らずに帰郷することはきわめて稀であったし、家族・親族がカメラ取材に同意してのドキュメント番組が成り立つとは想像できない時代だった。桜井さんは本名を明らかにして長峰家を訪ね、長峰家はおそらく相当の覚悟でそれを受け入れた。桜井さんは、父母の仏壇に指のない手を合わせ、涙を流した。桜井さんの言葉ひとつひとつが詩のようにキラキラ輝いていた。その反響は大きく、番組はその年度の放送文化基金ドキュメンタリー番組部門本賞を受賞した。今、桜井さんは津軽の家族の墓で安らかに眠っている。

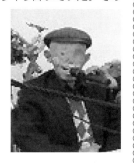

2010年12月、私たち教育部会は栗生楽泉園で合宿をして、最晩年の桜井哲夫さんからお話を聴かせていただくことができた。かつての詩人としての闊達さや凄味は見せなかったが、限りなく優しくまっすぐなお人柄に触れることができた。

（佐久間 建）

【より深く学ぶために】
金正美『しがまっこ溶けた 詩人桜井哲夫との歳月』NHK出版、2002
加賀乙彦・鶴見俊輔編『ハンセン病文学全集2・6・7』皓星社、2002・2003・2004

第6章

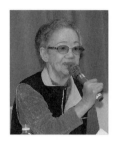

杉野 桂子 さん
（すぎの けいこ）

　2021年7月、菊池恵楓園自治会機関誌『菊池野』が第71回熊日賞を受賞した。同賞は学術、文化、スポーツ等で長年活躍し、地域の発展に貢献した人や団体に地元の熊本日日新聞社が贈っている。『全療協ニュース』（第1068号）にも、その情報が自治会の志村会長、太田副会長、そして編集長の杉野桂子さんの写真と共に掲載された。コロナ禍で見忘れていた桂子さんの笑顔を久しぶりに目にした。

　私と桂子さんとの出会いは一杯のお茶から始まった。1997年7月末の猛暑の日、何回目かの訪問で初めてご夫妻の自宅にお邪魔した。応接台の前で畏まっている私に、「よかったらお茶をどうぞ」と桂子さんが冷えたお茶を勧めてくれた。緊張と暑さで咽喉が渇いていて、有り難く一気にそれを飲み干した。後に、「わが家の湯呑で飲んでくれた」と喜んでもらえたことを知った。

　それ以来、今日まで年始のご挨拶に始まって、年に数回は家族連れで、また私が自宅で開いている「障害」者を真ん中にした溜まり場「虫の家」の仲間たちと訪問している。私の三番目の子が知的障害で、ご夫妻はこの子や障害をもつ仲間たちをとりわけ温かく迎えてくださった。

　2020年1月に故人となられた芳武さんと桂子さんご夫妻は、今や賞味期限切れの感がある「夫唱婦随」という言葉がぴったりのお二人だった。それは芳武さんが10歳年上で、まさに強制収容の過酷な時代を懸命に生き抜いてこられた、文字通りの「生き証人」で、桂子さんが心から尊敬しておられたからだが、同時に、周囲に「心配りの人」と慕われる桂子さんの、どこまでも優しい人柄にもよるのだと言える。

　『菊池野』発送のボランティアで、いつも妹のように行動を共にしている宮崎文さんによれば、旅行などに行くといつもたくさんの土産を、療養所のお友達に買って帰るのだという。それも桂子さんの他者への思いやりの現れだと文さんは語る。

　1941（S16）年生まれの桂子さんは、中学3年生の頃からハンセン病の自覚症状があり、中学を卒業した年の秋に恵楓園に入所した。そこには桂子さんが10歳の時に一千床拡張工事による執拗な入所勧奨で療養所に入っていた母がいた。1957（S32）年には邑久高校新良田教室に3期生として入学。「そこで学んだこ

とは何物にも代えがたい私の宝」と振り返る高校生活を送る。そして1961（S36）
年に卒業して恵楓園に帰園し、その時から全国でも数少ない自治会機関誌『菊池
野』の編集に関わり、編集長に就任したのは1989（H元）年であった。

　私はもう入園して 6 年にもなる。その間に、私は全国に唯一のハンセン病者
のための高等学校に入学して卒業して帰って来たし、眉毛や睫毛はなくなり、
手も足も悪くなってしまった。そのため私は家に帰るのがいやになって丸 4 年
も帰っていない…。私はこの苦しみを、治ったら帰るんだという喜びにするた
めの努力にしたいと思っている。小さいことかもしれないが、家に帰りたい、
親に会いたい、子供に会いたいという悲愴な願いを可能にするための力がある
と思うとき、どうしてじっとしておることができよう。（『菊池野』1962）

「発病したころのこと」を綴った21歳の文章に、 純粋な聡明さと、 文さんが
「忍耐と努力の人」と評するその片鱗がうかがえる。

　「まだ社会復帰しないの？」「結婚はまだなの？」とよく聞かれたが、私の答
えは大きく言えば、社会に出たいという目的よりも人間としての生き甲斐を取
り戻したいということだった。…みんなの背負っている苦しみの根源を断ち切
ることがもっとも尊い、 すばらしい人生であると思うようになった。（『菊池
野』1966）

　こうして、ハンセン病者が受けた差別の過ちを二度と繰り返さないために、そ
の歴史を語り、「入所者の声・心を発信する私達の機関誌『菊池野』の発行」に
桂子さんは全力を注ぎ続ける。

　私は2008（H20）年から、「虫の家」の一角に「杉野ハンセン病資料室」を併
設した。ご夫妻との邂逅が起点となって全国の療養所を訪問し、行く先々の骨堂
から発せられる問いへの一つの応答として、かつて「無らい県運動」の一翼を担
わされたに違いない人口 7 千人の小さな町の片隅に小さな資料室を開設すること
で、過ちを繰り返すかもしれない日々を見つめ、耕している。
　桂子さんは言う。「人間、 どこにいても、 どんな境遇にあっても、 その場に
合ったそれぞれの夢を見られるものであり、 捨てたものではないと思う」と。少
しだけ、私の曲がった背筋が伸びる。

（髙石 伸人）

ハンセン病人権学習の実践例

　本章では、小学校から大学までのハンセン病人権学習の実践例を紹介する。執筆は教育部会の教員によるが、関東圏の教員が多いため、本章で学習対象として紹介する人物や療養所には地域的な偏りがある。執筆者の学校や学習者の実態から構想した実践例であり、特定の人物や療養所についての学習を推奨しているわけではない。それぞれの教員が各地・各学校の実態に応じてさまざまな人物や療養所を取り上げ、豊かな人権学習を実践してほしい。

※実践例①〜④の写真は、明記のない場合、国立ハンセン病資料館提供。

実践例 ❶

対象：小学5年以上｜科目：総合的な学習の時間、社会

ハンセン病問題との出会い
－二つの導入資料をもとに学習問題づくりへ－

佐久間 建（東京都公立小学校教員）

1. 授業の位置づけとねらい

○ある程度まとまった時間数でハンセン病学習を実施する授業計画の場合の導入学習例である。ただし、時数をかけられない学校でも、【資料ア】を中心教材に使ってハンセン病問題を短時間で学ぶことはできる。

○導入での学習資料では、差別の実際を提示し、児童に強い驚きや疑問、動機付け・ゆさぶりを与え、興味・関心をもたせることが肝要である。そこで、当事者の典型的な被害体験を綴った回想記をもとに【資料ア】を作成した。「入所した日」という題にしたが、入所前のたった半日のできごとであり、入所した後のことにも関心を向けさせることができる。

○「なぜこんな差別があったのか」「○○について調べてみたい」という学習問

題をもたせるために、【資料ア】と矛盾する【資料イ】を提示した。小学生を対象に作成した資料だが、中高生でも活用することができる。

2. 【資料ア】「全生園に入所した日」を読む

【資料ア】を教員が声に出して読むと、教室は静まり返ったが、時折「えっ」「なんで…」などの声も漏れた。次に、もう一度各自で資料を読み、「**ふつうの病気の人とはちがう特別な扱い**」であると思った部分に線を引くように指示した。あえて「差別されている部分」とは指示しなかった。

「全生園に入所した日」
ぜんしょう

私が遠い故郷をはなれ、初めてこの全生園（当時は全生病院）にやってきたのは、まだ大正時代であった。

その日、父と一緒に朝四時ごろに家を出た。となり近所の人々に病気の姿を見られると大変なので、まだ暗い道を無言で歩いていった。

五時半ごろ駅につき、しばらくすると、警察の人がやってきた。汽車がホームに着くと、警察の人は「さあ、こちらに」と言って、先に歩いた。そして、列車の一番後ろの車両に連れて行かれた。窓には、「病人車のため貸切」と書いた白い紙がはられていた。他の車両はほぼ満員だったが、私たちの乗る車両だけは、がらんとしていた。

途中の駅々で、私たちの車両に乗り込もうとした人がいたが、そのたびに警察の人が、「ここは病人車だ」と言って断った。

やがて、上野駅に着くと、私たちの車両だけが切り離され、別の汽車につながれた。次に新宿駅に着いた。弁当を食べた後、二時間ほど待たされた。私はのどがかわいたが、この車両から一歩も出てはいけないので、警察の人がサイダーを買ってきてくれた。

私たちの車両に、もう一つ病人用の車両がつながれ、ようやく新宿駅を出発した。今の西武線を通って、東村山駅へと汽車は進んでいった。午後三時ごろ、汽車は病人用ホームに着いた。当時の東村山駅は、一般の人たちのホームとは別に、全生園の病人だけが乗り降りする病人用ホームがあったのだ。

ホームに下りると、駅員が警察の人に、「なんだ、こんなクサリボウに、二両もつなげてきて」と大声でどなった。クサリボウと言われて、私は社会から捨てられた人間であることを、はっきりと思い知らされた。見知らぬ土地に来て、初めて聞

く言葉が「クサリボウ」。—なんということだ。これ以上の悪口はない。自分はもう、人間として世間に通用しないのか。

　人力車がむかえに来て、私とは別の車両に乗っていた足の不自由な人を乗せた。私は人力車といっしょに歩いて行った。途中で子どもが四、五人遊んでいた。子どもたちは、私たちを見かけると、「ああ、クサリボウ、クサリボウ」とはやしたてた。この地方では、私たちの病気のことを「クサリボウ」と呼んでいるのか。ひどい言葉だ。

　気落ちして歩いていると、人力車を引いている人が、「向こうに大きな松が見えるだろう。あれが全生園だ」と言った。東京だと聞いていたのに、まわりに人家もない林の中にあると知り、さびしい思いがした。

※桜沢房義『全生今昔』(1991)より　わかりやすくするため文章を一部変えている。

　児童が「ふつうの病気の人とはちがう特別な扱い」であると感じ、発表したのは、おもに以下の部分であった。

・朝、4時に療養所へ向かう　　・近所の人々に病気の姿を見られると大変
・警察の人がやってきて、先に歩いた（連行した）
・「病人車のため貸切」、私たちの乗る車両だけは、がらんとしていた
・警察の人が、「ここは病人車だ」と言って断った
・車両から一歩も出られない　・当時の東村山駅には病人用ホームがあった
・駅員や子どもが「クサリボウ」というひどい言葉をあびせた
・東京だと聞いていたのに、まわりに人家もない林の中にある

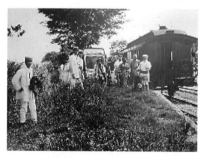

東村山駅の病人用ホーム

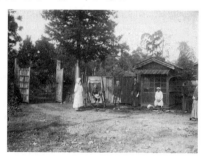

全生病院「収容門」

　【資料ア】を読んだあと、癩患者護送専用車両、東村山駅の病人用ホーム、全生病院の（職員来客用）正門と（患者用）収容門などの写真を提示した。

児童から「桜沢さんは今も全生園にいるのですか？」という質問が出た。桜沢さんは1918（大正8）年に17歳で多磨全生園に収容され、その後亡くなるまでずっと全生園で過ごしたこと、この文章が載っている本は90歳のころに出版されたことを伝えた。

【資料ア】のみをハンセン病について全く知らない児童が読んだら、ハンセン病とは得体の知れない、おそろしい病気であると思いこむかもしれない。さまざまな感情、感傷が引き起こされ、ハンセン病についての興味・関心が高まることには違いない。しかし、それは単なる好奇心であり、児童自身の学習課題・学習問題には至っていない。【資料ア】だけを読んで、偏見をもたせたまま児童を下校させるわけにはいかない。

3. 【資料イ】「ハンセン病の基本的な知識」を知り、疑問をもつ

文章資料の読みとり後、私は「昔はこんなひどい差別があったのですね」等と価値を押しつけず、その代わりに、次の短い情報【資料イ】を提示した。ここでは、あえて「基本情報」のみの提示に留めている。児童の疑問や、「もっと知りたい」「調べたい」という意欲を引き出すためである。

資料 イ

「ハンセン病の基本的な知識」（一部）
○数多くある感染症の一つで、特別な病気ではない。
○菌の生命力は弱く、感染しても発病に至ることはまれである。
○乳幼児の時の感染以外は、発病することはきわめてまれである。
○全生園ができてから約（　　　　　）年の間に、感染し発病した職員は一人もいない（全生園開設は1909年）。他のすべての療養所でも同じである。

4. 「調べてみたいこと」を書き、これからの学習課題を明らかにする

【資料ア】・【資料イ】の二つの矛盾する内容の資料から、児童はさまざまな疑問が心に浮かび、ワークシートにたくさんの「調べてみたいこと」を書き出すことができた。児童の「調べてみたいこと」は大きく分けると三つに

分類できた。この三つが、学級全体にとっての学習課題（学習の柱）であり、児童一人一人が記した「調べてみたいこと」が各自の学習問題である。

【子どもたちの調べてみたいこと】

●学習課題1【病気について】

・ハンセン病は感染力が弱いのに、どうしてハンセン病になったのか？

・ハンセン病にはどんな症状（病気の様子）があるのか？

・ハンセン病の人は何人くらいいる（いた）のか？

・ハンセン病はいつ頃からある病気なのか？

・ハンセン病は治らないのか？　今は治るのか？

●学習課題2【差別の歴史について】

・感染力が弱く特別な病気ではないのに、なぜ差別されたのか？

・ハンセン病になった人々は、どんな差別を受けたのか？

・なぜ昔の子どもは「クサリボウ」などというひどいよび方をしたのか？

・閉じこめられていて、逃げる人はいなかったのか？

・差別しなかった人、ハンセン病の人のためにがんばった人はいたのか？

●学習課題3【現在の全生園や全生園の人々について】

・今もハンセン病への差別はあるのか？

・今は不便なことや困ったこと、いやなことはないのか？

・全生園にいて、うれしかったことは？

・全生園にはどんな建物があるのか、全生園の中を歩いて調べたい。

・ハンセン病資料館はいつできたのか？

　この後、三つの学習課題を柱として全体での学習を進めていった。また、一人一人の学習問題（疑問や調べてみたいこと）を解決するようにした。

　ハンセン病問題との出会い（導入）の授業では、子どもたちが知りたい、調べたいと思えるような資料や活動の工夫が必要である。本実践は導入授業の一例であるが、各校や児童生徒の実態によってさまざまに工夫してほしい。

【より深く学ぶために】
多磨全生園患者自治会『俱会一処―患者が綴る全生園の七十年』一光社、1979

対象：小学5年以上 ｜ 科目：社会、総合的な学習の時間

「隔離の療養所」に気づき、らい予防法を学ぶ

佐久間 建（東京都公立小学校教員）

1. 授業の位置づけとねらい

○ハンセン病患者・回復者の「隔離の歴史」に具体的に気づかせ、興味関心を高めることによって、その法的根拠となった「らい予防法」について調べ、読み解く学習である。

○授業の位置づけとしては、ハンセン病問題を初めて学習する導入授業にもなるし、これまでにハンセン病問題を学んでいる児童生徒にとってはらい予防法の問題点について改めて深く学ぶ授業にもできる。

○前半では、ハンセン病療養所（多磨全生園）の中の施設やかつての療養所の様子がわかる写真をプレゼンテーション資料（パワーポイント）で提示している。これらの写真は療養所を実際に訪れて取材するとよいが、ネットで画像検索してもある程度ふさわしい写真を見つけることができる。

○らい予防法の全文は小学生には難しいため、その一部を資料とした。予め教員が問題点を絞って提示することになるため、「教え込み」になるきらいはある。中学生以上なら、あえて（ほぼ）全文を資料にして、そこからいくつかの問題点を「発見」させる方が生徒自身の学びになるだろう。

2. 全生園には「学校」もあった

全生園のさまざまな施設・史跡を紹介する前に、全生園にあった「学校」の写真（プレゼンテーション資料）を紹介した。ここで「学校」を紹介したのは、ハンセン病は子ども時代に発病しやすく、現在の入所者の過半数が子

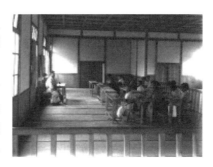

ども時代から高齢の現在まで療養所に過ごしていること（終生隔離）に気づきやすいからである。必ずしも「学校」からの導入でなくてもよいが、「学校」の紹介は、児童生徒の興味関心を強く惹きつける。

　最初に、戦前の校舎もない時代、「患者教師」による「授業」の写真を見せた。療養所に収容された子どもたちは、義務教育を受けられず、教科書も支給されなかったことを知らせた。

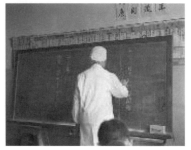

　次は、戦後になってようやく公立化されて正式な学校になった時代の写真を提示した。初めて正式な教員が派遣されるようになったが、白衣（予防衣）を着て子どもに接する教師の存在に児童は驚き、関心が高まった。

3. 全生園の施設・史跡の紹介

どうして療養所に学校があったの？

「全生園には療養所なのに（〇〇〇）もあった」

・郵便局　・ショッピングセンター
・床屋、美容院　・クリーニング屋（洗濯場）
・寺　・教会　・神社
・畑　・果樹園　・養豚場　・養蚕場
・消防団　　・映画館（公会堂）
・歌舞伎小屋　・テニスコート　・野球場
・火葬場　　・監房（ろうや）
・納骨堂（おはか）

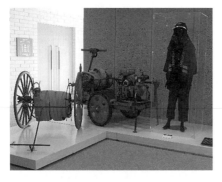

　次に、【ワークシート】「全生園には療養所なのに〇〇もあった」（左）を配布し、「全生園にある（あった）と思う施設等に〇を付けるように」と指示した。

　これまでの児童の学習状況（どれだけ知っているか）によって反応は違うだろうが、すべてに〇を付ける児童はあまりいないだろう。

　「これらのすべてが全生園にあった（ある）」と正解を知らせると、大きな驚きの声が上がった。

　この後は、パワーポイントで全生園にかつてあった（今もある）施設・史跡のもつ意味を紹介した。

　消防団のポンプ車、映写機、テニ

スコートや野球場、かつての患者作業の様子、かつての監房と今の監房跡、現在の納骨堂などを紹介した。このうち、消防団ポンプ車等の写真は、国立ハンセン病資料館１階の実物展示である。展示解説の「火災が発生しても、病気に対する恐れから近隣の消防署は消火に来てくれなかった」を読むと、教室は静まり返った。

4. 「全生園」という名前が嫌いな入所者の言葉

　ここで、ある全生園入所者の言葉を紹介した。「**私は、全生園という名前が大きらい**」。この方が「全生園」が大嫌いな理由を予想させた。

　この方の「全ての人生をこの園で送る、という意味が感じられる」という言葉にショックをかくせない児童もいた。同時に、全生園のさまざまな施設がここで一生を過ごすために必要であったことに改めて気づくことができた。

　そこで、次の発問をした。

> 「全生園には、一生をこの中だけで過ごせるようなさまざまな施設がありました。その理由、根拠は何でしょう？」

　児童生徒から意見が出ない場合は「法律上の理由は？」と尋ねれば、「らい予防法」という言葉を思い浮かべるだろう。全く知識のない場合は、教員から「らい予防法」という法律が隔離の根拠となったことを知らせればよい。

　導入学習の場合、この授業はここまで（らい予防法の存在に触れる程度）で終了してよいだろう。らい予防法について書かれている社会科教科書を使用している学校なら、ここまでの学習をしてから教科書を使って学習することを勧める。

5. 「隔離」の根拠、らい予防法とは？

　これまでの資料提示、学習活動を経て、隔離と差別・偏見の発生のもととなった「らい予防法」（一部）を資料として配布した。

「らい予防法」（一部）　※1953年公布

第2章　予防

第4条　（医師の届出）

第6条　（国立療養所への入所）　都道府県知事は、らいを伝染させるおそれがある患者について、入所させるように勧奨することができる。

(2)　都道府県知事は、前項の勧奨を受けたものがその勧奨に応じないときは患者又はその保護者に対し期限を定めて、国立療養所に入所し、または入所させることを命ずることができる。

(3)　都道府県知事は、前項の命令を受けた者がその命令に従わないとき、または公衆衛生上らい療養所に入所させることが必要であると認める患者について、第2項の手続きをとるいとまがないときは、その患者を国立療養所に入所させることができる。

第7条　（従業禁止）　第8条　（汚染場所の消毒）　第9条　（物件の消毒廃棄等）

第3章　国立療養所

第15条　（外出の制限）

第16条　（秩序の維持）

(2)　所長は、入所患者が紀律に違反した場合において、所内の秩序を維持するために必要があると認めるときは、当該患者に対して、左の各号に掲げる処分を行うことができる。

　1、戒告を与えること。　　2、30日をこえない期間を定めて、謹慎させること。

第6章　雑則

第27条　左の各号の1に該当するものは、1万円以下の罰金に処する。

　1、届出を怠ったもの　　2、医師の診断を拒み、妨げ、又は忌避した者　　3、物件の授与の制限又は禁止の処分に従わなかった者　　4、当該職員の職務の執行を拒み、妨げ、又は忌避した者　　5、当該職員の調査を拒み、妨げ、又は忌避した者　　6、当該職員の質問に対して虚偽の答弁をした者　　7、規定に違反した者

第28条　左の各号の1に該当する者は、拘留又は科料に処する。

　1、国立療養所から外出した者　　2、国立療養所から外出して、正当な理由がなく、許可の期間内に帰所しなかった者　　3、国立療養所から外出して、正当な理由がなく、通常帰所すべき時間内に帰所しなかった者

※らい予防法は、1907（明治40）年に「癩予防ニ関スル件」として成立して90年続いたが、1996（平成8）年に廃止された。

※らい予防法には、強制入所させるための規定はあるが、退所規定（病気が治ったら退所できるという規定）はない。

※傍線（着目させたい言葉）は児童生徒の実態によっては不要である。

児童に注目させたのはまず**第6条**だ。「らいを伝染させるおそれがある患者」を「らい療養所」に入所させるように「勧奨」することができるとある。しかし、次項では「その勧奨に応じないとき」は「入所させることを命ずることができる」となっている。さらに次項では、「命令に従わないとき」は「その患者を国立療養所に入所させることができる」とある。強制収容の根拠はこの第6条にあることが児童にもよくわかった。

　その他に、**第7条（従業禁止）、第8条（汚染場所の消毒）**などは条文を提示しなくてもわかりやすいだろう。「消毒」による被害の学習をまだ実施していない場合は、本書第6章のQ3（→p.106）にある写真や資料などを活用し、らい予防法にもとづく「消毒」の実態を学ぶとよいだろう。

　第15条（外出の制限）、第16条（秩序の維持）では、まず「戒告」「謹慎」「罰金」「拘留」「科料」などの言葉に着目させ、解説した。入所者が療養所から逃走を試みたり職員に反抗したりすれば、監房に送られるなどの厳しい処分を受けたことの根拠を、児童はこの条文からとらえることができた。

　もう一つ重要なポイントは、**らい予防法には強制収容させるための規定はあるが、「退所規定」（病気が治ったら退所できるという規定）はない**ということである。これは条文のみでは気づきにくいので、「病気が治れば療養所を出られると書いてあるかな？」と問い、気づかせることができた。

　らい予防法を読み解く学習への意欲は、児童生徒の実態によって大きく異なるだろう。私は、導入として社会科教科書に記載されている「らい予防法とハンセン病裁判」と関連付けてこの学習をした際は、**【資料】「らい予防法」（一部）**は配布したものの、教員からのポイントを絞った解説に留めている。しかし、差別の実際や療養所での厳しい生活を深く学んでからこの学習をした際には、児童自らがらい予防法をしっかりと読み取りたいと意欲的に調べる活動ができた。

【より深く学ぶために】
大竹章『無菌地帯—らい予防法の真実とは』草土文化、1996
無らい県運動研究会『ハンセン病絶対隔離政策と日本社会—無らい県運動の研究』六花出版、2014

ハンセン病の正しい理解
－プレゼンテーション資料をもとに学び、考え合う－

佐久間 建（東京都公立小学校教員）

1. 授業の位置づけと ねらい

○「ハンセン病の基本的知識」に自信がないことから、ハンセン病人権学習に取り組むことをためらう教員もいるだろう。しかし、啓発パンフレットなどを活用する程度でも授業はできる。専門的な医学知識がなければ授業ができないわけではないが、できる限り正しい知識をもつように努めたい。

○私の勤務校（小学校）では、毎年ハンセン病人権学習を実施しているが、「ハンセン病の正しい理解」に関する授業（0.5時）では、プレゼンテーション（パワーポイント）での視覚資料（原稿あり）を作成し活用している。これによって、初めてハンセン病の授業を担当する教員でも授業に臨みやすくなった。

○本実践例は教員からの「伝える」活動に絞った例である。ここでは、プレゼンテーションの各画像に合わせた説明（語りかけ）のみを紹介する。どのような言葉でハンセン病について説明するのか、どのような言葉で児童生徒に問いかけ考えさせるのか、という点で一つの参考にしてほしい。

○ハンセン病の医学的知識を言葉だけで理解させることよりも、基本的なポイントをわかりやすく伝え、児童生徒自身がハンセン病への差別・偏見の不合理さや非科学性に気づき、考えることがより重要である。そのために、本実践では「ハンセン病の基本的知識」だけでなく、「昔のまちがった知識や偏見」、「プロミン獲得のための人権運動」などについても説明がある。

※第5章の視点④（→ p.91）、第6章のQ1（→ p.102）を併せて読んでいただきたい。

※本実践例は、国立ハンセン病資料館ホームページ「ハンセン病問題授業実践アーカイブ」で、使用したサムネイル画像と原稿をPDFで見ることができる。

2. はじめに確かめたい ポイント

（以下、プレゼンテーション原稿より）

・ハンセン病は「強烈にうつりやすい病気」という誤解から、昔からおそれられてきました。しかし、実際には非常にうつりにくい病気です。乳幼児期に感染した場合に発病することもありますが、この病気への抵抗力が低い場合に限られます。世の中には感染症は数多くありますが、その中でも、ハンセン病はとてもうつりにくい病気の一つです。

・明治以来、ハンセン病になった人のための療養所ができてから100年以上になりますが、そこで働いていてハンセン病になった人は一人もいません。

・それでも、「万が一にでも、うつるかもしれないならこわい」という人がいるかもしれません。しかし、実際のところ、すでにハンセン病はうつらない病気になっているのです。なぜなら、現在、日本のすべての療養所の人々は、治療の効果によりハンセン病は完全に治っています。つまり、現在ハンセン病療養所にくらす人々は、ハンセン病の回復者・元患者なのです。

　ハンセン病は治ったけど、後遺症といって病気のあとの障害があったり、ご高齢になって体が不自由になったり、長すぎた隔離生活によってさまざまな困難があったりするため、療養所で生活しているのです。そして、今なお残る偏見差別が、療養所の人々が外に出ることを阻んできたといえます。

　ただし、「うつらないから差別はいけない」という考え方は、「うつりやすいから差別する」ことと同じくらい大きなまちがいです。どのような病気の状態であっても、あらゆる差別は決して許されません。このこともよく考えてみてください。

・昔は患者さんを消毒液に入れたり、歩いたあとを消毒したり、患者さんが使った物を捨てたりしていましたが、これは全く必要のないことです。

3. 昔のまちがった 知識や偏見

・ハンセン病のもともとの病名は、「らい」でした。しかし、その頃はこの病気を一般の人々が正しく知らなかったために、多くの差別語が生まれてしまいました。天刑病

昔のまちがった考え（差別語）
×癩（らい）
×天刑病（てんけいびょう）
×業病（ごうびょう）
×遺伝病・血統病（いでん・けっとう）

とは、天（神）が下した罰としての病気ということ。業病とは、悪い行いをした報いとしての病気…。このようなあまりにも誤った、ハンセン病の人々を苦しめた病名で呼ばれた時代が長く続きましたが、これらは皆、まちがっている差別語です。また、親から子への遺伝による病気であると考えられたため、その家族や親せきまでが差別されました。

・「らい」という病名に染みついた忌まわしいイメージを払しょくするため、今では、らい菌を発見したノルウェイのハンセン博士の名前をとって、「ハンセン病」が正式な病名になりました。

4. ハンセン病の主な症状

・ハンセン病の初期には、皮膚に赤い斑点「ぽつぽつ」や、斑紋「もよう」が出てくることがよくあります。

・また、知覚障害といって、体の一部の皮膚などの感覚が鈍くなり、麻痺するようになります。知覚障害は、初めは「たたいても痛くないところがある」ということから気づくことがあります。しかし、次第に指先にも感覚がなくなり、温度もわかりにくくなり、何事にも大変になります。痛みがないことから、やけどや大けがもしやすいのです。

・病気が進行すると、手や足が変形してしまうこともあります。また、傷が化膿して、指先や手や足などの一部を切らなければならないこともあります。

・目の神経が菌に侵されると、視力が下がり、病気が進行すると失明してしまう場合もあります。

・この本は、昔のハンセン病療養所の人々を記録した写真集です。写真（右）のこの方は、目が不自由です。この方は何をしていると思いますか？

・舌読といいます。目が不自由で、指先にも感覚のないこの方は、感覚が残っている舌で点字を読んでいるのです。ものすごい努力で舌読をマスターしたそうです。

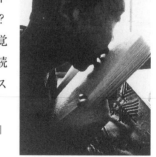

『この人たちに光を　―写真家　趙根在が伝えた入所者の姿』
（国立ハンセン病資料館、2014）より

5. 外見の変化による 偏見、後遺症

・このように、ハンセン病は人目につきやすい部分、一皮膚や、顔、指先、手足など一に症状が出やすいのです。このことがハンセン病への差別の原因の一つといえます。しかし、外見が人と違っていることから、人を差別してよいのでしょうか？　皆さんもよく考えてください。

・外見が変化することの科学的な理由の一つは、らい菌は31度ぐらいの低温の部分で活発になるということです。皮膚や、顔、指先、手足、など人目につきやすい体の表面部分は、体温も低いため、らい菌が活発になり、変化も起きやすいのです。それだけのことなのに、「天刑病」「業病」などという非科学的な差別語でハンセン病になった人々は、傷つけられました。

・療養所の人々で手や足が不自由な方が多いのは、「後遺症」といって、病気が治ったあとにも残ってしまった障害です。しかし、これらの後遺症をもつ人の大半は、治療法が十分でなかった時代に発症した人たちです。

（治療法の確立した現在でも「早期に適切な治療」を受けなければ後遺症が残ります。また、入所者は今でも手足の感覚障害に起因して骨髄炎が生じ変形が進行することがあります。）

6. ハンセン病は 70年以上も前から「治る病気」

・戦前は、あまり効く薬はなく、療養所で生活しているのに、栄養失調やはげしい労働などから、ハンセン病が進行してしまう人が多かったそうです。

・大風子油という薬はありましたが、あまり効き目がありませんでした。

・しかし、今ではハンセン病は完全に治る病気です。戦後まもなく、「プロミン」という薬が開発されたことが、大きなきっかけとなりました。

・プロミンの日本で最初の治療は、多磨全生園の湊さんという方でした。1948年、今から70年以上も前のことです。

・湊さんはプロミンによる治療で劇的に症状がよくなりました。永い間ハンセン病で苦しんできた人々にとって、プロミンの登場がどれだけうれしかったか、皆さんには想像できますか？　ハンセン病療養所は、今までにない喜びと興奮につつまれました。

149

7. プロミン獲得運動
・命と人権が大切にされる社会に

・しかし、大きな問題がありました。プロミンは値段が高く、療養所の人の1か月の生活費が150円だというのに、6000円もかかったのです。これでは、特別に家が豊かな人しか治療できません。治療できずに、病気が進行して苦しむ人も大勢いました。これは、1947年につくられた日本国憲法の基本的人権の尊重という考え方に明らかに反しています。

・療養所の人々はがっかりし、怒りがこみ上げましたが、「一日も早く全員がプロミン治療を受けられるようにしなければならない」と話し合いました。

・そして、国の予算でプロミン治療が受けられるように、園長や厚生省（今の厚生労働省）、国会、社会の人々に訴えました。中には、自分の命を懸けて、食事をしないで抗議の気持ちを表すハンガーストライキ（ハンスト）に入る人もいました。多くの人々が基本的人権、健康に生きる権利を求め、この運動に参加しました。

・そしてとうとう、国会でプロミンの予算が認められ、すべてのハンセン病に苦しむ人々が、プロミンの治療を受けられるようになりました。人の命は地球より重いので、この要求が認められたのも当然です。

・戦争が終わり、日本国憲法ができると、すべての人の基本的人権を尊重することが大切されるようになりました。プロミンの予算が認められたのも、政治が新しく生まれ変わった一つの例でしょう。療養所の人々も、人間らしく生きるための権利は堂々と主張しようと考え、行動するようになりました。

8. 終わりに
・正しい知識を伝えよう

・なお、現在では、プロミン系の薬と他の薬を組み合わせる「多剤併用療法」によって、ハンセン病はより確実に治る病気になっています。

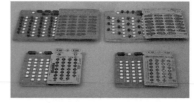

・しかし、今でも「ハンセン病はこわい病気だ」と誤解し、差別する人々もいるのです。今日の学習でわかったこと、正しい知識を、みなさんのまわりの人やおうちの人にぜひ伝えてください。

対象：小学5年以上 ｜ 科目：総合的な学習の時間、社会

ハンセン病療養所での「閉ざされた生活」
－当事者からの聞き取りによる資料を活用－

佐久間 建（東京都公立小学校教員）

1. 授業の位置づけとねらい

○多磨全生園入所者の平沢保治さんからの取材をもとに作成した資料を活用しての学習である。

○ハンセン病への差別や療養所の人々の「閉ざされた生活」の苦しさについて、当事者の立場や心情に寄り添いながら学習することをねらいとした。

○【資料】はそのまま活用することができるが、これを参考例として、当事者から取材して各学校の実態に合った学習資料をぜひ作成してほしい。

2. 平沢保治さんを紹介する

　平沢さんが差別・偏見をなくすために、自治会長として入所者運動のリーダーを務めてきたこと、学校での講演などを続けている「語り部」であること、仲間と共にハンセン病資料館をつくったことなどを紹介する。また、平沢さんの写真、著書、モデルとなった啓発アニメの絵などを紹介する。

3. 【資料】を読む前に語りかける

　私はハンセン病人権学習の授業の始まりで、教員としての思いを語りかけてから資料学習に入ることが多い。教員主導の授業になりがちなことを自戒しつつも、一人の大人として差別に立ち向かう姿勢を示すことは大切だと思う。この授業では、次のような言葉で語りかけた。

　「全生園で今もくらす皆さんが、閉じ込められ、社会から切り離され、差別されていたということを知ることは、とてもつらく悲しいことです。しかし、事実として、全生園には悲しい差別の歴史があります。この事実を、

151

しっかりと受け止めてください。そして、『かわいそう』という一言で終わらせず、自分なりに精一杯考えてください。二度と差別の歴史を繰り返さないために、この資料からしっかりと学んでください。」

4. 【資料】を読み、感想を交流して学びを深める

　クラス全体で段落ごとに読み進めていった。写真を提示したり疑問や感想を出し合わせたりしながら、隔離と差別の実態をとらえるとともに、平沢さんや全生園の人々の心情を想像し共感することを大切にして学習を進めた。

資料

「全生園の人々の閉ざされた生活」

　（平沢保治さんからのお話などをもとにした資料）
　　※平沢さんは1928年（昭和3年）生まれです。

平沢さんが全生園に入る前のこと

　平沢さんがまだ小さいころ、平沢さんのお父さんは、ハンセン病になりました。当時はハンセン病だとわかると、家族や近所の人たちから縁を切られてしまうことさえありました。お母さんは実家にもどり、平沢さんはおじさんの家に引き取られ、家族はバラバラになってしまいました。しかし、お母さんは、「夫はいい人なのだし、子どもたちがかわいそうだ」と言って、実家の反対を押し切り、実家から縁を切られても、もどってきました。

　小学生のころの平沢さんは、皆さんと同じように、遊ぶのが大好きな活発な子供でした。しかし、13歳のころ、ハンセン病（当時はらいとよばれていた）の症状があらわれ始めました。大学の病院でみてもらったところ、ハンセン病であることがわかりました。お父さんに対しては、以前から警官が来て、「全生園に入った方がいい」と勧めていました。「1年も全生園で治療をすれば、治るかもしれない」と東大病院のお医者さんに言われたので、全生園に入所することにしました。

　平沢さんが入所した後、平沢さんの家は保健所によっててってい的に消毒されました。すると、ハンセン病であることが近所の人たちに知れわたるようになり、お母さんや妹さんたちは、近所の人たちから差別されるようになり、とてもつらい思いをしたそうです。

　全生園には、今も本名を名のれない方が大勢います。本名を名のることで、故郷の家族にめいわくがかかってはいけないということからです。平沢さんも、長い間、

外に出るときは別の名前を使っていました。本名を名のれないということは、世の中から自分の存在を消してしまうということです。本当に悲しく、つらいことです。しかし、この社会からハンセン病への差別が一切なくなれば、全生園の方々は、安心して本名を名のり、故郷へ帰れるはずなのです。

全生園に入ってみて

　平沢さんが、全生園に入園したのは、1941年（昭和16年）12月24日、冬の寒い日でした。年をこしてから入所してもよかったのに、クリスマスの日に入所したのは、一日でも早くよくなって家に帰りたいと思ったからだそうです。

　全生園についたらすぐ、服を脱ぐように言われました。看護婦さんの目の前ではだかにならなければならないので、13歳になっていた平沢さんはとても恥ずかしかったそうです。そして、「消毒」のために、おふろに入るように命じられました。

　おふろから上がると、太いしま模様の着物をわたされました。今まで着ていた服は、もう着ることができません。全生園の人々はだれもが同じ着物を着なければなりませんでした。それが、全生園の中から一歩も外に出られない人々の「制服」になったのです。

　持ってきたお金は、すぐに取り上げられました。そして、あとで本当のお金の代わりに「園券」（園内通用券）がわたされました。園券とは全生園の中だけで通用するおもちゃのような「お金」です。

　はじめに生活する建物（収容病棟）に入ろうとすると、

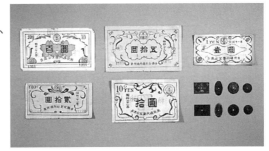

園内通用券

たまたまこの日に病気で亡くなった人のご遺体が運び出されるところでした。収容病棟に入ると、病気が進行して体が不自由になった人がたくさんいて、平沢さんはとても驚きました。はじめに声をかけてきたのは、ある宗教の信者です。「死んだら、ちゃんとそう式をしてあげるのでこの宗教に入らないか」と言うのです。治る希望をもって入所しただけに、平沢さんはショックを受けました。

　食事は、麦ご飯とつけ物ぐらいでしたが、ほとんど何も食べられませんでした。平沢さんは、夜になってもいつまでも眠れず、ふとんの中で何度も涙を流したそうです。もし地獄があるなら、こんなところではないかと思ったそうです。その時、どこからかマンドリンのさびしそうな音色が流れてきました。平沢さんは、今でもマンドリンの演奏がこわくて聴けないそうです。

閉じ込められた生活

　皆さんは、全生園はとても広いと考えているでしょうね。しかし、この当時の全生園の人々はここから一歩も出られなかったのです。もし、自分が一生ここだけでくらさなくてはならないとしたら、本当に全生園は広いといえるでしょうか。

　昔の全生園は、かたいとげのあるひいらぎの垣根に囲まれていました。今残っているひいらぎの垣根（2020年に大部分が伐採された）は1メートルほどの高さですが、昔は2メートル以上もあり、人が出入りできないようになっていました。しま模様の同じ着物を着せられたのも、「園券」を使わせられたのも、全生園の人々が外へ逃げ出さないようにするためです。

逃げ出そうとした人を閉じ込めた「監房」

　全生園には、「見張り所」があり、そこの職員は、全生園の人々が外に逃げ出さないように、いつも目を光らせていました。夜になると真っ黒の服を着て、林の中を見張っていました。賞金を出して、入所者どうしに密告させることもありました。

　もし、逃げ出すところを見つかると、罰として「監房」に閉じ込められました。監房は高いレンガに囲ま

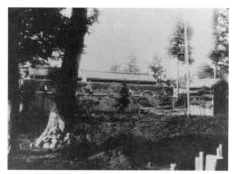

監房

れていました。監房に閉じ込められた人は、食事もおにぎりひとつに水1ぱいぐらいしか与えられず、病気のための治療も受けられませんでした。監房の中で亡くなった人、自殺した人もいます。監房から出てから病気が悪くなってしまった人はもっとたくさんいます。

一番うれしいこと

　全生園の南門近くには、今でも「望郷の丘」と呼ばれる小さな丘があります。平沢さんは、この丘が大好きで、毎日のようにのぼっていました。ここからなら、ひいらぎの垣根を越えて、外の世界をながめることができたからです。

　平沢さんのお母さんは、ひまをつくっては、何度も面会に来てくれました。平沢さんにとっては、一番うれしいことでしたが、面会の時間はあっという間に過ぎてしまいます。でも、平沢さんは、何度か家に帰ることを許されています。それは、お母さんや親せきの人が重病（きとく）になったと、うその知らせをよこしてくれたからです。そういう特別な時しか、家に帰ることは許されないきまりでした。

しかし、全生園の人々がみんな時々は家に帰ることができたというわけではありません。全く帰ることができず、家族と縁が切れてしまった人々も多くいました。

きゅうくつな住まい（共同生活）

　平沢さんは少年寮に入っていて、同じ年頃の少年たちと一緒に生活をしていました。18歳になると、平沢さんは少年寮を出て、大人の住む寮に移りました。そこでは、12畳半の部屋に8人もの人がくらしていました。とてもきゅうくつで、ねる時には部屋に置いてある物を廊下に出さなければならなかったほどです。

　23歳になったとき、平沢さんは同じ全生園にくらす、のり子さんという女性と結婚しました。しかし、2人きりの新婚生活を送ることは許されず、目の不自由な2組の夫婦といっしょに6人でくらすことになりました。新婚生活といっても、目の不自由な人たちの生活の世話（介護）をしながらの共同生活でした。

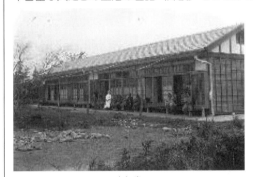

少年寮

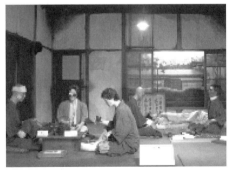

共同生活（ハンセン病資料館展示）

【より深く学ぶために】
国立ハンセン病資料館ホームページ　キッズコーナー　"かたりべ" チャンネル〜語り部の
　お話を聞く〜（平沢保治氏による小中学生への講演、学習資料）

対象：小学6年以上　科目：社会、総合的な学習の時間

ハンセン病裁判はどんな裁判だったのか？
―原告の思いを受け止め、その意義を学ぶ―

佐久間 建（東京都公立小学校教員）

1. 授業の位置づけとねらい

○ハンセン病への差別、ハンセン病の主な歴史やらい予防法についてある程度学習をしてから、ハンセン病裁判の学習を実施する計画とした。

○2001年に判決が出たハンセン病裁判を具体的に知り、その意義を学ぶとともに、社会科としての目標に則って「基本的人権の尊重」や「司法・裁判」についての理解を深めることをねらいとする。

○小学校の実践であるので、判決文などは資料として取り上げていない。中学以上では裁判の争点や判決のポイントを扱うこともできる。

※判決文の活用については、『実践ハンセン病の授業―「判決文」を徹底活用』（梅野正信・采女博文、2002）にすぐれた授業実践例がある。

○小学校の実践であるので、憲法の自由権、平等権、生存権などの法的概念についてはふれていない。中学以上ではそれらを扱うことができる。

※本実践例は、国立ハンセン病資料館ホームページ「ハンセン病問題授業実践アーカイブ」で、使用したサムネイル画像と原稿をPDFで見ることができる。

2. らい予防法廃止のあとに、立ち上がった原告たち

　ハンセン病問題をある程度学んだ児童生徒でも、なんとなく「ハンセン病裁判の判決によって、らい予防法が廃止された」と誤解している場合が多い（教員や一般の人々も同様である）。そこで、①らい予防法は90年続き、1996年に廃止された　②法の廃止によっても人権も名誉も回復されなかったことから、1998年にハンセン病回復者が原告となり裁判を起こした　③2001年5月に裁判の判決が下された　という流れを説明することから授業に入った。

　ハンセン病裁判の第一次原告となった方は、菊池恵楓園（熊本）・星塚敬

愛園（鹿児島）入所者のわずか13人である。第一次原告になった方の著書やインタビューを資料として、立ち上がった原告の思いを学習した。

　この裁判は決して順風満帆ではなく、裁判に賛同できない周囲の人々も多く、険しい道のりであった。それでも差別の歴史を終わらせようと意志を貫いた原告の姿、原告の強い思いを、ここでしっかりととらえさせるようにした。それによって、授業後半では勝訴判決の喜びに共感し、判決の意義を理解することができた。

3. 「ハンセン病裁判」の正式名称は？

　「ハンセン病裁判」の正式な名称を覚えることが目的ではない。しかし、正式な名称を知ることによって、この裁判の意味をとらえやすくなる。

　まず、「**らい予防法違憲国家賠償請求訴訟**」という文字を大きく提示した。ポイントは「**違憲**」という言葉である。

　授業では、社会科としてのねらいに関連付けて、以下のように説明した。「ハンセン病裁判の正式な名称は、…『らい予防法違憲国家賠償請求訴訟』といいます。長い名前なので、覚える必要はありませんが、このうちの「違憲」とはどういう意味でしょうか？（そうですね）『違憲』とは、日本国憲法に違反しているということです。つまり、ハンセン病裁判とは、らい予防法が憲法に違反していたかどうかの裁判であり、具体的には、らい予防法が**憲法が保障している基本的人権の尊重に違反していたかどうかを争った裁判**でした。原告の人々は、らい予防法は、日本国憲法の三つの柱の一つ、『基本的人権の尊重』にずっと違反していたので、それを国として正式に認めてほしいと訴えたのです。」

4. 何が憲法に違反していたのか、考えを出し合う

　「何が憲法に違反していたか」を考えるための発問としては、以下の三つが考えられる。

① 「らい予防法のどんな点が憲法に違反していたのだろうか？」

② 「らい予防法による人権侵害は、日本国憲法の何条に反していたのか？」

③ 「らい予防法によって、ハンセン病者・回復者はどのように基本的人権が侵害されたのだろうか？」

①の発問をもとにすれば、らい予防法という法律を読み、問題点を調べる学習ができる。

②の発問をもとにすれば、日本国憲法そのものに目を向け、憲法の条文から権利や基本的人権の尊重を学習することができる。

③の発問をもとにすれば、らい予防法によって生じたと思われるハンセン病差別の具体例を調べ、発表し合う学習ができる。

中学生以上ならば、①か②の展開によって社会科・公民科としての学習を深めることが可能である。

筆者の学校（小学校）では、③の発問をもとに、厚生労働省が発行している『ハンセン病の向こう側』（p.6）の4人の回復者の言葉を資料として学んでから、らい予防法によるハンセン病者・回復者への人権侵害の具体例を発表し合った。

資料

「夢見る故郷の空」

ハンセン病違憲国賠訴訟全国原告団協議会事務局長　竪山勲さん

中学校二年生13歳の時、体に発疹が現れ、まもなく校長先生から「きみは学校へ来なくていいよ」と言われました。そして何がなんだか分からないうちに、星塚敬愛園に入所させられ、園に着いたその日に強制的に偽名を名のらされました。はじめて外出許可をもらい故郷の父に会いに帰りましたが、そこに待っていたのは「もう二度と帰ってきてくれるな。兄や姉たちにも迷惑がかかるといけないから」との父のことばでした。父にそう言わせたのは「らい予防法」があったからです。それは私から家族を、友達をそして故郷を、さらには教育を奪いました。以来私は帰郷をあきらめ夢の中でしか故郷へは帰れなくなりました。父が亡くなったのも知らされず、知ったのは亡くなってから満6年後のことでした。

（『ハンセン病の向こう側』より。同じページに、匿名の「12歳で発病した元患者」さん、舎雄二さん（→ p.286 人物コラム）、神美知宏さんの証言も載っている）

【児童の発表から】（らい予防法による人権侵害とは？）

・村八分にされた　・家を真っ白に消毒された　・歩く後ろを消毒された

・差別語をあびせられた　・仕事をくびになった　・家族まで差別された

・警察官に連れられて強制隔離された　・家族とのつながりが失われた
・偽名を使わなければならなかった　・自由に生きることができなかった
・療養所では強制労働させられた　・教育を奪われた　・外出できない
・療養所を逃走したり反抗したりすれば監房や重監房に送られた
・結婚の条件として子どもが産めない手術を強制された
・治っても療養所を出られなかった　・社会復帰しても病気を隠した

　この活動によって、児童は差別を「ひどいこと」「悲しいこと」という感覚的なものではなく、「**基本的人権の侵害**」「**憲法で保障されている基本的人権が尊重されなかった事例**」としてとらえ直すことができるようになった。

5. 何を調べればよいのだろうか？
各自で調べてみよう！

　少し時間をかけて詳しく調べられる時数設定ならば、この項の活動を加えることによって、より主体的な学習につなげることができる。

　「何を調べればよいのだろうか？」という教員の発問に対して、児童からは、原告が裁判所で主張したこと、判決文、裁判についての新聞記事、裁判に関する動画、などの意見が出された。

　ただし、判決文などの一次資料だけでは、小学生が自分の力で資料を読み取ることは困難である。また、児童自身が必要な資料を見つけることも難しい。そこで、教員が一次資料を要約・抜粋して、次のような「学習資料集」を作成し配布した。

・判決文の一部要約　　・日本国憲法の一部
・裁判での原告証言（ハンセン病回復者の証言）、証人証言（元園長など）
・らい予防法（1996廃止）の一部　　・国会での三園長証言（1951）
・ハンセン病裁判の判決や政府の控訴断念についての新聞記事
・判決後の政府広告（2001、国の謝罪と今後の方針）

　この調べ学習では、できるだけ一人一人に、自分の問題意識に応じて「学習資料」を活用するように働きかけ、児童の「自ら調べる」活動が成り立つように個別に支援した。

6. 原告の証言から らい予防法の違憲性を確かめる

　全員が一斉に学んだ資料は、「原告の証言」（口頭弁論）である。以下の【資料】「森元美代治さんの証言（一部）」から、らい予防法の問題点、らい予防法による原告の被害と苦しみを確かめ、感想を話し合った。

　この森元証言は児童生徒が関心をもって読みやすいだけでなく、らい予防法が原告（森元さん）の人生にどのような被害をもたらしたかが具体的にわかるため、裁判の授業で取り上げる資料として適していると考えた。また、他の原告による証言も、『実践ハンセン病の学習』巻末の資料などから活用することができる。

資料

森元美代治さんの証言（一部）　2000.9.12東京地方裁判所

・入所するまで

　鹿児島県奄美諸島喜界島の出身です。家族には一人も感染者はいません。1952（昭和27）年、中学3年、医者から「奄美大島の和光園に行くように」と勧められました。母は毎日泣いてばかりで、療養所というのは刑務所みたいな所なのかとも思いました。独りで海をながめながら死んでしまおうかとも思いました。

・療養所での生活

　1952年7月21日に和光園に入所しました。寺子屋のような学校があり、男女3人ずつで、中学生と小学生が同じ部屋で複式授業でした。先生は多少読み書きができる患者でした。医師からは全く治療についての指示はなく、大人にまじっていきなりプロミンと大風子油を使いました。

・高校進学

　1955年9月16日、長島愛生園の中にできたばかりの高校の第一期生として入学しました。和光園は奄美大島にあるので船で出発しました。そのあとは貨物列車に乗って行きましたが、「感染病患者移送中につき…」という紙を貼られました。そして、私たちが歩くところ歩くところ、長ぐつに白衣の人たちがずっと消毒して

回って、まるで見せ物のようになりました。私たちは高校に入学できる希望に燃えていたのに、この時、希望が絶望に変わりました。

　高校の教師は、学校に入ると予防着に長ぐつ、手袋、ひどい先生はチョークまでピンセットでつまんでいました。教師と生徒のふれあいもありませんでした。

　子ども時代に受けたこのような苦しみは、今でも消えることがありません。

・大学進学

　大学に行こうと思い、そのために1958年12月に多磨全生園へ移りました。療養所から予備校に通学しましたが、療養所の垣根のすき間からぬけ出すときに３回監察官につかまり、自転車を取り上げられました。園の中でも受験勉強は夜９時消灯のためできないので、仲間３人で不自由者の付きそいをしながら勉強しました。

　そして、1962年慶應大学法学部に合格しました。入学試験では自分がハンセン病であることをかくすことに大変苦労しました。履歴書にうそは書けなかったので、人より６年間余分にかかっていることの言い訳をいろいろ用意しました。

　おそれていたのは、らい予防法の存在です。万一ばれたらどうしようかといつもいつもビクビクしていました。過去をかくすために、療養所の記録は全部焼き捨てました。また、友人にうそをつくのがつらかったです。

・就職

　1966年３月卒業し、信用金庫に就職しました。転勤がないので、療養所に通えるからです。ハンセン病は一般病院ではダメで、療養所でしか診てもらえなかったからです。

　銀行では病気をかくすのが大変でした。子どもの頃、軽い小児マヒをやったんだとうそをつきました。病気をかくすための緊張は大きかったのですが、就職して自分で人生を切り開いた喜びでいっぱいでした。両親を喜ばせようと思い、一生懸命働きました。

　６回お見合いを勧められましたが、調査されるのがこわくて断っていました。お付き合いをした人もいて、病気をかくして結婚することはできないので、全生園の前を通ってなんとか告白しようとしましたが、どうしても告白することができませんでした。

・再発

　1968年に病気が再発しました。背中に十円玉ほどの赤い斑紋ができたので、すぐに療養所に行くと、主治医には「外来ではダメだ」と断られ、何の治療もないままに２年半が経過しました。

　1970年４月２日、再入園しました。銀行での仕事の全部を済ませて、４月１日に上司にハンセン病であると打ち明けました。この時の気持ちは、せっかく頑張って

161

きたのに、残念で無念で将来の不安も大きく、全くどん底でした。

　療養所では次々といろんな薬を使い、ガタガタに視力が落ちました。1974年に（園内の女性と）結婚しました。そのあとで目が悪くなったので、目と年齢のために社会復帰を考えることができませんでした。

・振り返って

　大学を卒業したことは、今の自分にとって生きる力となっています。特に悔しいことは、銀行で係長になる目前で、これから結婚もしようという時期であったときに再発したことです。わずかな斑紋だけだったのに、なぜ日本では外来通院ができなかったのか、これはらい予防法があったからです。予防法はわれわれの人生にいかに重くのしかかっていたか。

　1996年、らい予防法廃止の年の8月、半生を語った本を出版しました。朝日新聞の編集部の人から、本名を名のって半生を語ってほしいと言われ、らい予防法の廃止があったからこそ出版することができました。本を出したことで、家族に心配をかけ大さわぎになりました。森元家の人から「えらくなって本名を名のるのは森元家の栄誉だが、ハンセン病じゃ森元家の恥、喜界島の大迷惑だ」と言われました。

　父の葬儀のときは、薬のせいで具合が悪かったので出席をえんりょしましたが、母のときは兄からえんりょしてくれと言われ、出席することができませんでした。あとで父母のお墓参りをしましたが、そのときサングラスとハンチング帽で変装して、空港から直接タクシーで行きました。すると、タクシーの運転手が根掘り葉掘りいろいろ聞くのでとても困りました。（しばらく涙で声をつまらせて）「わざわざ東京からやって来て、両親の墓参りをするのに、どうしてこんなみじめな思いをしなければならないのか」と、両親の墓を抱いて泣きました。

・最後に

　もし、らい予防法が40年前に廃止されていたら、今平均70歳の入所者は、三十代の働きざかりでした。いくらでも人生のやり直しができた。それを考えると悔しくてしかたない。

7. 勝訴の喜びに共感し、裁判の意義を学ぶ

　当時の新聞記事、裁判当日のニュース映像などを資料として学習した。勝訴後のニュース映像などは、ハンセン病に関する啓発ビデオやインターネットで公開されている動画を利用できる。

　例えば、勝訴判決直後に原告の千葉龍男さん（長島愛生園）が「明日から

人間として堂々と歩いていける！　ようやく人間になりました！」と叫んだ
言葉は、児童の心を大きく揺さぶり、この判決がハンセン病回復者にとって
どれだけ大きな意味をもったかを改めて深く感じさせることができた。この
時の千葉さんの映像は2021年放送のNHK教育番組『アクティブ10　公民』
「"人権"ってなんだ？」でも視聴できる。

　　上野正子さん（星塚敬愛園）（→p.242 人物コラム）の判決後の言葉も紹介
した。上野さんは13歳で入所して以来、「八重子」という偽名を61年間使い
続けてきた。

「報道陣に囲まれて、『今の気持ちはどんなですか』と聞かれました。『私は
これから、親がつけてくれた本名の正子になります』ときっぱり宣言しまし
た」「私の最高の日でした。"正しく生きなさい"と親がつけてくれた正子と
いう名前に戻ることができたのですから」。（上野正子『人間回復の瞬間』他）

　　2001年5月11日・判決の日は、上野さんの新たな「誕生日」となった。

8. 裁判制度（三審制）・三権分立の学習としても

　社会科学習として三審制や控訴、三権分立の意味もここで学習できた。

　　まず教員から「ハンセン病裁判は、三審制のどの段階で最終判決が出たと
思いますか？　地方裁判所かな？　高等裁判所かな？　最高裁判所かな？」
とたずねたが、多くの児童は最高裁ではないかと答えた。一審の熊本地方裁
判所での判決であり、国は「控訴」して高等裁判所で裁判をやり直すことも
できたこと、マスコミや多くの人々は国は控訴すると予想していたことなど
を説明した。次に、当時の総理大臣・小泉首相が控訴をしないことを発表す
る場面のニュース映像を視聴した。

　　最後に、「裁判のあと、ハンセン病への差別はなくなったのだろうか？」
と問いかけて、次の授業へとつなげた。

森元 美代治 さん

ハンセン病問題に関心をもつ市民で、森元美代治さんのお名前を知らない人はそういないだろう。森元さんはハンセン病回復者で最も早くカミングアウトした一人である。

1996（平成8）年のらい予防法廃止の際、森元さんは多磨全生園自治会長として、多くのメディアに顔を出し実名を明かして語った。当時58歳の森元さんは、一躍「時の人」となった。『証言・日本人の過ち』（藤田真一、1996）で森元さんご夫妻の人生が詳しく紹介されると、新聞報道で知った母校の慶應大学のゼミ仲間から連絡が入り、四半世紀ぶりに感動の再会を果たすこととなった。その後、森元さんの旧友や支援者たちによって「ちばりよ会」もできた。「ちばりよ」とは森元さんの故郷、奄美群島の方言で「がんばれよ！」という意味である。

翌年には故郷の鹿児島県喜界島から講演してほしいという依頼があった。しかし、故郷の親族からは森元さんのカミングアウト、啓発活動に強い拒否反応があった。ある親族からは「大学の教授になったとか、えらい政治家になったとか、（中略）そういうことであれば、喜界島にとって大変な名誉だ。森元家の誇りでもある。けれど、たまたま『らい』の回復者として、島に帰ってきて講演するなんてことは、正直いって、喜界島の誇りでもないし、森元家にとっても、なんにもならない。むしろ迷惑な話だ」という抗議の電話があったという（藤田真一『証言・自分が変わる　社会を変える』1999）。仲の良かった姉からは絶縁状が届いた。にもかかわらず森元さんは信念を貫いた。自分が変わることによって社会の人々の意識を変え、いつか家族・親族にまで及ぶハンセン病への差別がなくなることを信じて。私もまた「自分が変わる。そこで社会も変わっていくし、社会を変える道も開けてくる」（前掲書）という言葉と行動に感化された一人である。

1998年に九州の療友によってらい予防法国家賠償訴訟が起こされると、森元さんは原告に加わるべきかどうか「半年間、迷いに迷い、悩み抜いた」（前掲書）そうだ。この裁判に諸手を挙げて賛同する周囲の入所者はほとんどいなかったが、森元さんはこの裁判を「人間回復裁判」であると捉え、東京原告団の事務局長を務め、口頭弁論で証言に立った。2001年5月、当事者原告は勝訴し、ついに国を動かし、歴史を動かすこととなった。

私の勤務する学校では、判決後すぐに森元さんを招き、森元さんの人生とハンセン病裁判について語っていただくようになった。学校の図書室には森元さんをモデルとした児童書『カミングアウト』（島田和子、2000）を二十冊ほど置くようになり、子どもたちによく読まれた。2005年に森元さん夫妻のドラマ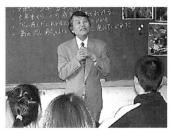チックな人生を描いたミュージカル「チバリヨ」が川越市で上演された際には、多くの子どもと保護者、教員が会場に駆けつけた。森元さんの明るくやさしいお人柄、力強く生きる姿にだれもが強く惹きつけられた。

　実は、森元さんが「自分が変わる」ことになったきっかけの一つは、学校での講演活動にある。森元さんの最初の学校訪問は、1990年の東村山市立第五中学校である。ハンセン病の歴史と正しい知識をしっかりと原稿に書き起こして初めての講演に臨んだ森元さんだったが、実際に中学生たちを前にしたとたんに、発病し収容された中学時代を思い出し、大きな混乱に包まれたそうだ。頭の中を駆け巡ったのは、自分を差別した２人の友達のことだった。森元さんは、その友達を恨み続け、見返してやるという意地から大学進学も果たしこれまで生きてきたが、突如、もし自分が逆の立場だったらもっとひどい差別をしたのではないかという天からの啓示のような強い衝動が湧き上がったそうだ。原稿を投げ捨て、ありのままの思いを全力で中学生にぶつけたことが、その後の森元さんの社会活動の原点となったという。

　私は2001年判決のらい予防法違憲国家賠償請求訴訟（ハンセン病裁判）についての授業の後、裁判後に森元さんが歩んだ道のりを紹介している。

・「裁判のあと、森元さんは何をしたでしょう？」

　　→ 森元さんは清瀬市にアパートを借りて、社会復帰した。

・「その後の森元さんの生きがいは？」→ IDEA ジャパンという団体を立ち上げ、世界のハンセン病患者・回復者と連帯し支援する活動に残りの人生を懸けた。

　この学習の子どもたちの反響は大きい。子どもたちは森元さんに尊敬の念を抱くとともに、人権という言葉の意味をようやく本気になって考えるようになった。

　視力が低下してしまい、多磨全生園に再入所した森元さんだが、まだまだ森元さんには「社会を変える」ために輝き続けてほしい。感謝と敬愛の思いを込めてエールを送らせてほしい。「ちばりよ、美代治！！」　　　　　　　　　（佐久間 建）

対象：小学5年以上 ｜ 科目：道徳、総合的な学習の時間

不自由な手はわたしの人生のくんしょう
―平沢保治さんの生きる姿から学ぶ―

佐久間 建（東京都公立小学校教員）

1. 授業の位置づけとねらい

○平沢保治さんの著書『人生に絶望はない』（かもがわ出版、1997）の表紙・裏表紙の写真を教材とした。写真に込められた思いを考え、文章資料を読んで感想を交流し、学んだことを自己に生かそうとする授業である。

○すでに平沢さんについて学んでいる児童を対象にした実践例だが、初めて平沢さんを知る児童生徒にとっても学習しやすい。

○いまだに後遺症・外見の変形などから偏見をもたれることが多いハンセン病回復者の現状を十分に知らせたい。多くの回復者が壁を乗り越え、社会との交流に向けて歩もうとしている。その一例としての教材である。

○道徳科授業としての内容項目は、C（13）「公正，公平，社会正義」またはA（5）「希望と勇気，克己と強い意志」に位置づけることができる。

※本実践例は、国立ハンセン病資料館ホームページ「ハンセン病問題授業実践アーカイブ」で、使用したサムネイル画像と原稿をPDFで見ることができる。

2. 初めて出した本の表紙はどちらかな？

まず、平沢さんの本の表紙写真を「？」で覆って紹介した。1997年、らい予防法が廃止された次の年の出版であり、当時はハンセン病回復者が本名で、しかも本人の写真を表紙にしての本はほとんどなかったことも付け加えた。

> 平沢さんの初めての著書『人生に絶望はない』の表紙の写真は、
> A・Bどちらの写真だと思いますか？

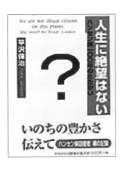

A

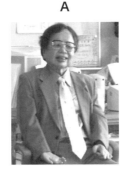

B

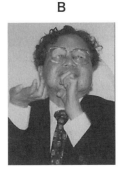

　この授業は何度も実施しているが、予想は半々になることが多い。授業によってはどちらかの写真に予想が集中することもあった。どちらに予想する児童もそれなりの理由、考えをよく発表できた。例えば、**A**の予想なら「やさしい人柄が出ている」「学校で子どもに語っている写真なので平沢さんらしい」、**B**の予想なら「差別に向かっている感じがある」「本の題名に合っている気がする」などである。それぞれに反論も出て、意見の交換から予想を変える児童もいて、思いの外この導入に時間をかけてしまうこともあった。

3. なぜ平沢さんは この写真を選んだのだろうか？

　正解が**B**であると知らせたあと、この本の表紙の写真を見て、全生園（ぜんしょう）の人々（平沢さんの園内の知人）がどんな意見を平沢さんに伝えたのかも予想した。ここでも児童の意見は分かれ、多角的な視点からの意見が出た。そこで、教員から「らい予防法が廃止されても、一般の人々の意識は変わらなかった」こと、「偏見・差別が激しいために、療養所の人々が後遺症のある顔や手をかくそうとするのはあたりまえの時代だった」ことなどを伝えた。

> 　平沢さんは、なぜ初めて書いた本の表紙に自分の後遺症がわかりやすい写真をのせたのでしょうか？

　この問いかけに対する考え（予想）はあえて議論しないで、児童がワークシートに自分なりの考えを書いてから、次の【**資料**】を配布した。

4. 【資料】を読んで、平沢さんが生きる姿から学ぼう

「不自由な手はわたしの人生のくんしょう」
（平沢保治さんの本やお話などをもとにした資料）

　平沢保治さんは1941年（昭和16年）から全生園でくらしています。平沢さんはハンセン病の「語り部」として、自分が経験したつらい過去をつつみかくさず語り、差別の恐ろしさと人権の大切さを人々にうったえてきました。

　1997年（平成9年）、平沢さんは初めて本名で本を出版しました。その頃は、まだハンセン病への差別や偏見が残っていたため、ハンセン病療養所の人が本名で本を出すということはほとんどありませんでした。平沢さんは自分の初めての本に『人生に絶望はない』という題名をつけました。

　その本の表紙にのせる写真をどうするかということになりました。平沢さんは考えに考えぬいた末に、写真を選びました。この写真には平沢さんの不自由な手がはっきりとうつっています。ハンセン病は完治した平沢さんですが、病気の「後遺症」として両手に障害が残り、感覚もありません。平沢さんが自由に動かせるのは左手の親指と人差し指だけです。

　ところが平沢さんが全生園の親しい人々にこの写真を見せると、ほとんどの人がこの写真をのせることに反対しました。

　「なぜ、こんな手が変形している写真をわざわざのせるのか」

　「本名も、顔も、そして不自由な両手までさらけだして、だいじょうぶなのか」

　「もっと笑顔で、感じのいい写真にすればいいのに…」

　かつては、ハンセン病は病気によって顔や手に変形が生じることから、「おそろしい病気」であるという偏見が広がりました。さらに、ハンセン病はらい予防法によって「一生かくりしなければならない病気」だという偏見が広まりました。

　ですから、ハンセン病が完全に治るようになった時代になっても、ハンセン病回復者は後遺症として残った顔や手の変形を気づかれないように、人目を気にして生活していることが多いのです。この写真をのせることに反対した全生園の人々の意見も当然なのです。

　もちろん平沢さんも、かつては世間の人の目を気にする一人でした。

「以前は社会（療養所の外）に出るとき、少しでも自分の後遺症を人に見られたくないという気持ちは強かった。バスの中で子どもにわたしの手や顔を見られると何となく屈辱感をもちました。眉が薄けりゃ帽子をかぶっていくとか、サングラスを

かけたり、手袋をはめるとかね。どうしたらみんなに見られずにすむか、そういう
ふうにして生きてきたんです。」(『人生に絶望はない』p.23)

　でも、平沢さんは心の中では不自由なこの手をかくしたくないという強い気持ち
がありました。人にはずかしい生き方は決してしていないという自信もありました。
「療養所の多くの人々の後遺症は、戦前戦後の混乱期の中で働かなければならな
かった、また働かなければ生きていけなかった…、そういう中で生じた後遺症なの
です。(中略)だから、指がないという人は、どれだけ激しくからだを使って生き
てきたかということの証ですね。」(『人生に絶望はない』p.22)

　そして、ある日を境に、平沢さんは自分の不自由な手をかくさなくなりました。
きっかけとなったのは、ある赤ちゃんとの出会いでした。
「今から十数年前、久米川の駅から清瀬駅行きのバスに乗ったときのことです。若
いお母さんの背中で、赤ちゃんがわあわあと泣いていました。お兄ちゃんがあやし
ても泣きやまず、とても困っているようでした。わたしは、それまでなるべくかく
そうとしていたこの手を赤ちゃんの前でぶらぶらと振りました。すると、その赤
ちゃんがびっくりしたのか、泣きやんでにっこり笑ったのです。バスから下りると
き、そのお母さんとお兄ちゃんからお礼を言われて喜ばれました。それから、わた
しはこの不自由な手をかくすことはなくなりました。自信というものを勉強させて
くれたのは2歳の赤ちゃんでした。」(東村山市の小学校での講演より2004.10.15)

　そして、今では、その不自由な両手にむしろ誇りをもてるようになったのです。
「わたしのこのプラプラとしたこの手は、偏見に立ち向かい、今日まで必死に生き
てきた証なんだ。時代を生きてきた勲章なんだ。」(『ぼくのおじさんはハンセン病』
全国障害者問題研究会茨城支部、2002年 p.18)

　『人生に絶望はない』という本の表紙には、そんな平沢さんの思いがこめられた
写真がのせられています。

　平沢さんの初めての本の出版から20年以上たちました。平沢さんだけでなく、療
養所でくらす人々も、人目をさけることなく療養所の外に出ることが増えてきまし
た。本やインターネットで自分の文章や写真を公表する人、ふるさとに帰ることが
できた人なども、少しずつですが増えています。

5. 感想を交流し合い、学んだこと自分たちの生活にいかそう

　この資料学習で特に児童が強い反応を示したのは、バスの赤ちゃんのエピ
ソード場面である。例えば、ある児童が発言した次の言葉には、「なるほ

ど！」「今まで気づかなかったけどすごく大事な考えだと思った」などという共感の声が挙がり、学び合いの大切さを実感することができた。「赤ちゃんというのは純粋というか、なんにも染められていない存在だと思う。つまり何の偏見ももっていないということだと思う。偏見がないから、平沢さんが一生懸命振ってくれた手にそのまま素直に反応して、喜んだのだと思う」。「偏見も差別も、社会がつくってしまうのだと、わたしもこの赤ちゃんに教えてもらったような気がする」。

　また、平沢さんやハンセン病問題に関する意見だけではなく、自分たちの身近な「外見（容姿）」の問題に話が発展した授業例もあった。「自分たちも、見た目で人をバカにしたりしているのではないか」という意見をきっかけに、その後は、学級活動や道徳で身近な生活の中の「差別」をなくす学習に繋げることができた。ハンセン病問題「から」学ぶことの一例である。

6. 本の裏表紙の写真は？

> では、この本の裏表紙の写真は、どんな写真だと思いますか？
> この写真も、平沢さんの考えや生き方をあらわす写真だと思いますよ。

　最後に、本の裏表紙にも写真があると知らせ、もう一枚の写真についても児童に予想してもらった。

　HIV問題の集会で「らい予防法の過ちを繰り返すな！　HIVの完全な解決を」とアピールする平沢さんの写真である。この写真への反響も大きく、児童が他の人権課題に目を向けるきっかけとなった。

　次の時間に平沢さんをモデルにしたアニメ『未来への虹』を視聴することを伝え、この授業を終えた。

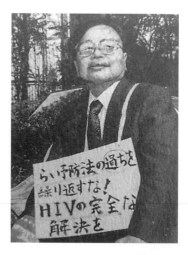

生まれる前に命を奪われた子どもたち
―遠藤さんと太郎くんから学ぶ―

佐久間 建（東京都公立小学校教員）

1. 授業の位置づけとねらい

○生命を奪う「断種・堕胎（人工妊娠中絶）」という「命の差別」を小学生の発達段階を考慮して教材化した学習例である。ただし、中学生以上でもこの問題を考えるきっかけとしてふさわしい教材であると考える。

○遠藤さんご夫妻の心の痛みを想像し、太郎君への愛情を知ることによって、「断種・堕胎」の非人間性・差別性をとらえさせたい。

○「断種・堕胎」は戦前から療養所内で非合法で強制されていた。戦後は優生保護法（1948〜1996年）で「本人又は配偶者が、癩疾患に罹り、且つ子孫にこれが伝染する虞れのあるもの」が優生手術の対象とされた。

○写真資料に合わせた教員からの語りかけを中心に授業の概要を紹介する。

※第5章の視点⑧（→p.97）を併せて読んでいただきたい。

※本実践例は、国立ハンセン病資料館ホームページ「ハンセン病問題授業実践アーカイブ」で、使用したサムネイル画像と原稿をPDFで見ることができる。

2. 療養所でくらすご夫婦の家の写真

最初に、ハンセン病療養所でくらすご夫婦の部屋の写真を提示した。写真はできれば複数枚がよい。「実は、ハンセン病療養所でくらす人々の中には、人形をわが子のようにかわいがっている人が多いです。いったいなぜでしょう？」と問いかけた。

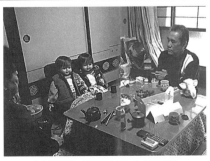

寺島萬理子『病癒えても』（皓星社）

3. 遠藤邦江さんと太郎君の紹介

　写真を見せ、児童と語り合いながら「命の差別」について学んでいった。

　「この方は、熊本県の菊池恵楓園で今もくらしている遠藤邦江さんです。邦江さんは、小学生のときにハンセン病の症状があらわれて、13歳のときに恵楓園に入りました。八人きょうだいの末っ子として育った邦江さんは、家族と離れてくらす恵楓園の生活はさびしくてたまらなかったそうです。」

　「邦江さんは20歳の時に、同じ恵楓園でくらす遠藤二生（つぎお）さんと結婚しました。甘えん坊でさびしがりやだった邦江さんは、大好きな人と一緒にくらせるようになって幸せを感じるようになりました。」

　「その後約三十年、遠藤さん夫妻は恵楓園で仲良くくらしてきました。遠藤さん夫妻には園内の親しい友人たちにも秘密にしていることがありました。それは、人形の太郎君です。太郎君は何歳だと思いますか？　実は、太郎君は（　　　）歳です。」

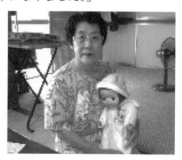

　※太郎君は1968年に遠藤家に迎えられた。

　「1988年、夫の二生さんは突然病気で亡くなってしまいました。ひとり残された邦江さんは、毎日涙に明けくれました。悲しみを少しでも癒してくれるのは、夫婦でわが子のようにかわいがってきた太郎君だけでした。」

4. おなかの中の赤ちゃんの命を奪われて

　「新婚生活が始まってしばらくすると、邦江さんは自分の体の変化に気づきました。夏みかんや梅干しが急に食べたくなりました。夫の二生さんは、妊娠かもしれないのですぐに診察にいくように勧めましたが、邦江さんはなかなか診察に行こうとしませんでした。この時のことを振り返って、邦江さんは『お腹の中の赤ちゃんを感じて、産めないけれど自分も母親になったのだという少しの幸せをかみしめていた』と語っています。」

　「しかし、ここでは、子どもを産むことは決して許されなかったのです。ハンセン病療養所では、結婚をすることはできましたが、結婚の条件として、

子どもができなくなる手術を受けさせられました。しかし、遠藤さん夫婦のように手術を受けたくない夫婦もいました。その場合、妊娠しておなかに赤ちゃんができると、赤ちゃんは手術されて命を奪われてしまったのです。」

※当時の恵楓園では、女性が一度妊娠してからその人工妊娠中絶（堕胎）手術をし、同時に以後妊娠しないための不妊（断種）手術することが多かったそうである。

5. 遠藤さん夫妻の息子になった太郎君

「赤ちゃんの命が奪われて、邦江さんは『体の奥から悲しみがこみ上げてきた』そうです。そして、その悲しみはいつまでも消えなかったそうです。」

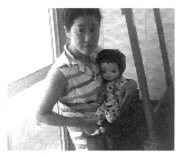

「1968年の正月、一次帰省した邦江さんはデパートで太郎君と出会い、思わず抱き上げて、買い求めました。意外だったのは、二生さんが『可愛いたい！』と言って、とても喜んでくれたことです。その日から、太郎君は遠藤さん夫妻の息子になりました。食事の時も、寝る時も、二人と太郎君は一緒でした。邦江さんが太郎君を自分の布団に入れて寝ると、いつのまにか二生さんが太郎君を取って自分の布団に入れてしまうこともありました。太郎君の着る服はほとんど邦江さんの手作りで、季節ごとに替えているそうです。」

6. 優生保護法による「命の差別」

最後に、この「命を奪う手術」は、優生保護法にもとづいて強制されたことを資料から学んだ。表「優生保護法に基づくハンセン病を理由とする不妊手術と中絶の届出件数」（→ p.330 資料編）の数値から、遠藤さんご夫妻のような被害がいかに多かったかを児童は実感した。生まれる前に命を奪われた子どもたちの一部は「胎児標本」にされ、その供養のための碑が各地の療養所にできたことも写真から紹介した。

【より深く学ぶために】
井上佳子『孤高の桜—ハンセン病を生きた人たち』葦書房、2000　本書資料編

対象：中学・高校 | 科目：公民、公共（現代社会）、政治・経済、総合

ハンセン病家族訴訟から学ぶ

江連 恭弘 （法政大学第二中・高等学校教員）

1. 授業の位置づけとねらい

　ハンセン病問題は終わっていない。そのことを考えさせられたのが、ハンセン病家族訴訟であった。この裁判は、親やきょうだいなどにハンセン病の病歴者がいる家族がその被害を訴え、2016年に国家賠償請求訴訟を提起したものである。2019年 6 月28日、熊本地裁は「偏見差別を受ける社会構造を形成」した国の責任を明確に示し、原告勝訴の判決を下した。

　ハンセン病家族の方々は、家族がハンセン病であったことを隠して生きてきた。ハンセン病遺族・家族の会である「れんげ草の会」やハンセン病市民学会家族部会の結成を機に、これまで語れなかったことを互いに語り合うようになる。ハンセン病問題は、ハンセン病を発症した人びとだけの問題ではなく、その家族もまたハンセン病被害の当事者であった。

　授業では、ハンセン病家族の証言をもとに人間らしく生きるとはどういうことか、権利を侵害された歴史と現在の課題から学びたい。さらに、「差別する自分」に向き合い、差別のない社会をどう築くのか考えることをねらいとする。

2. 家族の被害を受けとめる

(1) 「家族の証言」を読む

　家族訴訟は561名が提訴したが、その大半は実名を伏せていた。授業の導入は、原告番号169番さんの意見陳述（**資料①**）の読み合わせから始めた。

原告番号169番さんの意見陳述（2018年12月21日）　**資料①**

　父と兄が故郷で療養所に収容されました。（中略）父は人が来ると山に逃げたりしていました。結局、県内の療養所に強制収容されました。そのとき、家のみならず、周囲まで真っ白に消毒されたことを覚えています。私が 5 歳のときで

した。（中略）学校で「お前もらい病だろう」「寄るな」「うつすな」「お前もそこ（療養所）へ行け」と言われ、いじめを受けました。私は耐えきれなくなって担任の先生に相談をしました。先生は、私の顔も見ずに下を向いたまま「仕方ないでしょ、本当のことだから。いつまでここにいるの」と言ったのです。その時のことは、今でも忘れません。ハンセン病のことで人に相談したのは、これが人生で最初で最後となりました。（中略）誰も助けてくれない。父の病気のことは、人に話してはいけないと心に決めました。（中略）私は、父や兄を恥じてはいません。何度ものべるように父が大好きで。誇りにも思ってきました。そしてハンセン病を怖いと思ったこともありません。でも、ハンセン病については、隠さなければならない、ハンセン病については家族以外に誰も信じてはいけないと思ってきたことも事実です。（中略）国の誤った政策がなければ、父も母も、兄も、妹も、そして私も、もっと違った人生が歩めたのではないかと思うのです。

（『ハンセン病家族訴訟原告からのメッセージ』ハンセン病家族訴訟弁護団、2019）

　そもそも、なぜ実名ではなく原告番号で提訴したのだろうか。そして、この証言から、どのようなことを感じただろうか。率直な疑問や感想を出し合う。そして、なぜこのような体験をせざるを得なかったのか、問題だと思うことを班で出し合い、その原因や問題点について調べ、全体で共有する。

　次に、家族訴訟判決後に放送された NHK の映像（ハートネット TV「隠して生きるしかなかった〜ハンセン病家族・知られざる被害」2019年 8 月27日放送）を視聴した（**資料②③**は、映像から抜粋。引用にあたり一部修正）。

九州地方に暮らす50代の村上純子さん（仮名）の経験　　　　**資料②**

　「病気の子」「そばに行ったら菌がうつる」「どっか行けばいいのに」とかいろんなこと言われました。親だったり、陰で学校の先生が教えていたのかもしれないけど。先生も私が話しかけても、すっといなくなる。ましてや、先生から声をかけられることもなかった。だから（強制隔離の）被害を受けた患者さんも、父もつらかっただろうけど、その家族は世間にさらされてどれだけつらかったか。本当に地獄の日々でしたね。うちの父親は左手がこんな感じで曲がっていたので、必ずやっぱり手を出すことがほとんどなかったですね。いつも隠してましたね、手は。いつも膝の上で抱かれて、曲がった手でなでてくれたんですよ。大好きでしたね、父の手は。父親が療養所に隔離されたことは、すぐに町中に知れ渡りました。ちょっと家を空けたときに、燃えた跡があったんですよ、火をつけられた跡が。完全に放火をするということじゃなくて、火をつけるぞ、この家、燃やしてやるよっていう見せしめだと思うんですね。早く出て行ってくれと。（中略）逃げ場所がな

くて。死にたいとも、毎日思ったし。逃げたいと、どれだけ思ったか。助けてもらえない、誰にも助けてもらえないし。本当につらかったですね。

　ハンセン病問題の全体像を意識しながら、**資料②**の村上さんの心情を想像したい。なぜ父のことを隠し続けなければならなかったのか。そして、村上さんに対する周囲の言動がなぜ起こったのか。生徒からの疑問をもとに、なぜ差別されたのか、そしてなぜ周囲の人々は差別をするのかを話し合いたい。

　進学や就職、結婚など日常のなかで直接差別し迫害を加えたのは、「わたしたち」（市民）であった。そうした「ふつうの人々」が加害者となることについて、身近な事例もふまえて「差別する自分」（自分自身の差別意識）に向き合うとともに、「私」だけの問題とせず、「無らい県運動」を推進し強制隔離政策を展開した国や行政の問題のなかで考えることが大切であろう。

(2)　家族裁判後も変わらないもの

　授業では、判決を報じた新聞記事などを用いて、その意義を確認したい。だが、原告勝訴後も家族をとりまく状況の厳しさは続いている。たとえば、判決を受けて国は家族に補償金を支給することになったが、補償金の申請は7,181人（2021年6月10日現在）と、推定対象者約2万4千人に対して約3割にとどまる。家族であることを隠して生きて来たがゆえに、知られることへの不安の根強さが見て取れる。ここで、映像の続き（**資料③**）を視聴する。

徳島県に暮らす鈴木真一さん（仮名）の証言　　　　資料③

　真一さんは父親が人の目を気にせず過ごせるように、2階に簡易的な台所を作りました。同居してもなお、父親のことを隠して生きるしかありませんでした。人目を忍んで暮らした父親は地域の病院にも行けず、最後は療養所へ戻り、亡くなりました。14年後、家族訴訟の原告に加わります。裁判で家族の被害が認められた今も、気持ちが晴れることはありません。「死ぬまでは、ようしゃべらんね。隠し続ける」。（裁判が終わっても？　との記者の問いに）「うん、まだそこまで勇気ないね。総理が謝罪してくれても、世間の偏見が全然なくなるっちゅうことないけん。自分の家族がハンセン病だったいうんは、まだよう言わんね。長男の嫁にも、まだ言うとらんしね。やっぱり偏見でずっと来とるけんね、差別。言うたら、どないなるか分からんしね」。「ハンセン病っちゅうのを、秘密でずっと人生送ってきとるのは、わしの代で済まそうと思う。だましとるっていうんは、やっぱり苦しいし、味あわせとうないけん、子どもらには。」

真一さんが「隠し続ける」ことをどう考えればよいだろうか。生徒からは、「自分の人生と自分の家族のために親を隠すのはつらかったと思う」、「隠さないと差別を受けるが、家族のことを隠し続けなければいけないことは辛いと思う」など、「隠すつもりがなくても、隠さないと幸せになれない」現実に、真一さんの心情に思いを寄せようとする意見が見られた。

一方で、「偏見はすぐにはなくならないため仕方ない部分もあると思う」、「自分がその立場であっても隠し続けると思う。自分の将来が左右されないように隠し通すことは当たり前の考えだと思った」など、真一さんの出した結論への共感も見られた。もし、自分自身が当事者（回復者や家族）であったらどうするのか。「仕方がない」でとどめずに、この差別構造に対して何ができるのかを考える実践を進めることが、今後の課題である。

3. 家族裁判から考えること

憲法学習で取り上げる場合は、第13条（個人の尊重、幸福追求権）、第14条（法の下の平等）、第24条1項（夫婦婚姻生活の自由）、第26条1項（教育を受ける権利）などとの関わりで扱いたい。また、「公共の福祉」の名の下で強制隔離が推し進められた事実についても議論のテーマになるだろう。

映像の最後で弁護士の徳田靖之さんは、「ハンセン病の患者やその家族は差別されても仕方がないという社会構造をどう打ち壊していくのか」と問いかけている。徳田さんは、そのためには社会構造をつくった国の責任を繰り返し明らかにしていくこと、そして、社会構造を構成している私たち一人ひとりの加害責任について考えることが大切であると語っている。

生徒たちは、「正しい知識をつけても、社会構造が変わるのは難しいかもしれない。当事者の方と関わることなどが必要だ」、「何も行動を起こさないのは加害者側になってしまう。無知でいることは偏見を持って見ていること、差別して区別していることと同じこと。今に続くハンセン病の問題を理解し、自分には何が出来るのか、どうしていくべきかを考えていく必要がある」と述べた。当事者の声に学び、差別のない社会をつくる一人として行動できる人間になってほしいとの願いを持って今後も授業を続けたい。

【より深く学ぶために】黒坂愛衣『ハンセン病家族たちの物語』世織書房、2015

菊池事件から考える憲法・人権

相川 翼（私立中高教員）

1. 授業の位置づけと ねらい

「菊池事件は、長年差別と偏見にさらされてきた自分を含む全ての元患者の問題だ。Fさんの名誉が回復されない限り、私たちは人としての尊厳を回復できない」。

これは、『東京新聞』（2019年12月15日）に掲載された志村康さん（菊池恵楓園入所者自治会　会長）（→ p.238 人物コラム）の言葉だ。志村さんは、1933年生まれで高齢にありながら、Fさんの名誉を回復すべく力を尽くしている。

Fさんは、1922年に熊本県の農家に生まれ、戦後の無らい県運動が隆盛を極める中でハンセン病の患者と疑われ、菊池恵楓園への入所を勧告されていた。そして、1951～52年にかけて熊本県で起きた二つの事件（合わせて菊池事件と呼ぶ）の犯人としてFさんは逮捕された。警察の捜査や裁判所の裁判は、ハンセン病患者に対する予断と偏見に満ちたものであった。Fさんは無実を訴え続けたが、裁判で死刑判決を受け、1962年に死刑が執行された。Fさんは、人権を守る砦となるべき法の専門家たちによって、人間としての尊厳を冒され、命までも奪われたのである。

ハンセン病回復者で作る団体は、Fさんの無実を信じ、Fさんの裁判のやり直し（再審）を求めてきたが、検察は再審請求を行わなかった。2020年には、Fさんの裁判のやり方（特別法廷）が憲法違反であったと熊本地裁によって断罪された。ハンセン病回復者・弁護団・市民は、憲法違反の裁判で死刑になったFさんの裁判をやり直し、名誉を回復すべく力を尽くしている。

菊池事件は、ハンセン病問題について既習であれば、小学6年の社会科・総合から高校公民科まで幅広く取り上げることができる。校種を問わず、憲法学習の一環として菊池事件の学習を位置づけるとよい。中学以上の場合、菊池事件の学習を死刑制度の学習につなげると学習効果は極めて高い。

次項で示す教材例を用いると、高校では最短1コマで実施できる。小学6年の社会科・総合でも、表現を少しやさしくすれば2コマで実施できる。次項では高校生向きの教材例を示す（2021年9月時点の情報に基づく）。

2. 菊池事件を追体験してみよう

授業の進め方

　Fさんの人生を時系列で追う学習資料を用意する。先の展開が分からないように1項目につき1枚のスライドを投影し、最後まで投影と説明を終えたら一覧にしたプリントを配付する。学習資料では「Fさん」と記すべき箇所を全部「あなた」と表記することにより、学習者は「もし自分がFさんだったら」と想像しながら菊池事件を追体験する。その体験をもとに、憲法・人権や、ハンセン病問題について理解を深めるワークシートに取り組む。

学習資料の例

①あなたは、1922年7月18日、熊本県菊池郡S村（現・菊池市）で農家の長男として生まれました。8歳のときに父親を亡くしました。弟や妹を抱え、母を助けるために小学校をやめて働きました。必死に働いて、結婚して、娘が生まれ、生活も安定してきた矢先のことでした。

②1951年1月9日（28歳）、あなたは、熊本県から菊池恵楓園（ハンセン病療養所）への入所を勧告されました。ハンセン病患者を摘発し、療養所に強制的に送り込む官民一体の運動「無らい県運動」が隆盛を極める中での入所勧告でした。

③収容予定は1月26日。自覚症状がなくおかしいと思ったあなたは、自分がハンセン病ではないという皮膚科医師の診断書を3通も集め、熊本大学病院皮膚科の教授による「ハンセン病と診断する所見はない」という診断書も携えて、菊池恵楓園に抗議しました。しかし菊池恵楓園の医務課長は、あなたの収容方針を変えませんでした。

④〔第一次事件 (1)〕1951年8月1日未明、元・村役場職員（S村衛生主任）のAさん宅にダイナマイトが投げ込まれ、Aさんと家族が負傷しました。Aさんは、あなたのことをハンセン病患者として熊本県に報告した人物で

179

す。あなたがAさんを恨んで犯行に及んだのではないかと推測され、あなたは逮捕されました。29歳でした。

⑤〔第一次事件（2）〕裁判であなたは無罪を主張しましたが、1952年6月9日、熊本地裁はあなたに懲役10年の判決を言い渡しました。あなたは無実を訴え、控訴しました。

⑥〔第一次事件（3）〕あなたは6月16日、熊本刑務所菊池拘置所（菊池恵楓園内の拘置所）から逃走しました。

⑦〔第二次事件（1）〕あなたが逃走中の7月7日に、Aさんが遺体で発見されました。遺体の20数か所に切り傷・刺し傷がありました。当然のようにあなたが殺したと疑われ、7月10日、あなたに逮捕状が出ました。

⑧〔第二次事件（2）〕7月12日、実家近くの小屋に潜んでいたところを発見され、あなたは小屋を逃げ出しました。このときあなたは、警察官に拳銃で発砲され、右腕を貫通、そして逮捕されました。

⑨〔第二次事件（3）〕激痛が走り、意識がもうろうとする中で、あなたは取り調べを受け、「草切りガマで突き刺して殺した事は間違いありません」と自白を強要されました。署名は警察官が代行しました。しかし、草切りガマではできない傷跡が遺体にあるという法医学鑑定に基づいて、警察は凶器を短刀に変更しました。新凶器の短刀には、血痕やあなたの指紋は付着していませんでした。あなたの着衣にも、自分の負傷による血痕しか付着していませんでした。

⑩〔第二次事件（4）〕1953年8月29日（31歳）、熊本地裁はあなたに死刑判決を下しました。裁判は裁判所で行われず（**特別法廷**）、菊池恵楓園や**菊池医療刑務所**において部外者には実質非公開で行われました。裁判官・検察官・弁護人は予防着（白衣・ゴム手袋など）を着用し、調書や証拠品は箸で扱いました。あなたは無罪を主張しましたが、十分な弁護を受けることもできず、審理も実質4回しか行われませんでした。

＊ 特別法廷 …裁判所外で行われた法廷。1948〜77年に113件開かれた。ハンセン病患者の出廷を理由に、ハンセン病療養所等で開かれた特別法廷は、1972年までに95件あった。裁判所法の規定では、大災害で裁判所が使えない場合や当事者が病気で出廷できない場合など、最高裁が必要と認めれば裁判所外の場所で法廷を開くことができる。

＊ 菊池医療刑務所 …1953～97年に存在した、ハンセン病患者専用の刑務所。
1987年11月まで収容者がおり、のべ117名が収容された。

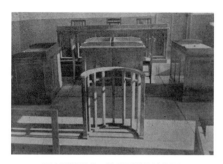

医療刑務所内の接見所兼臨時法廷
菊池恵楓園入所者自治会収蔵資料

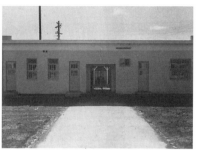

菊池医療刑務所入口
国立療養所菊池恵楓園社会交流会館収蔵資料

⑪〔第二次事件 (5)〕あなたは無罪を主張して福岡高等裁判所に控訴しまし
　たが、控訴は棄却されました（1954年12月13日）。最高裁判所への上告も
　1957年8月23日（35歳）に棄却され、死刑判決が確定しました。

⑫ハンセン病の患者団体は、控訴のときからあなたのことを支援しました。
　死刑確定後は、療養所外の文化人や学者も交えた「あなたを救う会」が結
　成され、再審（＝裁判のやり直し）請求を求める運動を展開しました。あ
　なたは、自分の無罪を証明するために、読み書きを独房で猛勉強しました。
　『六法全書』を読み、裁判所に出す書類を書き、全国から届く手紙に返事
　を書き、短歌・俳句・詩などで自分の想いを表現しました。

⑬〔第二次事件 (6)〕あなたは3度にわたって再審請求を行いました。有罪
　の証拠となった大伯母と叔父の証言が警察のデッチ上げだったという証言
　も得られ、再審を求める1万615名の署名も提出されました。しかし、
　1962年9月13日に3度目の再審請求が棄却され、翌日の9月14日に死刑が
　執行されました。あなたは40歳でした。

⑭あなたの死後、あなたの死刑に対する抗議を示す追悼集会が節目ごとに行
　われ、墓参りも毎年続けられていました。それも1984年の23回忌で、一応
　の区切りをつけることになりました。

⑮〔国民的再審請求に向けて (1)〕その後、ハンセン病問題をめぐる環境が

激変します。1996年にらい予防法廃止、2001年に「らい予防法」違憲国家賠償請求訴訟の勝訴、2008年に療養所の将来を見据えたハンセン病問題基本法の成立。困難を乗り越え、多くの成果を得てきた弁護団は、ハンセン病回復者らの強い意向を受けて、あなたの再審をめざすことにしました。

⑯〔国民的再審請求に向けて (2)〕刑事訴訟法は、再審請求権者を「検察官」「本人」「遺族」と定めています。そこで弁護団は、あなたの家族にアプローチしました。けれどもあなたの家族は、あなたの無実を確信しつつも、自分の家族を守るために再審請求はできないと言い、弁護団は、遺族による再審請求を断念せざるを得ませんでした。

⑰〔国民的再審請求に向けて (3)〕そこで弁護団は、2012年11月7日、最高検察庁に対して再審請求要請を行いましたが、黙殺されてしまいました。他方で最高裁判所は、弁護団の要請に基づいて、ハンセン病を理由とした特別法廷について検証作業を行い、調査報告書と談話を発表、特別法廷の違法性を認め、謝罪しました（2016年4月25日）。

⑱〔国民的再審請求に向けて (4)〕2017年3月31日、最高検察庁は、特別法廷に関与したことの非は認めたものの、あなたの再審請求は行わないと公表しました。これを受けてハンセン病回復者で作る団体は、検察官が再審請求をしないことによって被害回復の機会が失われたとして、菊池事件国家賠償請求訴訟を提起しました（2017年8月29日）。熊本地裁は、賠償請求こそ棄却したものの、あなたの裁判のやり方（特別法廷）は憲法違反であるという判決を下しました（2020年2月26日）。

⑲〔国民的再審請求に向けて (5)〕熊本地裁判決を受けて、弁護団は、最高検察庁への再審請求要請を再度行いましたが、またもや黙殺されてしまいました。そこで弁護団は、主権者である国民一人ひとりの手によって憲法違反の判決取り消しを求める**国民的再審請求**という運動を開始しました。2020年11月13日、全国1205名の市民が「国民的再審請求人」となり、再審請求書を熊本地裁に提出しました。

⑳〔国民的再審請求に向けて (6)〕2021年1月からは再審開始を求める大規模な署名活動が始まり、2021年9月14日までに3万2987筆の署名が熊本地裁に提出されました。あなたは生きていれば99歳です。あなたの遺志を継ぐハンセン病回復者らは、自分たちが生きている間に、何としてもあなた

の無罪を勝ち取り、名誉を回復したいと切に願っています。

ワークシートでの設問例

1．菊池事件の審理（第二次事件の熊本地裁の審理＝プリントの⑩）は、日本国憲法のどの条文に違反していたと考えられるか？

2．Ｆさんの遺族が、Ｆさんの無実を確信しているにもかかわらず再審請求に踏み出せないのには、どんな背景事情があるだろうか？

3．ハンセン病回復者の志村康さんは、Ｆさんと面会・文通を続け、Ｆさんが死刑に処せられる前日にも交流した「最後の面会人」である。志村さんは、新聞のインタビューで次のように述べている（冒頭の『東京新聞』での発言を紹介）。志村さんがこのように考えているのはなぜだろうか？

3． 菊池事件は私たちに何を問いかけているか

　Ｆさんの遺族が置かれている切実な状況に思いをめぐらせたい。Ｆさんの無実を信じていながら、再審請求できないのはなぜか。そもそもＦさんの本名を明かせないのはなぜか。家族・遺族が本当のことを隠さなければならないうちは、差別や偏見が現前としてあるということである。菊池事件を通じて問われているのは、差別のない社会をつくるための私たち一人ひとりの人権感覚である。

　児童・生徒からの反響は校種を問わず非常に大きい。憲法12条は、人権を保持するための「不断の努力」を国民に課している。Ｆさんの人生のあゆみを通して、憲法・人権と自己のあり方を問い直す学習者も多い。一人でも多くの教員に、菊池事件から学ぶ憲法・人権学習を実践し、深めてほしい。

【より深く学ぶために】
映画『新・あつい壁』中山節夫監督、2007
徳田靖之「戦後の無らい県運動と菊池事件」無らい県運動研究会編『ハンセン病絶対隔離政策と日本社会―無らい県運動の研究』六花出版、2014
「菊池事件―再審実現に向けて」ハンセン病市民学会編『ハンセン病市民学会年報2013』解放出版社、2014
熊本県「無らい県運動」検証委員会報告書、2014
「特集Ⅱ・再審をめぐる菊池事件判決」ふれあい福祉協会編『ふれあい福祉だより 第18号』2020

対象：中学・高校｜科目：社会、福祉、総合など

きみ江さんとの出会いから

江連 恭弘（法政大学第二中・高等学校教員）

1. 授業の位置づけと ねらい

　高校３年生を対象とした選択授業「こどもの社会福祉学」（週２時間）での実践である。授業では、「こども」の視点から①出産・育児、②社会的養護と保育、③ジェンダーとセクシュアリティ、④産み育てる権利の剥奪、などについて考えた（上記④でハンセン病問題を取り上げた）。

　授業のねらいは、すべての人びとが日常を人間らしく、自分らしく生きることのできる社会を実現するために、人間の生存や私たち自身の差別意識の問題に向き合うこと。そして、「こども」をめぐる社会的養護や優生思想などの文脈から、ハンセン病問題を捉えなおすことで、現在における差別・偏見と人権の課題について考察することを目的としている。また、現在も療養所で生活する方々と出会うことで、いま・ここにある課題として認識を深め、一人ひとりが主体的に課題に向き合うきっかけをつくりたいと考えた。

　なお、山内きみ江さんとの出会いは、多磨全生園の敷地内にある「花さき保育園」に生徒数名と訪問し、園長の森田紅さんに紹介していただいたことがきっかけである。きみ江さんは、初対面である私たちにご自身の人生や生きがいを語ってくださった。そこでの出会いにあらためて感謝したい。

2. 学習の 概要

　ハンセン病問題に関する学習では、おもに以下の５つのテーマを取り上げた（１テーマにつき２時間）。授業では、映像の視聴や資料を読んで話し合いを中心に行った。今回は、テーマ②と⑤を中心に取り上げる。

①映像で学ぶハンセン病（導入）

　まず、アンケートでハンセン病の名前を聞いたことがあるか等をたずねる。

約8割は「知っている」と答えている。ニュース（テレビ）や授業で知ったという生徒が多い。小中学校でハンセン病について学んだという生徒も数名いる。導入教材には、「探検バクモン　ハンセン病を知っていますか」（NHK、2015年）を用いた。ハンセン病の歴史や病気の特徴、入所者の経験や願いなどを感じ取ることができる。実際に療養所の中を歩いて説明しており、隔離された社会の特徴を捉えることができる内容となっている。その他、療養所の地図を提示し、「隔離を象徴するもの」探しも行った。

②山内きみ江さんの半生から学ぶ（後述）

③ハンセン病の歴史と裁判（略）

④家族の被害を考える（→ p.174 本章実践例⑧）

⑤ハンセン病療養所を歩く・山内きみ江さんに出会う（後述）

3. 山内きみ江さんの半生から学ぶ

(1) 生い立ちと現在

　きみ江さんは、1934年に静岡県藤枝市に生まれた。小学校に入学した7歳の時に発病する。1947年に小学校を卒業。1957年、22歳の時に全生園に入所した。その年に、入所者だった定さんと結婚する。1998年、64歳のときに養子・真由美さん（18歳）を迎える。2005年、70歳で社会復帰（後に再入所）。座右の銘は「為せば成る何事も！」である。

(2) きみ江さんの人生にふれる

　授業では、片野田斉『生きるって、楽しくって』（クラッセ、2012）をもとに作成したきみ江さんの人生に関わる【資料】を読み合わせた。

資料

○「おばちゃん、おててどうしたの？　とけちゃったの？」「おばちゃんねー、ちっちゃい頃大きな病気したの。そしたらこんなになっちゃったの。変な手ねー」

○1934（昭和9）年、静岡県藤枝の農家の9人兄弟の3女として出生。だが、6人の兄弟は幼児のうちに病死。7歳、首の付け根あたりに赤みを帯びた斑紋が見つかる（ハンセン病の初期症状）。10歳のころ、体調に異変を感じる。冬の寒い時期、掃除当番でバケツに入った冷たい雑巾を絞っても冷たさを感じない。草履の鼻緒が指に食い込んで血が出ても痛みを感じない。「きみ江ちゃんは我慢強い」と言われ、少しだけ優越感を感じた（知覚麻痺）。

○15、16歳ごろ、顔や体に斑紋。麻痺する部分も増える。1957年（22歳）、「らい」と診断される。3日後には多磨全生園に入所。

○2001年、日蓮正宗の僧侶の縁で高校生の「真由美」と知り合う。児童養護施設で生活していた真由美は、高校卒業後、山内夫婦の娘（養女）となる。「ハンセン病だとか、お年寄りだとか、障がい者だからと区別しなかった。あの子のいいとこはそこじゃないかな。真由美が私を育ててくれたのかもしれない。いろいろあったけどね」「娘のことで気を揉むのも嬉しい。気を揉むことで社会との接点を感じている」。

○プーちゃん、柴ちゃん、ミーちゃんの3体のしゃべる人形を可愛がっている。「人間は裏切るけど、人形は裏切らない」。

【資料】を読み、疑問に思ったことや印象に残ったことを班で話し合い、クラス全体で共有した。また、きみ江さんへの質問をまとめた。

おもな質問は、①感染した原因や診断結果を聴いた時の気持ちとは。②療養所での不安や苦悩、葛藤。何を楽しみに生活していたのか。③実家の家族に会えたのか、養女と出会いお孫さんが生まれて変わったこととは。④身の回りのことで、ひとりでは難しいと感じること、一人暮らしをするきっかけやその時の気持ちとは。⑤出版したり語り部をされるなど病気のことを周りに見せることに抵抗はなかったか、などである。

きみ江さんが、ハンセン病という病とともに生きた経験やこどもを持つことができなかった事実にもふれた。この授業ではこどもの社会的養護についても学んでいるため、きみ江さんが児童養護施設で暮らしていた真由美さんを迎え、ひとりの女性の親としても生きている姿から考えることも多い。

また、NHKの番組「"ワケあり"りんご」（2020年）を見ることで、真由美さんやそのこどもたちの「ばあば」として生きるきみ江さんの姿から、それまでのハンセン病者へのイメージ（こどもがいない、産み育てることが困難など）が揺さぶられる。ハンセン病問題とこどもの社会的養護の現状と課題が、きみ江さんの人生を通して繋がり、これまでの学習がさらに深まっていくと考えている。

なお、きみ江さんは、多磨全生園の敷地の一角にできた「花さき保育園」のこどもたちとの交流を続けている。「何でお手々が変なの？」と園児たちに問いかけられると、自分の体に触れさせて、病気について話をしてきた。「純粋な疑問には、ありのままの体を見せるのが一番の教育。偏見のない人

に成長してほしい」と願うためだ（『毎日新聞』2015年12月21日）。こどもを望みな
がらもそれが許されなかったきみ江さんだが、こどものいないハンセン病療
養所内にある保育園で、園児たちとまっすぐに向き合っている。

4. きみ江さんに出会う

事前学習をふまえて、ハンセン病療養所
多磨全生園（東京都東村山市）を訪問した。
当日は、ハンセン病資料館の見学や療養所
内を散策し、最初の授業で視聴したNHK
の番組内容を追体験していった。当日のス
ケジュールは以下の通りである。

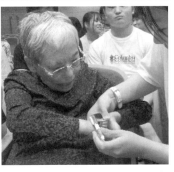

ご自身の名前を記すためにペンのついた
装具を生徒の補助でつける。

10：00	資料館ガイダンス映像視聴（歴史編）
10：40	語り部の講演（映像・平沢保治さん）
11：30	資料館展示見学
13：30	多磨全生園内の見学
15：00	山内きみ江さんのお話（資料館）

資料館の研修室できみ江さんのお話を伺った。きみ江さんは、ご自身で作
成された「自己紹介」カードを生徒たちに配布し、ご自身の生い立ちや今取
り組んでいることなど、主に以下の内容を話してくださった。

お話の内容

○小学校3年生頃からモノを持てず、感覚がなくなり、学校を休みが
　ちになった。小学3年までしか学校に行っていないので、もっと勉強し
　ておけばよかったと思っている。わたしは、尋常小学校中途です！
○22歳まで家事をしてきたが、感覚がなくいつも火傷をしていた。ハンセン病だと
　は言えないので、それまでは、リウマチだと言っていた。
○「らい」は血統というけれど、わたしの家族・親族に発病者はいない。療養所に
　入らなければならなかったが、静岡の病院だと家に近いから嫌だ。東京ならビル
　ディングがある、と思い全生園に来た。
○このとき、菌の検査をしたがすでに無菌だった。医者からは、後遺症だけだから、
　ここに来なくていいんだよ、帰りなさいと言われた。でも、いったん「らい」と
　いう病名がついたからには、家族に迷惑がかかってしまう。だから無菌だったが
　入園した。

○わたしは気の強い子どもだった。強くならざるをえなかったのだと思う。入園を機に名前を変えた。１日おきに家族に手紙を書いた。でも、わたしは全生園の人になった。こうしてわたしは両親との縁を切ったの。初めて両親が泣いた。

○療養所で結婚し、手を取り合って生きてきたが、こどもを持てない。女である以上、こどもが欲しかった。母親になりたい。なら里子を育てようと思った。いまは、４人のおばあちゃんになった。いまは幸せです。

○できないんじゃなくて、やればできる。為せば成る何事も。思いやりと感謝。

　お話を受けた質疑は十分できなかったが、終了後に質問に来たり、きみ江さんをぎゅーっと抱きしめる生徒、恥ずかしそうに遠くから様子を見ている生徒などいろいろであった。一人ずつお礼を述べ、握手もしていただき、きみ江さんから元気をいただいた一日となった。

5. きみ江さんの生き方に学ぶ

　きみ江さんとの出会いを含め、これまでの授業全体をふりかえって生徒に感想を書いてもらった（一部抜粋）。

　【Ｙさん】「どんなりんごでも、りんごはりんごである」というのは、「どんな人間でも、人間は人間である」と言われたような気がした。自由に今、自分は生きている。それが非常に感じることができ、「人として生きたくて苦労を求めている」とおっしゃった時は本当にすごいなと思った。

　【Ａさん】一番印象に残ったお話は授業でみた映像のものだったのですが、子どもを妊娠したと分かって、普通だったら喜べることなのに、これから先のことを考えると喜べなかったというお話です。病気だからというだけで、そんな幸せも奪われてしまうのかと言葉にもなりませんでした。きみ江さんから直接話を聞いて、やはり本人から直接聞くのは、資料や映像でみたり聞いたりするよりも重みが全然違うなと思いました。私は、ハンセン病患者になった方は、勝手に辛いんだろうなとか、かわいそうだなと思い込んでいたのですが、きみ江さんをはじめ、他の患者の方たちは、ハンセン病患者であることをマイナスにとらえることなく、強く生きている姿を見て、私自身す

ごい勇気をもらうことができました。

【Mさん】授業で映像を見て私と同じくらいの年齢で入所した人がいることに驚いた。社会から隔離されて生活することは、自分だけでなく家族にも影響してしまうから偽名を使っているということがすごく悲しいと思った。無知のままではいられない。知って考えることが大切なのではないか。山内さんのお話を伺い、生きることを望み、自分という存在をこの先に残していこうとする姿勢、本を書いてみたり、絵を描いたり、作品をつくり上げている人びとはとても力強く生きることを望み、これからの人生を楽しく希望を持ち生きようとしているのではないかと思った。山内きみ江さんに実際に会ってお話を聞いてみてすごく前向きな方だと思いました。お話のなかで、「出来ないことはない。出来ないではなく、やる気があるかどうか」という言葉がすごく印象に残りました。私はできないとあきらめてしまうことがあるので、この言葉を聞いて自分なりの工夫や努力、意識を高く持ち、物事を頑張ってみようかなと思いました。

*

きみ江さんの「ありのまま」に生きる姿に、生徒たちは「生きること」それ自体のすばらしさを感じている。きみ江さんの生き方や生き様に出会うことで、また、ハンセン病療養所に生きて来た人々に思いを馳せることによって、非当事者であったとしても当事者の思いを少しは感じ取ることができただろうか。それが、当事者と思いを共にすることにつながるかもしれない。

学び、感じた経験を、これから生徒たちは自分自身のことばでどのように語り、行動していくだろうか。生徒たちには、「きみ江さん」という一人の人生との出会いから、ハンセン病問題という構造的な差別の課題に向きあい、差別のない社会をつくる一人として一歩を踏み出してほしいと思う。そのためにも、今回のような出会いを通して、語り継いでいくことのできる場をともにつくっていくことが大切になると思っている。

【より深く学ぶために】
片野田斉（撮影・文）『生きるって、楽しくって　～ハンセン病を生きた山内定・きみ江夫婦の愛情物語～』クラッセ、2012
片野田斉『きみ江さん　ハンセン病を生きて』偕成社、2015
ETV特集「“ワケあり”りんご」（NHK、2020年10月10日放送）

対象：小学6年以上 ｜ 科目：社会、公共（現代社会）、倫理、政治・経済、総合

藤崎陸安さんとの出会いから

相川 翼（私立中高教員）

1. 授業の位置づけとねらい

　武蔵高等学校1年「倫理」の授業（2020年度3学期）の一環で行ったハンセン病人権学習の実践である。私は複数の学校に勤務し主に公民科目を担当しているが、担当科目や学年が違っても、ハンセン病人権学習の基本的な考え方は変わらない。「倫理」以外の科目でも実践可能である。

　私は、担当科目が「政治・経済」の場合は、1学期に行う憲法学習の中にハンセン病人権学習を位置づけるが、「倫理」の場合は、3学期に「現代社会と生」という独自単元を設け、その中にハンセン病人権学習を位置づけている。現代思想とも関わりを持たせながら、ホロコースト・ハンセン病問題・障害者問題・ゲノム編集・安楽死などのトピックを扱い、人間としての生き方・在り方を生徒とともに考えていく。

　通常授業でのこうした学習を発展させ、3学期の期末試験後に希望者を募り、「ハンセン病資料館の見学」「多磨全生園の巡検」「ハンセン病回復者との交流」を半日かけて行う授業を実施している。2021年4月1日に実施した授業では、ハンセン病資料館は予定通り見学できたが、多磨全生園にはコロナ禍のため立ち入ることができず、私が撮った写真の説明で代替した。その後、ハンセン病回復者の藤崎陸安さん（多磨全生園入所者）にお話をしていただき、質疑応答・交流の時間をもった。（なお、この授業にはNHKの取材が入り、2021年5月3日、「憲法記念日特集　新型コロナと憲法　〜問われる「個人の自由」〜」という番組で学習の様子が紹介された。）

　ハンセン病人権学習の実施にあたって私が何よりも重視しているのは、「人と出会い、人から学ぶ」ことである。ハンセン病問題に限らないことだが、どんな人権課題でも、○○問題がもともと存在しているのではない。ある人がいて、その人が抱えている困難を見ていくと、そこに○○問題が初め

て見える（学術的にはさまざまな立場があるが、少なくとも授業実践においてはこう考える）。このようにハンセン病問題と向き合わなければ、体験者のすばらしいお話を聴いたとしても、学習者は共感的理解に至らず、人権感覚も育たない。「困難を抱えた人とともに歩む」という主体性も生まれない。だから私は、通常授業や巡検の事前学習はもちろん、ハンセン病資料館の見学や多磨全生園の巡検でさえ、体験者の人生のあゆみや思いを受け止めるための「事前学習」と位置づけている。

2. 藤崎陸安さんの半生から学ぶ

※ p.194 人物コラムも参照

お話の内容

　1953（昭和28）年、らい予防法闘争があった。みんなが命がけでたたかった。しかし、私たちの人権を踏みにじる法案が衆議院を無修正で通過し、参議院では9項目の附帯決議をつけて通過・成立してしまった。闘争そのものは負けたが、私たちが社会を見る眼が養われた。闘争の成果として、ハンセン病の子どもが通う高校（邑久高等学校新良田教室）が設立された。自分は新良田教室で実に楽しく有意義な4年間を過ごすことができた。高校を命がけで作ってくれた先輩たちへの感謝の気持ちを忘れたことはない。

　ハンセン病療養所の入所者で作る全国組織で仕事をしている。厚生労働省との交渉が一番大きな仕事。療養所で暮らす人々は、国の誤ったハンセン病政策の犠牲になった人たちで、とんでもない苦労をしてきている。そんな人たちに、「自分の人生もまんざらでもなかった」と思ってもらう状況をつくることが自分の信念。自分の後を継ぐ人はいない。体がもつ限り続ける。

　ハンセン病では、官民一体になってみんなで患者や家族のことを差別した。新型コロナでも、感染者や家族だけでなく、医療従事者までも差別の対象になっている。みんなでやってしまったことは、みんなで考え、改めなくちゃいけない。知らないのは恥。でも、知ろうとしないことは罪。だから教育での取り組みが大事。

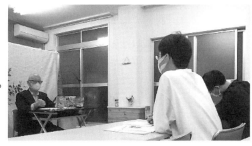

第7章

実践例⓫

3. 生徒の感想から

○藤崎さんはお話の中で教育の重要さを強調しておられました。帰って親に話したら「藤崎さんは経験上何を思って教育の重要性を訴えているんだい」と聞かれましたが、悔しいことに、うまく答えられなかったです。体験者に直接話を聞ける貴重な機会を経て自分が何を得たのか分からずとても悔しかったです。ここから気づいたことは、主観的な感情の理解の難しさです。先日は実際にお話を聞く前にハンセン病資料館を見学しました。当時の人々がどのような生活を送っていたのか事細かに描写されていて、想像することができました。ただ全生園の当時の人々が何を思っていたかはしっくりくることがなく、くるはずもなく友人とたくさん議論しました。その時に、山吹舎のジオラマで、後ろで外を眺めている人の気持ちを考えて欲しいと先生に言われたことを覚えています。今でも謎なままです。主観的なことが何も分からずに客観的なことだけで完結してしまったら、歴史の年表としてハンセン病問題を学んだ人と何の変わりもないことを不安に思っています。……藤崎さん、貴重なお話をありがとうございました。今の自分は聞いたお話の大部分を理解できていないので、ゆっくり考えて自分の知見を深め、当時の人の気持ちが理解できるまで悩み続けていきます。

○まず、最初に行ったハンセン病資料館では、ハンセン病問題に関して知らなかった情報がまだたくさんあることが分かり、大変勉強になりました。療養所の暮らしの再現や展示物・写真を見ることができ、単に教科書などで学ぶよりも強く、ハンセン病患者の方の辛さや苦しみが伝わってきました。また藤崎さんとの交流では、実際に経験していないと分からないことや、藤崎さんの視点から見た人権問題のお話なども聞くことができて、とても有意義な時間になったと思います。資料館見学や藤崎さんとの交流を通して、ハンセン病回復者の方々の、自分たちが経験してきたことを少しでも未来へ繋いでいこうという強い思いを感じました。新型コロナ感染者への差別もふくめて、人類から差別や偏見をきれいに消すことは難しいかもしれません。だからこそ藤崎さんを含めてハンセン病回復者の方々の、困難を乗り越え明るい未来を信じて、長きにわたり力強く偏見や差別と闘

う姿は、後世にも語り継いでいく必要があると思います。失敗とそれを乗り越えるという歴史の積み重ねで、少しずつ少しずつ同じような失敗がなくなっていくのだろうと考えました。ただ、この巡検だけで完璧にハンセン病問題を理解できたわけではありません。今後またどこかでお話を伺うことができたら幸いです。

○僕は今まで、人間に自分とは違うものやよくわからないものへの恐れがある以上、差別がなくなる日は来ないと思っていました。でも、ハンセン病や新型コロナウイルスの正しい知識を理解して、偏見を捨て去ることができれば解決の望みはあるんだと、お話を通じて信じることができました。けれど、それも他人ごとだから言えることです。全ての人が自分たちも差別の当事者であることを認めなければいけません。我々の心に必ず存在する差別意識を認めた上で、藤崎さんたちや自分に向き合って、全く同じ一人の人間としてかかわることで、初めて本当の意味で差別がなくなるのだと思います。ですから、僕は藤崎さんと握手をしていただいたこと、なんのためらいもなく握手できたことが本当に嬉しかったです。あの瞬間、僕は人類を永遠に縛る差別の鎖を引きちぎれた気がしました。あの手の感触と、胸の高鳴りと、藤崎さんの笑顔を忘れることは一生ありません。桜が散って季節が変わる頃にまたお邪魔したいと思っています。本当に貴重なお話をありがとうございました。

お話と質疑応答を一通り終えた後、3つ目の感想を書いた生徒が藤崎さんに握手を求めた。ハンセン病の後遺症が手に残る藤崎さんにとって、握手を求められることはどれだけ嬉しかっただろう。歓喜にわいた藤崎さんは、生徒一人ひとりと固く握手をされた。握手をすることで、お互いが同じ人間であり、仲間であることを確認した。そこには偏見や差別はない。人と人との対等な関係があり、心の通い合いがあった。

差別のない社会は、理想論に過ぎないと私は思っていた。しかしこの日、藤崎さんと生徒たちが握手をして心を通わせる姿を目の当たりにして、考え方が180度変わった。差別のない社会は、遠い未来にいつか実現する理想郷ではなく、いま・ここでつくり続けるものなのだ、と。「人と出会い、人から学ぶ」人権学習を続ける限り、差別のない社会は誰にでも開かれている。

●人物コラム● ＜出会いと証言＞

藤崎 陸安 さん
ふじさき みちやす

　電話が鳴る。厚生労働省
の担当者からだ。案件の進
捗状況を確認し、「しっか
りやってくれよ」と激励す
る。
　藤崎さんは、全療協（全
国ハンセン病療養所入所者
協議会）の事務局長を務め、
78歳になった今も毎日執務
を行っている。

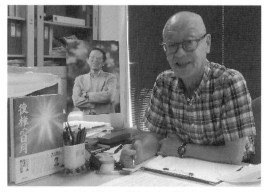

全療協事務局で執務をする藤崎さん

　藤崎さんは、1943（昭和18）年５月、四人兄弟の末っ子として秋田県に生まれ
た。1952（昭和27）年４月、父から「明日から学校に行かなくていい」と言われ、
家族の中でも食事や風呂の場所を別々にさせられた。母と二人の兄と一緒にお召
し列車に乗り、青森の松丘保養園に向かった。入所した日、自分のことを親切に
案内してくれた入所者の異様な姿を見て、泣き崩れてしまった。夜ごはんも喉を
通らなかった。一緒に入所した母から「あまり会いに来ない方がいいよ」と言わ
れ、後からその理由が分かった。父母も離婚し、家族は引き裂かれた。
　1959（昭和34）年、邑久高等学校新良田教室に５期生として入学した。青森か
ら岡山までお召し列車で向かった。途中の東京駅でおよそ10時間、何の説明もな
く閉じ込められた。自分たちは人間扱いされていない —— 人生最大の屈辱の10時
間だった。新良田教室での４年間は、実に楽しかった。勉強は要領よくやって、
晴れの日は野球の、雨の日はトランペットの練習に明け暮れた。

　卒業して松丘保養園に帰ると、自治会の書記の仕事が自分のために用意されて
いた。自治会の仕事をこなす中で、「自分は患者運動に身を投じて生きる」とい
う自覚を深めていった。保養園と全患協本部のある多磨全生園とを行き来した。
　2005年、神美知宏・全療協事務局長（当時）の命を受け、全療協本部のある全
生園に身を置くことにした。2010年からは事務局長を務めている。事務局長とし
て会長を支えるとともに、各支部（自治会）を束ね、入所者の権利を守り生活を
よくするために厚労省など関係各所と交渉する。『全療協ニュース』の定期的な

発行も重要な仕事だ。

　運動のエネルギーは国に対する怒りだ。小学4年生のときに保養園で見たらい予防法闘争の異様な光景や、高校4年生のときに菊池事件でFさんが処刑されたときの長島の動揺と抗議の様子が目に焼き付き、原体験になっている。「この100年間、国が何をしてくれたというんだ！」

　しかし、藤崎さんの後継者はいない。後継者不足に悩み、活動を休止している支部もある。神美知宏・前会長は、そんな全療協の行く末を見越して、ハンセン病市民学会に大きな期待を寄せていた。「全療協運動は市民学会に引き継いでほしい。市民学会と一緒にやっていこう」。藤崎さんも同様の期待を市民学会に寄せている。

　藤崎さんは、2017年8月に再婚した。相手は全生園で食堂「なごみ」を経営する「みっちゃん」こと美智子さん。二人とも連れ合いを亡くしていた。みっちゃんが難病で闘病している間、必死に支えた。不自由な者どうし、お互いに支え合って生きることにした。一緒に住みたいが、藤崎さんは退所すると全療協の仕事ができなくなってしまい、みっちゃんは病歴者ではなく全生園に入所できない。「なごみ」で過ごす日々が二人をつないでいる。

　みっちゃんが代表を務める「全生園の明日をともに考える会」にも参画するようになった。市民や、私たち教育部会とも手を携えながら、ハンセン病問題について広く知って、考えてもらうための活動にも力を入れている。

　中高生に体験を伝える活動をしているとき、こんな質問がでた。「藤崎さんは亡くなったら、どこのお墓に入りたいですか？」藤崎さんは即座にこう答えた。「みっちゃんと一緒に全生園のお墓に入りたい」。

　藤崎さんは、全生園の納骨堂に毎朝お参りに行って、「今日もまた力を貸してください」と先輩たちにお願いしている。多くの先輩や同志に見守られながら、藤崎さんの「らい予防法闘争」は続く。

（相川　翼）

【より深く学ぶために】
全国ハンセン氏病患者協議会『全患協運動史 —— ハンセン氏病患者のたたかいの記録』一光社、1977
全国ハンセン病療養所入所者協議会『復権への日月 —— ハンセン病患者の闘いの記録』光陽出版社、2001
福西征子『ハンセン病家族の絆 —— 隔離の壁に引き裂かれても』昭和堂、2018

第7章

対象：中学・高校　科目：クラブ活動（自主活動）

ヒューマンライツ部のハンセン病問題学習

延 和聰（盈進中学高等学校 校長）

1. クラブ活動の位置づけとねらい

　盈進中学高等学校は1904年創立の私立の中高一貫校である。建学の精神「実学の体得」（社会に貢献する人材の育成）に則った学校の基調には「平和・ひと・環境を大切にする学び舎」を掲げている。現在、理事長を中心とした経営陣もこの方針を理解し、生徒の主体的学びを後押ししている。私はいま、このような職場環境に感謝しながら、校長として「盈進共育：仲間と共に、自分で考え、自分で行動する」を本校の指針として示している。

　本校の人権平和活動の中核を担うクラブが「ヒューマンライツ部」である。ヒューマンライツ部は2005年、学園民主化の過程において、それまでにあった部落解放研究部、在日韓国朝鮮人問題文化研究部、障がい者問題研究部を統合して再出発した。本校は全校生徒が約1200人だが、部員は中学１年生から高校３年生まで、25人から30人ほどである。活動テーマは「手と手から～中高生として地域や国際社会の平和と人権の環を広げるために貢献する～」。私は校長就任前の2019年度まで顧問を務めた。

　主な活動は４つ。(1)「ハンセン病問題から学ぶ」（長島愛生園を中心とした交流学習）、(2)「核廃絶！ヒロシマ・中高生による署名キャンペーン」を軸とした被爆証言の記録や発信（英訳をインターネットで公開。被爆者の声を中心として国連でアピール等々）、(3)「東日本大震災」をはじめとする災害支援と被災者交流、(4)「地域活動」（学校近くのホロコースト記念館でのボランティアガイド、保育所や障がい者施設でのボランティア交流、行政をはじめとして各種団体から要請を受けた人権や平和に関する「講座」も担当。コロナ禍以前、「講座」は、地元はもとより遠くは福岡や鹿児島、大阪や京都等でも担当）。

　４つの活動はほぼすべて、出合う人が社会的に傷ついたり悲しんだりして

いるマイノリティーである。だから、4つの活動が「ひとを大切にする」というシンプルなエッセンスを共通項として相互に刺激し合い、補完し合ってそれぞれの活動を支えている。ハンセン病回復者から被爆者が見える。核問題からホロコーストが見える。地域から被災者が見え、また、そこから排除されたハンセン病者や障がい者や新型コロナ患者やその家族が見える。そうして、その出合いをとおして、生徒たちは人権と平和は常に両輪であることを知り、いのちの尊さを感じる。そして、「共に生きる社会」をつくるために、仲間と共に、自分で考え行動しながら、主体を確立していっているのだと私はとらえている。

2. 長島愛生園へ
〜『手と手から』〜

1997年夏、長島愛生園で実施した夏合宿。そこでの聞き取りが本校の「ハンセン病問題から学ぶ」学習のスタートだった。話し手は入所者自治会の石田雅男さん、神谷文義さん、金泰九さん（→ p.208 人物コラム）たち。その証言集が『手と手から』。文字起こしは生徒たち。題字は神谷さんの実に美しい文字である。題名は当時の自治会長の石田さんの考案。直接手を取り合って、「お互いがにんげんとして対

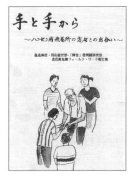

等に手と手から何かを感じて学び合う関係でありたい」という願いが込められた。だから、「出会う」ではなく「出合う」がいいと石田さんと神谷さんがこだわった。「手と手から」はヒューマンライツ部の活動テーマとなった。『手と手から』発刊は1998年1月（その後、増版）。同年7月提訴の「らい予防法」違憲国賠訴訟の弁護団から「読んで勉強したよ」という声もいただいた。

長島愛生園での学習交流を企画したきっかけは1996年4月、メディアで流れる「らい予防法」廃止のニュースに、私が「しまった！　この問題は現在も続いているんだ」と思ったことだった。『砂の器』を読んで、観て、わかった風にセンチメンタリズムに浸っていた己を恥じた。自分をみつめ後悔した。だから今も、この時のことを決して忘れてはならないという自戒も込めて、生徒と共に、生徒と同等に学びつづけている。

3. ハンセン病問題の「共育力」
～生きる力～

(1) 濵田真由美さん ～「ありのままで生きる」～

　『手と手から』をつくらなければならなかった理由があった。ひとつは、親の反対があって愛生園の合宿に参加できなかった生徒がいたこと。もうひとつは、参加した部員に難聴の濵田真由美さん（当時、高2）がいたことである。

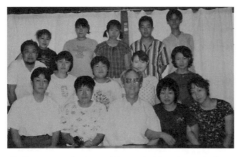

　真由美さんはとても明るい生徒だった。でも、耳が聞こえない自分はなかなか受け入れられずにいた。クラブにも来たり来なかったり。1997年夏の合宿前、真由美さんが職員室にやって来た。「行きたくない」と言う。理由は……すぐにばれる嘘だった。本当は、事前学習で知ったハンセン病に対する差別が障がいのある自分の現実を映し出したので心が重くなったのだと思った。私が真由美さんにそう伝えると、コクリと頷き、こう言った。「参加していいことなかったらどうしてくれるん？」と。私はとっさに「裸で逆立ち！　グラウンドを10周！」と答えた。真由美さんが笑ってこう言った。「見たくないから参加する」と。

　生徒たちは愛生園での聞き取りの時、ひとり5分、真由美さんの横に座り、要約筆記をして内容を伝えていた。

　自治会の方々の証言の声だけが響く静寂な会場に時折、少し高めの真由美さんの声がしていた。真由美さんが要約筆記の内容が理解できない時など、要約者に質問するからである。自治会の方々の目線が真由美さんに行っている。ついに「さっきからそこ、何をやってるんだね」という声がした。事前に伝えていなかったことを反省し、すかさず事情を説明。するとこんな声が返ってきた。「そうか。なんと美しい光景か。困った仲間をみんなで助ける。ここにいる俺たちも助け合ってきたからいまがあるんだ。そうか、おんなじなんだなあ」。私はほっとして、それでいてひとり、涙を溜めた。その人が

この日以来、約20年間、生徒たちに愛を注いでくれた金泰九さんだった。

2学期になって、真由美さんが金さんに手紙を書いた。自分と同じように障がいがあり、でも、厳しい差別を生き抜いた入所者の方々の証言に勇気をもらったのだと。そしてこう締めくくった。「耳が聞こえない自分が自分。ありのままで生きる」。これに対する金さんの返信については「人物コラム〈出会いと証言〉金 泰九さん」（→ p.208）に詳しい。金さんは、利き手の右手が不自由だったので、左手で手紙を書いてくれていた。真由美さんは、泣きながら笑ってその手紙を読んでいた。

真由美さんはその後、自分からハローワークに通い就職を決めた。「金さんが私を変えてくれたように、私も少しでも身のまわりの人を変え、差別や偏見を減らせる存在でありたい」と思いながら。

＊金泰九さんと真由美さんの交流は、教育映画『こんにちは 金泰九さん』（映学社、2014）や、山陽新聞社編『語り継ぐハンセン病―瀬戸内３園から』（山陽新聞社、2017）「第７部 未来へつなぐ ⑤生きる力」に詳しい。

(2) **橋本瀬奈さん ～「ねえねえ、お母さん、聞いて！」～**

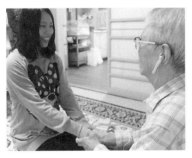

中学入学時から瀬奈さんの文字は実に美しく堂々としていた。それが生来のリーダーシップと正義感の表れだ、と私は思っていた。中学時代は、抜群の運動能力を発揮してバレー部の部長だったが、思春期を迎え、眉毛が細く、スカートが短くなった。学習意欲が減退し、成績も急降下。

高校入学後も、生活と学習のバランスを欠いていた。口を開けば言い合いになる日常を母親は嘆いていた。見かねた私は、半ば強引にヒューマンライツ部に誘って入れた。

入部間もない初夏、長島愛生園の合宿。収容桟橋、収容所（回春寮）、消毒風呂、監禁室、納骨堂……先輩や先に入部した者の解説に聞き入る瀬奈さんの表情が真剣になっていった。夜、面会宿泊所でのミーティング。涙目で「自分だったら耐えられないかも。こんな差別、私は絶対許さない」と瀬奈さんが語っていた。次の日は金泰九さんのお部屋で証言を聞いて記録した。金さんの横で、金さんの声を漏らさずメモする瀬奈さんの姿があった。

合宿終了後の週明け。母親から電話があった。ちょっと興奮気味だった。「先生！　何があったのでしょうか！　家ではほとんど口を開かなかった娘が、『ねえねえ、お母さん、聞いて！』って、忙しく食事をつくる私に寄ってきて、愛生園でこんなことを思った、金さんってこんなにステキな人で……ってずっとしゃべってるんです。私は『へえ、そうなの』って聞くだけ。こんなに生き生きと自分が見て感じたことを語る娘にびっくり。うれしくてうれしくて……」

　金さんのあたたかい包容力に触れ、ハンセン病回復者であり在日コリアンという誇り高いアイデンティティーを彼から感じたのだろう。瀬奈さんはその後、自分のルーツを家族と探り、広島で被爆死した曽祖父の最期を突き止めた。そして、「被爆4世」を自覚して、自分を律し、誰からも認められるリーダーシップを発揮していった。被爆70年の節目の年にヒューマンライツ部の部長として各方面で活躍した。核廃絶の活動ではメディアでも大きく取り上げられ、本校のみならず、広島を代表する生徒となった。地道な努力の甲斐あって、目標とする東京の大学へ進学。ゼミの仲間と多磨全生園の入所者を度々訪れ、学習を積み重ねた。以下は、瀬奈さんの「お母さん、聞いて！」の内容を凝縮させたエッセイ（2014年、当時高校1年生）の一部である。

「記録――私の使命」

　入所者の金泰九さん。5月、お仲間が亡くなられたことを知らせると、萎えた手を静かに合わせ、目を閉じて涙を浮かべた。「いよいよひとりになったなあ」。私は思わず、仲間と聞いてしまった。「金さんは、亡くなったらどこに骨を納めてほしいですか」。「故郷韓国と、愛生園の納骨堂。やっぱり古里に帰りたい。だけど、苦労を共にした仲間ともいっしょにいたい。そして、ぼくがここに生きた記録も残したい」。知ってしまった義務がある。誤った歴史と生き抜いた記録は、私が伝える。今しかない。

(3)　塩出心愛さん　〜近藤宏一さんは私の「母体」〜

　愛生園の機関誌『愛生』（2020年10月号）に掲載された塩出心愛さんが高3時に書いた文章に、彼女にとってのハンセン病問題がよく表れている。高校卒業が危うかった彼女を支えつづけたものは何だったのか……。

中学生のころ、最愛の家族がバラバラになった。目の前が真っ暗になった。学校にも足が向かなくなり、私の見る風景はどれも、モノクロームになった。何もかもを諦めてしまいたい、そんな気分だった。（中略）

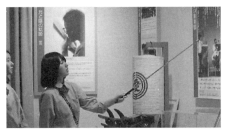

　心身ともに憔悴し、人生の途中で立ち止まっていた私に、また一歩を踏み出す勇気を与えてくれた『母体』が長島愛生園の近藤宏一さんだった。
　愛生園の歴史館で出合ったあの日、もう6年前のことだが昨日のことのように思い出せる。近藤さん率いる「青い鳥楽団」の軽快でやさしいハーモニカの音が、私の人生に色を与えてくれた。すでにあの日の4年前に亡くなられた近藤さん。実際にお会いして声を聞き、その手を握らせていただくことは叶わなかったが、歴史館で仲間とともに「健ちゃん 萎えたその手にハーモニカはもてるか いや 持たねばならない」（近藤宏一さんの詩「ぼくらの風」）と口ずさむたび、私には目の前に近藤さんがいるような気がしてならない。（後略）

　卒業できるかどうかの瀬戸際にあった心愛さんに、私は、長島愛生園に行こうと声をかけた。心愛さんがそれまで、ヒューマンライツ部の活動を通じて、近藤さんの生きざまをエッセイなどに残していたのを知っていたからである。
　長島愛生園歴史館には、心愛さんのエッセイにある「ぼくらの風」が大きく掲示してある。心愛さんはそこを訪れると決まってその詩を声に出して読んだ。詩の中に「ためらうな　おじけるな」ということばがある。心愛さんはきっと、近藤さんが自分に言ってくれていると思っていたに違いなかった。
　心愛さんはいま大学で、書籍編集者をめざしてハンセン病文学を研究テーマの中心にすえた。学習意欲を静かに燃やし、大好きな愛生園に通い続けている。

4. 回復者からもらった「希望ふたたび」

　ヒューマンライツ部は、東日本大震災の被災者支援活動で「広島と福島を

結ぶ会」代表の加藤りつこさんとつながった。以来、講演（活動報告）の舞台にいっしょに立つことも多くなり、「ヒューマンライツ部のお母さん」として、生徒と親しく交流させていただいている。

　りつこさんは、阪神淡路大震災でひとり息子の貴光さんを亡くして絶望の淵にあえいだ。貴光さんは、国連職員になって世界平和に貢献するという目標をもって神戸大学法学部に通っていたが、生涯でたった一通、「親愛なる母上様」と題した手紙を残していた。りつこさんはこの手紙を介して、悲しみや苦しみを抱える人たちと出合い、希望を再生していった。りつこさんはいつしか「未来ある子どもたちに凛として生きる姿を見せることが貴光の願いをつなぐことであり、私の使命」と口にするようになり、部員たちは、無償の愛をもらい、部員たちもまた、「お母さん」にたくさんの愛を届けるようになった。

　2013年の冬、りつこさんは部員といっしょに金泰九さんを訪ねた。そのときのようすをりつこさんの著書『希望ふたたび』（解放出版社、2015）から。

　私は息子を亡くしてから、人をうらやみ、生きて成長する人たちに嫉妬心がわくなど、苦しい日々でした。……しかし、それではいけないと諭す自分との葛藤の連続だった私の心に雪解けを感じさせてくれたのは、代替わりしてもより強くつながってくれるヒューマンライツ部の生徒たちの大きな愛の存在でした。雪解けに拍車がかかったのは長島愛生園での合宿でした。……「金さん、こちらは阪神淡路大震災で息子さんを亡くした加藤さんです」と紹介してくださいました。すると、金さんが私の手を精いっぱい力を込めて握りしめてくださいました。指のない冷たい手で一生懸命私の悲しみを包もうとしてくださる金さんの優しさに涙をこぼしてしまいました。……「子どもさんを亡くされた……おお……それは悲しい。悲しいなあ」と……。

　2019年夏、ヒューマンライツ部の卒業生の髙橋和さんと後藤泉稀さんが鹿児島の人権集会で講演をする機会があり、りつこさんには特別出演をお願いした。終了後、星塚敬愛園を訪れ、入所者の上野正子さん（→p.242 人物コラム）と交流した。その時のようすを髙橋和さんの文章「その背中で〜 "寄り添い" とは〜」（敬愛園機関誌『甫良野』2020年4月号）から。

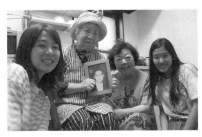

人の苦しみに寄り添うことは、私にもできる。そう信じていた。しかし実際、それはとても難しいことなのかもしれないと、あのとき初めて感じた。（中略）

「こちらの方は…」。私は正子さんにりつこさんをご紹介しながら、貴光さんの遺影をお見せした。正子さんの表情が変わった。強制労働と医療の不備（ずさんな処置）で曲がった指。その手でぎゅっと遺影を握りしめて、話を聴いてくださった。そして、「そうか。それは悔しいなあ……」と目を潤ませた。りつこさんは正子さんの小さな背中を抱きしめ、肩を震わせて泣いた。（中略）「お父さんお母さんを守ってくださいよ」。正子さんは、遺影の貴光さんをお顔に近づけ、何度もそう、語り掛けた。私の目の奥には熱いものがこみあげた。りつこさんは後に、私たちにこう話した。

「私は子どもを失って悲しく苦しい人生を背負った。しかし正子さんには子どもを産むことも許されなかった。子どもの愛しさも、張ってくる乳房の痛みも経験できなかった。それでも私の痛みを自分の痛みに重ねて悲しんでくださる正子さんの小さな背中を抱きしめながら、心の中で『ごめんなさい、ごめんなさい』と何度も叫んだ。その背中はとてもあたたかかった」。その日は8月8日。貴光さんを失ったりつこさんを案じ続けたお母さまのご命日だった。りつこさんには、正子さんの背中が母の背中に思えたに違いなかった。（中略）

すべてを包み込むそのやさしさは、正子さんやりつこさんの生き抜いた証。人間としての誇り。幾多の重い苦悩を背負わされてきた正子さんの小さな背中を思い出しては切なくなる。が、勇気が湧く。そして少し、ひとり微笑む。

果たして私は人の痛みをどれほど自分に映せるだろうか。哀れみや同情ではなく、恨みや妬みをすべて投げ捨て、人のために涙できるだろうか。本当の"寄り添い"とは…。あのときに立ち会ったときから、私はいつも自問している。

最後の3行は、教員も含めてヒューマンライツ部でハンセン病問題から学んだすべての者に言えることである。この自分への問いがなければ、「どう生きるか」「どう伝えるか」という問いの回答は薄っぺらなものでしかない、と私は考えている。

5. ハンセン病問題から学ぶ高校３年生による中学１年生への授業

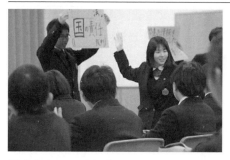

本校では、中学１年の道徳（にんげん科）の授業に「ハンセン病問題から学ぶ」を2009年度から年間カリキュラムに位置づけ、「毎週１コマ×4週」で３学期に行っている。

2012年度からは、教員が授業を担当するのではなく、ヒューマンライツ部で学んだ高校３年生が授業を担当している。中学１年生の授業への集中度が格段に上がったと感じている。

2017年度からは、中学１年生の時にこのシステムで学んだ生徒が高校３年生となって授業を担当することとなり、より充実してきた。授業案は中学１年生の担任に配付され、各教室の朝夕のホームルームなどと連携する。毎時間、授業後に「気づき用紙」を配付。担任が回収して授業担当の高校３年生に渡す。担任も目を通し、共有すべき「気づき」は学級担任が学級通信などで発信し、日常生活（いじめ問題や身近な悪口など）と重ねて学習効果を図る。

授業を担当する高校３年生は、先輩が残した授業メモを参考に、すべての「気づき用紙」に目を通す。そして、「足りなかったこと」「誤って伝わっていること」「繰り返し伝えるべきこと」などを摘出して、整理し、次の授業で何をどう伝え、学ぶか等を練る（第１章にその一例を示している）。

各授業の最初10分程度は、「気づき」の内容を中心とした「前の授業の振り返りと復習」の時間となる。中学１年生たちは仲間の「気づき」に触れ、自分と重ねる。「高校３年の先輩たちの（ハンセン病問題から学ぶ）授業を毎週、すごく楽しみにしています」という声は毎年、中学１年生から聞かれる。

以下、授業のねらいと内容の概略である。

１時間目：ハンセン病問題って何？

(1). 病気の特徴を知る。

(2).「らい予防法」による終生絶対隔離政策と「無らい県運動」を学び、国の過ちと私たち市民の責任を考える。

(3). 「自分の名前の由来を保護者から聞き取ってくる」という課題が出る。

2時間目：ハンセン病問題を身近な問題としてとらえる

(1). 教育映画「こんにちは 金泰九さん」（25分）を1時間目の復習もかねて鑑賞する。

(2). 課題の「自分の名前の由来」を数名が発表する。「名前って大切だよね。生きている証だよね」という投げかけをして、「次週3時間目は"名前"にこだわったステキなおばあちゃんのお話だよ！」と伝え、3時間目の予告とする。

教育映画「こんにちは 金泰九さん」（映学社、2014年）

　映画は、2013年度「全国中学生人権作文コンテスト」で法務大臣賞を受賞し、当時ヒューマンライツ部の中学1年生だった後藤泉稀さんの作文「NO！と言える強い心をもつ〜ハンセン病問題から学んだこと〜」がベースとなっている。ドキュメンタリータッチで、実際に金泰九さん、後藤泉稀さん、濱田真由美さんが出演していることもあり、生徒たちはこの問題をより身近に感じることができる。

　後藤さんの「私はまわりに流されやすい性格。だから、それを自覚して、人の悪口を言わないことからはじめて、いじめや差別に対し、NO！と言える強い心をもつ」という等身大のメッセージが「ハンセン病問題から学ぶ意味」を中学1年生に印象付けるものとなっていると思われる。

3時間目：国賠訴訟の闘いから学ぶ〜上野正子さんが本名を取り戻す意味〜

　鹿児島県人権同和教育研究協議会（肝属地区）の茶圓亮一さん、大木貢治さんらが制作した星塚敬愛園入所者の上野正子さんの紙芝居を利用し、自ら人間の尊厳を取り戻す闘いから「自分はどう生きるか」を考える。

　以下は、2018年度の高校3年生による授業内容の一部である。

・次は、おばあちゃんなのに「私は18歳です」って言う上野正子さんを主人公に「生きる意味」を考えよう。

・正子さんは2001年5月11日、「らい予防法」が憲法違反かどうかを問う裁判の判決の日の朝、星塚敬愛園の納骨堂に眠る仲間にこう誓ったんだ。「みなさんの無念を晴らしてきます。負けたら死にます。」（中略）

・正子さんは裁判に勝ったんだ！　その感想を求められたテレビマイクの前でこう語ったんだ。「私の名前は八重子ではありません。正子が本名です。父が"正しく正直に生きなさい"という意味を込めて"正子"と

名づけてくれました。」

・「『らい予防法』によって名前も奪われていました。でも今日から堂々と本名の『上野正子』を名乗ります。だから、今日が私の『第二の誕生日』です。」（中略）

・今年は勝訴判決から18年目。だから正子さんは「上野正子18歳」って言って話を始めるんだ。正子さんは、どうして本名を名乗りたかったと思う？　今日はそれを考えながらみんなで学習しようね！（中略）

・これは、正子さんの部屋にある額です。「光りを求めて扉を開かん」。仲間と共に自ら立ち上がってたたかい、にんげんとしての尊厳を取り戻した正子さんの信念だ。（中略）正子さんにとっての裁判とは「本名に戻って、にんげんとして、本当の自分を取り戻すこと」だったんだね。（後略）

4時間目：まとめ

　高校3年生の授業担当者が「私にとってのハンセン病問題」を語り、授業のまとめとする。

6. 地域での活動

　ヒューマンライツ部では、生徒や卒業生が行政や団体等の人権や平和に関する「講座」を担当することがある。構成もすべて生徒たちが行う。映し出されるスライドにあわせて、原稿は持たず、すべて自分の口で、会場に目線を向けて伝えるのがヒューマンライツ部のルールと伝統である。先に紹介した高校3年生による中学1年生向けの授業も「講座」の中で報告している。

　2018年5月9日、ヒューマンライツ部の生徒たちは、地域での活動の一環として、小中学生向けの「長島愛生園ガイドマップ」を作成した。ハンセン病問題から学んだことを主体的に伝える実践である。表紙には1988年5月9日、長島愛生園と邑久光明園がある長島に架けられた「邑久長島大橋」を描いた。二つの園の入所者自治会を中心とした17年間にわたる架橋運動はまさに、「隔離の必要のない証」としての自由と平等と自らの尊厳をかけた国とのたたかいの歴史である。この歴史をふまえて、入所者の方々は、邑久長島

大橋のことを「人間回復の橋」と呼ぶが、生徒たちは入所者の方々の人間として の誇りを大切にして、後世に伝えたいという思いを表紙に込めた。

　以下、ガイドマップ作成の中心を担った後藤泉稀さん（当時高校３年生） が「人間回復の橋」架橋30周年の日（2018年５月９日）に記した文章から。

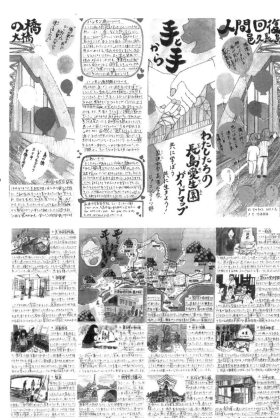

　その日、私は金泰九さんの遺影や遺品とともに橋の上に立った。30年前、入所者の方々は歓喜に沸いた。橋に立つと金さんの声も聞こえてくるようで、会いたくて涙がこぼれた。ヒューマンライツ部はその日にあわせ、「手と手から～わたしたちの長島愛生園ガイドマップ」を発行した。ハンセン病問題を自分たちこそが伝えるという問題意識のもと、誰もが手に取りやすい、とりわけ小中学生向けのガイドマップを仲間と作成した。Ａ３版表裏印刷、縦４つ折り、表面の「人間回復の橋」を渡ると……つまり、マップを開くと長島愛生園に入り、絶対隔離を物語る歴史的建造物を案内するようになっている。すでに数校の小学校では、学習で使ってもらっているということでうれしく思う。（後略）

　誰かがではなく“私”が、主体的に学び、できることをできるときに、仲間と共に自分で考え行動して伝える。生徒たちのその真剣な姿が私の希望だ。

金 泰九（キム テ グ）さん

「**正しく知って正しく行動する**」。金さんのもとに集う私たちへのメッセージ。私は中高の部活動を通して、金さんと出会った。2013年6月、中学1年時に先輩たちに連れられ、初めて金さんの部屋を訪ねた。「よく来たな～」。どっしりと構えた金さんはあたたかく迎えてくれた。

金泰九は在日コリアン一世。1926年、韓国の慶尚南道陜川（キョンサンナムド ハッチョン）に生まれた。小学校卒業後、父を頼って来日し、中学卒業後は旧陸軍兵器学校に入学。日本が敗戦後、家族は韓国に戻ったが、金泰九は日本に残った。現在の大阪市立大学在学中に結婚した妻と大阪で暮らした。ちょうどその頃、ハンセン病の症状が現れた。25歳の時、妻を残して岡山県の長島愛生園に向かった。

ハンセン病回復者、そして在日コリアンとして生きた金泰九。「お前は半島人か」。園内で、そんな言葉を浴びせられたことがあった。金泰九は屈しなかった。朝鮮人としての誇りを持ち、同胞のために動いた。ある時、金泰九が悲しい顔で話し始めた。「大阪に残してきた妻が危篤の時、帰省の許可が下りなかった」。妻の死に目に立ち会えなかった無念、痛みはずっと残っている。自らの生き様を語り続け、啓発活動の先頭に立ってきた金泰九。どうしていつも明るく、たくましくいられるんだろう。20年以上連れ添った養女の大黒澄枝さんはこう話してくれた。「隠してないからじゃないかな」。

濱田真由美さんは、私が所属したクラブの先輩だ。生まれつき耳（聞こえ）に障がいがある。金さんとの出会いが"ありのままで生きる"と決断するきっかけとなった。金さんが先輩に贈った言葉。「ありのままの自分を誇りに思う。よくぞ自己改革を成し得ましたね。**自分が幸せだと感じる人は人を貶めたり憎むことはありません。人を幸せにすることができるんです**」。

金さんの部屋では、お昼にいつも皆でテーブルを囲み、韓国直送の激辛ラーメンをいただく。完食したら、じっと待つ金さんに空になった器を見せる。「いいなあ」と笑顔を浮かばせた。金さんに褒めてもらいたくて、2杯たいらげた時もあったっけ。金さんはラーメンを頬張る私たちにこう言った。「どこの国のものでもおいしく食べる。それが真の国際人だ」。

部屋を後にする時は必ず金さんと握手する。「また来いよ」。「絶対また来ます！」私たちは尊敬と親しみを込めて、金泰九を"ハラボジ"と呼ぶ。韓国語でおじいさんという意味だ。

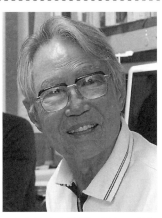

交流を重ねていくうちに気になった。60年以上愛生園で暮らしてきたハラボジはどこに眠るのだろう。ハラボジが亡くなることなんて、考えたくなかったが、どうしても聞いておきたかった。様子をうかがいながら問いかけた。「亡くなったら、どこに骨を納めたいですか？」ハラボジは落ち着いて答えてくれた。「生まれ育ったふるさと韓国。そして愛生園の納骨堂。仲間と一緒に眠りたい」。終生絶対隔離の象徴とはいえ、共に闘い、共に生きてきた仲間がいる納骨堂には特別な思いがあるようだった。続いて聞いた。「やっぱりふるさとには帰りたいですか？」「帰りたい」。首を縦に振り、そう言い切ったハラボジの姿が忘れられない。2016年11月19日、ハラボジは愛生園で亡くなった。

私は初めてハラボジの居室を訪ねた後、そのことを人権作文に書いた。多くの評価をいただき、2014年、作文をもとに教育映画ができた。タイトルは『こんにちは　金泰九さん』。主演はハラボジ、助演女優は濵田真由美先輩と私。ハラボジの生きた証、私たちとの交流が記録として遺った。映画は全国の学校や地域の人権集会などで上映されている。ハラボジが亡くなってから3年経った頃、福岡の人権学習会に呼ばれ、映画の上映と発表の機会をいただいた。上映後、私は一人の女性に握手を求められた。同時に、こんな言葉をもらった。「あなたと握手をしたら金さんともつながることができた気がする」。私の使命を再確認した。手と手から、私も環を広げる一人になれるんだ。そう思うと嬉しい。長島、そして生まれ故郷に眠るハラボジに報告することがまた増えた。

（後藤　泉稀）

【より深く学ぶために】
金泰九『在日朝鮮人ハンセン病回復者として生きたわが八十歳に乾杯』牧歌舎、2007
映画『虎ハ眠ラズ〜在日朝鮮人ハンセン病回復者　金泰九〜』田中幸夫監督、2011
映画『こんにちは　金泰九さん　ハンセン病問題から学んだこと』髙木裕己監督、2014

対象：大学以上 | 科目：人文地理学、地理学（概論）、地誌学概論、地歴科教育法など

「ハンセン病問題」を大学生はどう学んだか
－「地域からの断絶」の観点から－

柴田 健（大学講師）

1. ハンセン病問題との関わり

1990年頃、横浜に住む友人から、東京都東村山市の多磨全生園での視覚障害・回復者の年賀状宛名書きに誘われた。4カ所くらいの特定の場所への宛名の意味が当時はわからなかった。もちろん療養所の所在地である。

全生園では国本衛（李衛）さん、山下道輔さん（→ p.280 人物コラム）たちを紹介されるとともに、1993年「高松宮記念ハンセン病資料館」開設から2007年の「国立ハンセン病資料館」に転換する経緯も学んだ。

2001年の国家賠償請求訴訟熊本地裁判決の際は、「ハンセン病首都圏市民の会」の皆さんとともに支援してきた。交流していた回復者の皆さんから、「自分たちの人生は学校教育で90年の抑圧の事実が伝えられないと、何も残らない」と告げられたことが今も忘れられない。

当時勤務していた高校の現代社会や地理の授業でハンセン病問題を取り上げ、関心を持つ何名かの生徒に全生園と資料館をガイドした。地理の授業で扱うことに疑問を持つ生徒もいたが、「地域で生きる」ことがテーマであると説いた。

また、所属する「地理教育研究会」が、かつて「毎日小学生新聞」に週1回の連載を持っており、都道府県紹介を特集したことがあった。岡山県を担当した私は、物産の紹介ではなく、「長島愛生園とハンセン病」で稿をまとめた。離島への隔離というハンセン病政策の問題を、地理学習の側面で考えたいと思ったからだ。

退職後、複数の大学で「地理学」の非常勤講師を始めてからも、「地域からの断絶」というテーマでハンセン病問題を伝えてきた。人は地域の中で生きる。自己の生活エリアから生涯切り離されることの意味を学生とともに考えたいと思ったからである。

2. 大学での 講義では

　講義では、生産・生活の現場から隔離されるという意味の「地域からの断絶」に主眼をおいた。ハンセン病問題の歴史では、まずジブリのアニメ「もののけ姫」を授業の導入に紹介する。この映画ではハンセン病者が描かれている。宮崎駿は、日本は根栽農耕文化の照葉樹林帯であるとする『栽培植物と農耕の起源』（中尾佐助著、岩波新書）や、非農民の職人や芸能民、無縁に生きる漂流の民などが膨大にいたと主張する歴史学者・網野善彦の影響を受けているという。学生たちには、日本社会が多彩であることを把握してもらいたいと思った。

　次に、「日本癩学会」（現在の「日本ハンセン病学会」）の主流であった強制隔離・断種推進の光田健輔医師（東大系）と在宅治療を推進した小笠原登医師（京大系）を対比した。小笠原の論文「らいに関する三つの迷信」（1931年11月）では極めて妥当な判断が示されている。この論文で小笠原は、「ライほど種々の迷信を伴っている疾患は外にないであろう。第一はらいは不治の疾患であるという迷信である。第二はらいは遺伝病であるという迷信である。第三はらいは強烈な伝染病であるという迷信である」と述べていた。

　彼の取り組みは、国家の強制隔離の方針に対する挑戦といえる。だが、学会の主流派は光田の強制隔離の方針を選択し、小笠原の妥当な判断は放棄された。強制隔離に反対した医師がいたことは、学生たちの驚きの一つでもあった。

　戦後のハンセン病問題については、日本国憲法施行以降の（アイヌ民族・在日コリアンなどに対するものと共通する）人権剥奪を強調するとともに、療養所外の人々の無関心にもふれた。

　資料は時期によって変動があるが、近年は①全国の療養所の所在地や入所者数を一覧にした地図、②2001年熊本判決の新聞記事、③2005年「ハンセン病問題検証会議」報告書の紹介記事（『毎日新聞』）、④2019年家族訴訟判決、家族補償法成立の記事、⑤2019年6月の黒坂愛衣さん（社会学／東北学院大）へのインタビュー「ハンセン病家族の苦悩」（『朝日新聞』）、⑥延和聰さん（広島／盈進中学高校）の「ハンセン病問題から学ぶ」（『歴史地理教育』854号）などを紹介している。

映像は、①爆笑問題が全生園でロケをした『探検バクモン　ハンセン病を知っていますか』（以下、全てＮＨＫ）、②弁護団の徳田靖之さんを追った『【こころの時代】光を求めて　ともに歩む』、③沖縄愛楽園自治会長の金城雅春さん（2021年逝去）（→ p.292 人物コラム）を中心に描いた『目撃！にっぽん　和解の島　〜ハンセン病 対話の先に〜』などを視聴した。

　4年間実施している「学生沖縄の旅」では、毎回、沖縄愛楽園を訪問している。愛楽園の交流会館では、学芸員から学ぶことが多い。

3. まとめに かえて

　大学で私の教職地理学を受講し、ハンセン病問題の講義がきっかけで大学院に進んだ常葉大学教員の宇内一文さんに、寄稿していただいた。

「私がハンセン病問題と出会ったとき」

常葉大学健康プロデュース学部　宇内一文

　私が、ハンセン病問題と出会ったのは大学生のときだ。当時は、「らい予防法」による強制隔離について、憲法違反だったことを認定した国賠訴訟が争われた時期だった。裁判の過程で、元患者への過酷な人権侵害の実態が次々と明らかにされ、新聞やTVなどのメディアは、連日、ハンセン病問題の真相を報道していた。それゆえ、「ハンセン病問題」は耳に聞こえていたが、自分が関係していない事件や事故の報道のように受け止めていたと思う。まだ、私はハンセン病問題と出会っていなかった。

　私が、ハンセン病問題と出会うきっかけは、大学の教職課程の授業だった。中高（社会科）の教員免許状取得に必要な授業（「地誌」）を履修したときのことである。この授業を担当した柴田健先生は、自身のかかわる市民運動や団体、研究会などの催しやイベントへの参加を受講学生に呼びかけていた。それは、大学キャンパスに閉じこもっているだけでは「見えない」社会の現実を「見に来ないか」という刺激的な誘いだったと今ふり返って思う。

　「隔絶された地域」というテーマで、多磨全生園とかかわってハンセン病問題を取り扱った授業で、柴田先生が全生園で催される回復者の講演と資料

館の見学、園内ツアーの催しの案内を紹介した。これに私は参加した。ハンセン病問題をもっと知りたいという向学心もあったが、それよりもこの催しに参加し、単位修得を確実にしたいという打算めいたものも強かったはずだ。

　講演では、隔離の長期化は国策による差別の内面化をもたらし、入所者は飼いならされたとする「去勢された精神」の話を聞いた。また、見学した資料館は今のように構造化された展示ではなく、入所者の療養生活の壮絶さを物語る展示物が乱雑に陳列され、それがとてもリアルに感じて圧倒された。とくに強く関心を持ったのは「新良田教室」の展示だった。隔離下にあって「社会復帰」を謳った入所者のための高校教育。私はこの展示を異質だと感じ、隔離≒人権侵害とは異なる方向性を見た気がした。

　園内ツアーでは、納骨堂や望郷の丘、全生学園の校舎、寺院や教会が密集する宗教地区などを柴田先生のガイドを受けながら回った。隔離を生き抜いてきた元患者の生を目の当たりにしたその日、全生園で見聞きしたことを消化しきれず、なかなか眠りにつくことができなかった。私がハンセン病問題と出会ったのはこの時だったと確信している。

　大学卒業後、高校の教員（社会科）になりたいと願っていたが、資料館の展示で関心を持った「新良田教室」について、もっと知りたいと思うようになり、教育学の大学院に進学し、新良田教室を中心とした「隔離」と教育の差別構造についての研究を続け、今に至っている。

　人びとの分断をもたらした「隔離」の研究を通して、元患者などハンセン病問題とかかわる人びとと出会い、交流するきっかけを作ってくれた柴田先生に感謝している。

　１コマのハンセン病問題の講義と多磨全生園の見学・講演をきっかけに、「教育学」研究者に進んだ宇内さんのような学生がいたことは率直にうれしい。これからも、ハンセン病問題と出会った学生たちが教員となり、生徒たちと学び続けていってほしいと願っている。

裁判の意義と学校教育が果たす役割

德田　靖之

（ハンセン病訴訟西日本弁護団共同代表・ハンセン病家族訴訟弁護団共同代表／
ハンセン病市民学会共同代表）

▎はじめに

　本章では、ハンセン病隔離政策の違憲性を問うた2つの裁判（2001年5月判決の違憲国賠訴訟と2019年6月判決の家族訴訟）の意義を概観するとともに、裁判で明らかになったハンセン病に対する偏見差別の社会構造を打破していくうえで、学校教育が果たすべき役割について、これらの裁判を担当した立場から、いくつかの提言をさせていただくものである。

▎「らい予防法」違憲国賠訴訟の意義とその限界

1. 提訴に至る経緯

　「らい予防法」違憲国賠訴訟は、「らい予防法」の廃止から2年後の1998年7月に提起されている。

　提起に至る経緯として重要なことは、以下の3点にある。

　第1に重要なことは、苛烈を極めたハンセン病隔離政策に対する全患協・全療協のたたかいの延長線上に、この訴訟の提起を位置付けることである。こうした長いたたかいが積み上げてきた成果があったからこそ、国賠訴訟の提起が可能になったということである。

　私たち弁護団には、この点の認識が不十分であったため、提訴にあたって、訴訟の意義、その進め方等について、全療協との間で協議することを怠ってしまった。このことが、訴訟提起後に各療養所において原告の孤立を招いた

り、訴訟に対する全療協の全面的支援の遅れを招くこととなった。

第2は、訴訟提起が余りに遅かったということである。

そのために、歴史的な勝訴判決を得ながら、隔離政策による被害の回復としては、極めて不十分な結果しかもたらさなかった。この訴訟がせめて20年いや10年早く提起されていたならば、勝訴判決のもたらす成果は、格段に違ったものになったはずである。

第3は、この訴訟は、「世界に例がない」と言われるほどの人権侵害に対して何もしてこなかった法律家としての不作為の責任を追及されたことを契機として開始されたということである。

訴訟の直接のきっかけとなったのは、星塚敬愛園入所者の故島比呂志氏の法曹の責任を告発する手紙であり、このことは、この訴訟の進行の過程で、国の責任追及だけでなく、隔離政策に心ならずも加担した社会を構成する諸階層、専門職における加害責任という問題を浮き彫りにすることとなった。

2. 判決確定に至るまでの訴訟過程とその特徴

訴訟を遂行してきた立場で振り返ってみた時、第1に思い浮かぶのは、私たち弁護団が手探りの状態で提訴に及んだということである。法律家としての余りの長きにわたる不作為の責任を追及されて、慌てて訴訟提起に及んだものの、隔離政策についての学習すら不十分であり、専門家証人の確保すらできていなかった。使命感で突っ走ったというのが正直な実感である。余りに遅すぎる裁判であり、原告らが高齢であるということを考慮して、とにかく3年以内に解決しなければ意味がないと考えて走り出したのである。

その私たちに訪れた最初の試練が、長島愛生園での説明会だった。車椅子の入所者から、「俺たちはここで救われたんだ。ここに来なければ野垂れ死にしていたんだ。今頃やってきてあんたたちに何が分かるのか」との叱責を受けたのだ。私たちから見て「地獄のような」と感じられた療養所によって救われたと語るその言葉に込められた、入所前の社会での差別の苛烈さを突きつけられて、私たちは、絶句した。

また訴訟への参加をためらう多くの入所者が、訴訟によりハンセン病問題が社会的に大きく取り上げられることによって、故郷で肩身の狭い思いをしながら生活している家族に迷惑をかけることになるということを理由にして

いることにも衝撃を受けた。これほどまでに過酷な被害を受けながら、なお家族への配慮を優先するという「慎ましさ」に触れたからである。

こうして、私たち弁護団は、この裁判は、被害を受けた当事者が被害から解放されていく過程でなければ意味がないということを思い知らされたのだった。「救済の客体から解放の主体へ」ということが、訴訟を遂行するうえでの合言葉であり目標となった。

私たちが、原告らの陳述書作成に全力を注ぎ、総力をあげて法廷での本人尋問に取り組んだのは、まさにこのためである。

一方で、専門家証人の確保は、犀川一夫医師と和泉眞藏医師との出会いによって実現した。犀川医師との出会いは劇的だった。私たちからの要請に多くの医療関係者が沈黙を守り続ける中で、唯一会ってもよいと反応されたのが犀川医師だった。先生は、光田園長の下で長島愛生園において医師として勤務するなかで、隔離政策に疑問を抱き、開放治療を求めて WHO の医官となり、台湾等で開放治療に従事した後、沖縄でのハンセン病医療に献身した医師である。その先生が、国の隔離政策を告発する訴訟の原告側の証人となることを快諾されたのだ。法廷での涙を浮かべながらの先生の証言は、「患者を治したいという一心で取り組んだ医師の善意が、患者の人生を台無しにするという結果をもたらした」隔離政策の非道を余すところなく明らかにしてすべての関係者を感動の渦に巻き込んだ。

和泉医師との出会いは奇跡ともいうべき偶然だった。大島青松園（せいしょう）での説明会に向かう官用船で同席し、先生の方から、声をかけられたことがきっかけだった。戦前、隔離政策の渦中でこれに徹底して抗した孤高の医師小笠原登の弟子としての立場から、現職の国家公務員が国の隔離政策を断罪することになった先生の証言は、その専門性の高さと医師としての使命感の気高さによって、熊本地裁判決の判断に決定的な影響を与えている。

そのうえで、それまで沈黙を守っていた厚生省の大谷藤郎元医務局長が、国からも証人として申請されるに及んでこれを受諾するという事態となった。厚生省において、入所者の処遇改善策に取り組んだのち、「らい予防法」の廃止を提起してこれを率先して実現にこぎつけた立役者である大谷元局長が、自らの厚生省時代の施策を小役人の姑息な対策であったと自己批判し、隔離政策は誤りであったことを明確に証言したのである。

審理は、こうした専門医の証言の後、原告本人尋問に移行し、熊本地裁の法廷だけでなく、各療養所に出張して所在尋問が行われた。これらの尋問の中では、家族と引き裂かれ、療養所に閉じ込められた文字通りの「人生被害」が余すところなく明らかにされた。強制された患者作業によって失った指をさらしながら、結婚の条件として断種され、あるいは中絶手術を強要され生まれたわが子をその場で殺されたと語る原告。自らの発病の故に、弟が学校でいじめられ、姉は嫁ぎ先から追い出されたと明らかにしたうえで、「あなたにとってらい予防法とは何ですか」と聞かれて「地獄です」と叫んで絶句した原告。そして「裁判長、あなたは私と同じ年頃だと思うが、あなたが私のような立場に立たされたら、あなたはどうしたと思うか」と迫る原告。

　こうした一人一人の原告らの訴えが法廷を圧倒した段階で、それまで除斥期間の経過による請求棄却を求めるのみで、大谷元局長以外の証人申請は考えていないとしていた国の応訴態度が一変した。結審間際に突如として現役の療養所長ら３人の証人申請を行ったのである。担当裁判官の転勤時期からすれば、３人の尋問を採用すれば、結審が先延ばしになることは必定だった。私たちは猛然と抗議した。すると裁判所は、これを採用して臨時に期日を設け、その１期日で３人の尋問を行うと決定したのだ。当然審理は夜間に及んだ。３人目の証人の尋問が終了したのは、夜の８時半だった。その３人目の国側証人に対して、裁判長が発した最後の質問が、「あなたは裁判を受ける権利を知っていますか？」というものだった。「知っています」と答えた証人に対して裁判長は、「裁判を受ける権利とは、単に裁判ができるということではなく、裁判を起こしたことによりいかなる不利益も受けないということですよ」と鋭く迫ったのだ。私たちが勝訴を確信したのは言うまでもない。

3. 判決の意義とその限界

　判決の意義については、以下の５点に要約することができる。

　第１は、国のハンセン病隔離政策とその法的根拠となった「らい予防法」が憲法違反であることを明確に示したということである。この点は、「らい予防法」の廃止において、曖昧にされていたことを明確にしただけでなく、その後の国の政策が、憲法に違反した政策による被害の回復を図るという位置付けを与えられることになったことを意味する。

第2は、隔離を推進した厚生大臣の責任だけでなく、憲法違反の法律を廃止することなく放置した国会議員の立法不作為責任を認めたことである。

この点は、両議院総会における謝罪決議や議員立法による「ハンセン病補償法」の制定に結実し、強固な「国会議員懇談会」の結成や存続につながった。

第3は、隔離政策以前から存在したハンセン病に対する偏見差別と隔離政策以後の偏見差別の相違について分析し、隔離政策により、「恐ろしい伝染病」であるとの新たな偏見差別が作出され、従前からの偏見差別を更に助長したと認定したということである。偏見差別は以前から存在したのであり、隔離政策によって生み出されたものではないとする国の主張を真っ向から否定したのである。

第4は、隔離政策による被害を、社会内で生活することを許されず、差別偏見にさらされる地位におかれることによって、人生そのものを根こそぎ奪われた「人生被害」と把握したうえで、原告らに共通する被害を認定することによって、一人一人の個別被害の立証を不要とし、提訴から3年未満での判決という前例のない迅速な解決を導いたということである。

第5は、法律論的な意義ということになるが、国の責任を認定するにあたって、療養所への収容隔離、強制労働、断種堕胎等の、隔離政策による個々の加害行為の違法性を問責するのではなく、憲法に違反する違法な法律を制定し、政策を実施したという「先行行為」に基づく被害の回復義務の履行を怠ったことを違法であると構成することによって、除斥期間の経過（20年の経過により損害賠償請求権が行使できなくなるという法制度）という国の主張を排斥したことである。この点は、旧優生保護法違憲訴訟において、各地の裁判所が、旧優生保護法を憲法違反としながら除斥期間の経過を理由に原告らの請求を棄却し続けているのと対照的である。

なお、こうした判決内容の直接的な意義とは別に、勝訴確定で終結したことによる訴訟自体が果たした意義として、以下の点も極めて重要である。

第1は、裁判に原告として参加した人たちを中心に、人間としての尊厳を回復したとの解放感をもたらしたということである。判決の確定直後に多くの当事者が図らずも口にした「これで人間になれる」「太陽が輝いた。もう俯かなくていい。」との言葉や本名回復宣言は、このことを物語っている。

第2は、マスコミをはじめとして、社会内にハンセン病問題を改めて認知

せしめることになったということである。国賠訴訟の提起と歴史的な違憲判決は、ハンセン病政策に加担した法曹界、教育界、宗教界、報道機関等に、自らの責任を顧みる機運を生み出し、それが「ハンセン病市民学会」の結成にもつながることとなった。

第3は、訴訟の提起直後から原告を支援する市民組織が各地に結成され、勝訴判決の獲得と国の控訴を阻止するという成果の獲得を通じて、ハンセン病問題を自らの課題として認識し、その解決に向けての取り組みに主体的に参加する市民を生み出したということである。

ただ、以上のような歴史的意義を有する判決ではあったが、以下のような限界を内包していた。

第1は、ハンセン病隔離政策における社会の側の加害責任についての解明が不十分だったことである。判決には、戦前の無らい県運動の徹底的な実施により「多くの国民に対し、ハンセン病が恐ろしい伝染病であり患者が地域社会に脅威をもたらす危険な存在であるとの認識を強く根付かせた」との判断は示されているが、このような認識に基づいて住民や学校現場が、患者や家族に対して、どのような行動に及んだのかという点については具体的な認定がなく、戦後における無らい県運動については言及もなされていなかった。

第2は、病歴者自身の被害について、隔離被害を重視したために、偏見差別にさらされる被害の深刻さに対する評価が不十分だったということである。これは、この訴訟の原告がいずれも療養所への入所歴を有する者であったために、入所歴のない者や退所者が社会内において、偏見差別を恐れて病歴を隠しながら生きるという被害をどのように評価すべきであるのかという点が、裁判の中で争点化されなかったことに起因するものであり、私たち弁護団の当時における認識不足がもたらした限界でもある。

第3は、病歴者本人を原告とする訴訟であることから当然であるとはいえ、隔離政策による家族の被害を、病歴者が家族を奪われた被害としてしか把握しておらず、家族自身が社会内でどのような偏見差別にさらされ、その結果秘密を抱えて生きることを余儀なくされた被害については、全く論及すらされていないということである。

第4は、アメリカ施政権下の沖縄の被害に対する無理解である。

この限界は、私たち弁護団の認識不足とも関連している。施政権下で制定

された「ハンセン氏病予防法」について、隔離法であるとの認識がなされておらず、そのために、沖縄原告の損害認容額の減額を招いてしまった。

4. 判決後の国の施策の成果とその問題点

　熊本地裁判決は、国が全面的に敗訴したにもかかわらず控訴せずに確定した。判決の確定は、国が判決を受け入れ、今後のハンセン病政策を判決の認定した事実と法的判断に従って実施することを公に確約したことにほかならない。判決確定後の小泉首相（当時）の謝罪談話や国会の謝罪決議は、このことを明らかにしたものである。

　判決確定後、全原協（らい予防法違憲国賠訴訟原告団の全国組織）、全療協、弁護団によって形成された統一交渉団は、年1回の厚生労働省との定期協議や新たな訴訟手続等を通じて、主として以下のような課題の実現に取り組んだ。

　第1は、国のハンセン病隔離政策の歴史を検証し、その過ちの原因を明らかにしたうえで、再発防止策を提言するための「検証会議」の設置である。

　第2は、国のハンセン病政策の基本原理を定めた「ハンセン病問題基本法」の制定であり、入所者の在園保障、療養所の将来構想の一環としての地域への開放等が規定されるに至ったことである。

　第3は、退所者、非入所者に対する給与金制度の創設とその遺族承継の実現である。

　第4は、植民地時代の韓国ソロクト・台湾楽生院等での隔離被害に対する補償金（前文は、その趣旨を慰謝料と規定している）の支払いを実現する「ハンセン病補償法」の改正である。

　こうした成果の一方で、偏見差別解消に向けての取り組みには、具体的な進展が見られなかった。とりわけ、判決後の国の啓発活動等には、次のような致命的というべき欠陥が存在した。

　第1には、啓発活動の重点がハンセン病に対する正しい知識の普及におかれ、国の隔離政策の過ちを徹底的に明らかにしていくということが曖昧にされてきたということである。

　第2は、隔離政策によって形成された偏見差別の社会構造ないし社会の側の加害責任という視点が欠如し、判決の2年後に発生した、黒川温泉宿泊拒

否事件やその際の誹謗中傷文書に際しても、ハンセン病に対する偏見差別の現在性を示すものとの認識を欠き、その要因分析を怠ったため、偏見差別の解消に向けて必要とされる施策の策定ということが全く試みられなかったということである。

第3は、啓発活動において、地域社会や学校における差別の実態、特に家族に対する差別排除の実態が明らかにされておらず、家族の被害に焦点が全く当てられていなかったということである。

第4は、啓発活動や学校教育の場において、被害当事者から学ぶという視点が欠落しており、当事者を取り上げる場合においても、隔離政策によってひどい目にあった人たちとして描くという傾向に終始していたということである。

■ ハンセン病家族訴訟が明らかにしたもの

1. 提訴に至る経緯

(1) 提訴が遅れた理由

家族訴訟の提起は、2016年の2月のことである。「らい予防法」の廃止から20年、国賠訴訟の判決からでも15年もの時間が経過している。

これほどまでに提訴が遅れた理由は、以下の3点にあると思われる。

第1は、家族を取り巻く偏見差別の厚い壁の存在である。

ほとんど例外なく、自らの家族にハンセン病の病歴者がいたということを隠しながら生きてきたのであり、熊本地裁判決の勝訴を我がことのように喜んだものの、自らが、原告として訴訟へ参加するということは、薄氷を踏む思いで守り抜いてきた生活を根本から破壊することにつながりかねないと思われていたということである。

第2は、家族にとって、その被害の原因が国の隔離政策にあり、国の責任を追及することなしに、被害の回復は図れないとの認識を有するに至ることが、実に難しかったということである。

家族に対して直接的に迫害を加えてきたのは、地域においては、隣近所の住民であり、学校においては、同級生や教師たちであり、そして一切の付き合いを絶った親戚たちであり、交際を拒否するに至った恋人たちだった。その故に、家族としてみれば、これらの者こそ加害者であり、その原因は家族がハンセン病になったからだと認識してしまうこととなる。「すべては発病

した親兄弟のせいだ」として、家族を疎ましく感じたり、場合によっては、恨むことにもなってしまうのだ。その差別・迫害の根源は国の隔離政策にあるのだが、その国の前にこうした加害者たちが十重二十重と立ち塞がっていて、国こそ真の加害者だとの認識に到達するのは、極めて困難だったということである。

そして第3は、私たち弁護団の認識不足である。

私たちは、国賠訴訟の提起直後から、家族の社会内での深刻な被害を知っていた。原告となった入所者から、家族に深刻な被害が生じたことが語られ、その故に、裁判に参加することにしたとの悲痛な思いを聞かされていた。

しかしながら、私たちは、国賠訴訟判決後において、家族訴訟の提起を呼び掛けることを怠ってしまった。判決後の様々な取り組みに忙殺されていたという事情はあったものの、新たな国賠訴訟が何よりも必要だとの認識に至らなかったのだ。いくつかの困難な課題を達成したという安堵感に浸っていた結果の誤りであるとしか言いようがない。私たち弁護団は、いくつもの過ちを犯してきたが、この家族提訴の遅れは、中でもその責任を厳しく問われるべきものだと認識している。

(2) 提訴を可能にした要因

以上に述べたような過程を経て2016年に提訴にこぎつけることができたのは、次の2つの要因によるものである。

第1は、「れんげ草の会」の粘り強い活動である。遺族として訴訟に参加した原告らを中心に結成された「れんげ草の会」は、今まで誰にも語ることのなかった自らの苦難に満ちた人生を、同じ立場にある者どうしとして語り合える場となった。その語り合いは、病歴者の遺族としての被害ではなく、自らが直接に受けた被害についての語りであり、長い年月誰に明かすこともなく秘めてきたものであるだけに、一人の語りを聞くことが自らの被害と共鳴して甦り、次々に呼応する語りを生み出していった。その結果として、私たちは、国の隔離政策の被害者であり、私たち自身の被害を国に問うべきではないかという声が生まれるに至ったのである。こうした声は、2015年6月の統一交渉団と厚生労働省との定期協議において、家族代表が参加し、座長である厚生労働副大臣に対し、「国は家族に対しても謝罪してほしい」との意見を述べるという形にまで結実していた。

第2は、いわゆる鳥取訴訟判決である。

2010年に鳥取地裁に提起されたこの訴訟は、療養所への入所歴のないハンセン病患者の子として苦難の人生を歩んできたＴさんが、単身、国の隔離政策による家族の被害を訴えて挑んだ国賠訴訟である。2015年9月に言渡された判決は、請求棄却の不当判決であったが、その理由中に、一般論としてではあるが、家族の被害は病歴者本人とは異なる固有の被害であり、隔離政策を推進した国には責任があるとの文言が記載されていた。裁判所がこうした判断を示した意図の如何にかかわらず、この文言は、裁判所さえこのような認識を示しているのに、これまでハンセン病問題にかかわり続け、家族の被害について熟知しているはずの弁護団が何もしないでいていいのかという厳しい問いかけとなった。提訴するとすれば、「らい予防法」の廃止から20年となる2016年3月末日までにしなければ除斥期間の経過として請求が排斥されることになる。こうして弁護団は、急遽家族訴訟の提起を決定し、全国に参加を呼び掛けることになったのである。

Ｔさんの勇気ある行動とこれを支えた市民と少数の弁護士の存在がなければ、家族訴訟の提起はなかったのであり、今は亡きＴさんに対しては、感謝と敬意の思いをささげるとともに、ハンセン病隔離政策とのたたかいの歴史に、その名を長く刻まれるべきであると心底思わざるをえない。

(3) 原告拡大をもたらしたもの

弁護団の呼びかけから提訴までのわずか3か月余の間に、参加を表明した原告は、弁護団の予想を超えて568人に達した。その要因は、次の2点にあったと思われる。

第1は、当然のことと言うべきではあるが、家族の被害が深刻であり、多くの家族がその自らの被害を明らかにしたいと望んでいたということである。その中心を担ったのは、「れんげ草の会」に集っていた遺族原告らである。

第2は、入所者・退所者を問わず、病歴者が家族に対して、提訴を強く働き掛けたということである。

病歴者は、例外なく、自分のせいで家族に筆舌に尽くしがたい苦労をかけてしまったという思いを抱き続けて生きてきたのであり、その思いが、家族に対して訴訟への参加を呼びかけるという行動につながったということである。家族の苦労が少しでも報われればという思いであり、その苦労が国の隔

離政策によるものだということを法的に明らかにして、家族に対する国の謝罪を実現したいという思いからの懸命の呼びかけだった。

2. 原告らが明らかにした家族被害の特徴と学校現場

(1) 家族に対する偏見差別被害とその特徴

　家族の被害は、偏見差別にさらされた被害とあるべき家族関係の形成を妨げられた被害とに大別される。

　病歴者だけでなく家族までが偏見差別の対象となったのは、国の隔離政策において、ハンセン病が恐ろしい伝染病であるとの考え方が流布され、無らい県運動等を通じて、社会内の隅々にまで定着させられたうえに、患者感染者を排除するのは社会のためであるとの認識が形成されていたからである。恐ろしい伝染病であるから、家族も感染しているに違いないとする「潜在的感染者」との認識が、偏見差別が家族にまで及ぶという事態をもたらしたのである。

　こうした家族への偏見差別は、地域や学校更には親戚関係にも及んだのであり、また人生における就職、結婚等の重要な局面で家族を苦しめ続けてきた。

　その被害が最も深刻な形で現れるのは、結婚に際してである。家族は例外なく結婚に際して、自分の身内にハンセン病の病歴者がいるということを相手に伝えるべきかどうかの問いに直面させられる。家族にハンセン病の患者がいるという事実から、当初から結婚を諦めていても、様々な経緯から交際が深まり結婚という問題が現実的になるからである。悩んだ末に、伝えるという選択をすることになるが、こうした場合の圧倒的多数の結果は、結婚の拒絶である。妊娠している子の出産を拒否されただけでなく、生まれた子の認知すら拒否された例もある。原告の中には、伝えたうえで結婚に至ったケースもない訳ではないが、事あるごとに「もらってやったのだ」という恩着せがましい対応をとられて離婚という結果に終わった場合が少なくない。こうして多くの場合には、事実を秘したまま結婚という選択を強いられることになるが、このことは、夫婦の間で秘密を抱えながら生きていくという人生を歩み続けるという苦難を背負うことを意味する。いつか機会を見て打ち明けなければと思いながらもその機会を逸するうちに、過ぎた期間が長くな

ればなるほど、打ち明けた際の「何でそんな大事なことを隠していたんだ」という問いかけが重くなって機会を逸し、結局、秘密を抱えたまま生きるという選択を強いられることになるからだ。家族訴訟原告のなかには、担当弁護士との連絡すら、携帯電話以外にはできないという人も少なくない。

　家族が偏見差別にさらされる場として特に問題となったのは、地域と学校である。地域での家族に対する差別は、無らい県運動に由来する。患者のみならず家族をも潜在的感染者とみなして地域から排除しようとした無らい県運動は、運動自体が下火となった1960年代以降においても、家族を地域における一切のつながりから除外する形で継続されている。家族原告の中には、付近の住民から、住居に放火されたり、飼い犬を殺されたりといった地域から追い出すための嫌がらせを受けた者もいる。こうしたエピソードは、迫害や地域を挙げての無視が各地で行われ、家族の孤立化をもたらし、場合によっては、一家離散という被害に至ったことを示している。

　学校での差別を担うのは、子どもたちと教師である。

　子どもたちの加害行為の特徴は、次の2点にある。

　第1は、加害が集団的・暴力的に行われるために、居場所を根こそぎ奪われるということである。登校すること自体を物理的に拒否されたり、掃除に際して同じバケツを使用することを許されず、誰からも相手にされず、給食は別室で一人でとらされ、修学旅行の宿では、一人押し入れで寝ることを強要されるといったことが、全国各地の学校で行われた。

　第2の特徴は、子どもたちの加害性が、親たちと教師の行動によって導かれ、容認されたということである。

　家族にハンセン病患者がいるということを知らせたのは親たちであり、「あの子とは遊んではいけない」と諭したのも親たちである。

　教師に至っては、いじめの訴えに対して「仕方がないじゃない。本当のことなんだから」と無視したり、教師自身が配布物を手渡しすることを拒んだり、風の強い日には席替えを行って家族にハンセン病の患者がいる子を風下の席に移動させたという例まで報告されている。

　子どもの頃からこうした体験を強いられるということが、その後の人生において、人間不信や自己肯定感の喪失、更には家族にハンセン病の病歴者がいることを隠して生きる以外にないとの悲壮な決意を子どものころから強い

られるということを意味する。

　以上に略述したような差別や排除以上に家族を苦しめたのが、親戚関係を絶たれるという被害である。地域社会で偏見差別にさらされているという状況の中で唯一頼りになる存在というべき親戚から、援助を受けるどころか、交際自体を一切絶たれるという仕打ちを受けるということは、絶対的な孤立状態に陥ることを意味するからである。この親戚関係を絶たれるという被害は、ハンセン病特有の被害というべきものであり、親戚の側が、交際を断つことによって、自らが差別される側におかれることを回避するための行動として現れる。

(2)　家族関係の形成を妨げられる被害の深刻な特徴

　家族被害は、家族関係自体を破壊されるという形で深刻極まるものとなる。こうした被害は、次の2つの形で現れる。

　第1は、療養所に隔離されたことにより、親子、夫婦、あるいは兄弟姉妹としての関係性を形成・維持していく過程自体が物理的に破壊されるということである。こうした被害は、幼少期に、親や兄弟姉妹が隔離された場合に顕著な被害となる。

　第2は、偏見差別にさらされ続けることによって家族の側に生じる疎外感による家族関係の形成阻害である。

　家族にとっては、周囲からの偏見差別や排除が苛烈であればあるほど、直接の加害者に対する怒りや憤懣とは別に、「自分がどうしてこんなひどい目に合わなければならないのか」という問いが突き付けられることになるからである。多くの場合、その答えとして浮かぶのは、「家族内にハンセン病の患者がいるからだ」という事実である。その答えは、患者である家族に対しての距離感や疎ましさをうみ、場合によっては、反発、怒りや憎しみとなる。3歳で父が菊池恵楓園に収容され、母と生まれたばかりの妹が残された原告の場合には、再婚した母と離れて親戚をたらい回しにされる日々を耐え抜いて成長し、死んだと聞かされていた父が生存していると知って、孫となる生まれたばかりのわが子を見てもらおうと訪れた菊池恵楓園の面会室で、父の後遺症をみた瞬間に、自らの苦難の人生の元凶はこの父にあったのだと悟って、初対面の父に「死ね」と叫んだことを法廷で明らかにした。

　愛しかるべき親や兄弟姉妹との関係を、こうした形で疎遠にし、破壊して

いくという被害こそが、家族被害の最も深刻な特徴である。

3. 家族訴訟判決の意義と限界

(1) 家族訴訟判決の意義

　家族訴訟熊本地裁判決の意義については、様々な角度から論じることが可能であるが、ここでは、以下の3点を指摘しておくこととする。

　第1は、家族の被害を国の隔離政策により作出されたものと認めたことである。

　国は、隔離政策はハンセン病患者を対象にしたものであり、家族はその対象外であったと抗弁したが、判決は、「恐ろしい伝染病である」ことを前提とする隔離政策は、必然的に患者と同居する家族に対しての「感染の恐怖」を生じさせたとして、家族の被害と国の隔離政策との因果関係を認めた。家族が隔離政策開始の当初から「潜在的感染者」ないし「感染予備軍」と位置付けられていたとの原告らの主張が認められたということである。

　第2は、家族に対する偏見差別についての、社会の側の責任とその加害の構造を不十分ながら明らかにしたということである。

　判決は、隔離政策の遂行により、「周囲のほぼ全員によるハンセン病患者及び家族に対する偏見差別が出現する一種の社会構造（社会システム）が築き上げられた」としたうえで、こうした社会構造に基づき「大多数の国民等が、ハンセン病患者家族に対し、ハンセン病患者家族であるという理由で、忌避感や排除意識を有し、ハンセン病患者家族に対する差別を行い、これにより、家族は深刻な差別被害を受けた」と認定している。

　第3の意義は、家族に対する偏見差別を除去すべき国の機関として、厚生（労働）大臣だけでなく、法務大臣、文部（科学）大臣の責任を認めたことである。

　こうした判断は、偏見差別を除去すべき国の義務は、隔離政策を推進した厚生大臣だけでなく、政府の総力を挙げて取り組むべき課題であるということを明らかにした画期的なものであり、その後の家族原告団や統一交渉団との三省協議に道を開くことになった。

　第4の意義は、偏見差別の解消にあたって実施されるべき措置として、「ハンセン病隔離政策等が原因でハンセン病患者の家族に対する偏見差別を形成、維持、さらには強固にしたことを明らかにしたうえ、そのことについ

ての謝罪とその周知がされる措置をとることが必要で、その周知方法については、マスコミの発達に応じてマスコミ媒体、インターネット等を使ってそのことを宣伝するほか、各住戸にその旨を知らせるチラシを配り、各職場、町内会、自治会、老人会等を訪れて広報活動をすることを要し、しかも、（らい予防法を廃止した）平成8年以降は、アンケート調査をしてその効果を確認し、浸透していない場合には、頻回に宣伝、広報すべきだった」とまで具体化したということである。偏見差別除去義務をここまで具体的に特定した判決は、おそらく他に例がないというべきである。

(2) 家族訴訟判決の限界とその要因

　家族訴訟判決の限界として、以下の点を指摘することができる。

　第1は、偏見差別を受ける地位におかれる被害に対する評価が著しく低いということである。

　判決は、その額を30万円とした。これは、原告らが集団訴訟において早期解決を図るために採用した共通損害に基づく包括一律請求という損害賠償の算定方式を採用したところから、裁判所が、最も被害の薄い原告に対する慰謝料額を原告全員に共通する最大公約数であるとして当てはめた結果である。判決は「原告らのうちには、同額をもって偏見差別被害が慰藉されるとは到底かんがえられないものがいることは確かであるが、一律請求の性質上その限度で認めざるをえない」と判示しているが、そうであれば、被害の度合いに応じた類型化によって、被害の程度に応じた損害額を認定するという方法があったはずであり、この点において、家族訴訟は、原告らの被害に対して冷淡であったと指摘することができる。なお、2001年熊本地裁判決では、隔離された時期、退所の有無等によって、原告らの被害の額を3段階に類型化することによって、公平を図っている。

　第2は、家族関係の形成を阻害された被害を隔離による物理的被害に限定したということである。

　このため、病歴者が一時的に帰宅したり、隔離後において何らかの交流が認められた場合には、被害そのものが否定されるところとなった。家族被害の特徴として前述した、家族を疎ましく思うことによる被害は全く無視されている。

　第3は、沖縄原告の被害について、米国施政権下にあった時期を除外する

ことによる賠償額の減額である。

　第4は、熊本地裁判決の翌年である2002年以降における偏見差別による被害が、国の責任によるものとは認めなかったということである。このため、原告らのうちで、少数ながら請求を認められない者が出た。

　判決がその理由として挙げたのは、2001年熊本地裁判決とホテル宿泊拒否事件である。熊本地裁判決と国による控訴断念、政府による謝罪談話の公表や国会での謝罪決議等によって、「多数の国民らにハンセン病隔離政策等の誤りやハンセン病患者が不当な差別を受け、家族も影響を受けてきたことが印象付けられた」というのであり、「ホテルによる宿泊拒否が問題となった平成15年には、ハンセン病患者に対する偏見差別を許容せずに、反対の声を上げるものが多数存在する状況となっていた」というのである。その結果として、「平成14年以降に差別等の被害があったとしてもそれをもってハンセン病隔離政策等に基づくということはできない」としたのである。

　こうした判断をもたらした要因を正確に分析し尽くすのは難しいが、以下の3点を挙げることができるのではないかと思われる。

　第1は、2001年熊本地裁判決とその後の経過に対する過大評価である。

　同判決は歴史的な意義を有するものであったし、その後も画期的な経過を辿ったということができるが、100年という長い年月を超えて、国によって形成され、維持され強固にされ続けた偏見差別は、この程度のことで解消することはないということを理解していないということである。

　第2は、偏見差別解消の現在性と困難さを改めて立証したはずのホテル宿泊拒否事件における誹謗中傷文書に対する表面的な過小評価である。

　判決は、これらの文書について、少数の者による「因習による差別意識や患者の外貌の変形に対する差別意識」であるとし、国の隔離政策によって形成された偏見差別の社会構造の現れとは解釈していないだけでなく、宿泊拒否やこれらの誹謗中傷を許容しない多数の声があがったとして、この事件をむしろ偏見差別が解消しつつある証拠として評価している。

　第3は、隔離政策による偏見差別を「社会構造」という概念を用いて説明していながら、その中身としては、多数の国民の、「恐ろしい伝染病」であるとの認識の如何の問題としてしか捉えていないということである。

　そもそも、2001年熊本地裁判決は、ハンセン病の患者家族に対する偏見差

別の原点を「ハンセン病患者が地域社会に脅威をもたらす危険な存在であり
ことごとく隔離しなければならないという新たな偏見を多くの国民に植え付
けた」ことにあるとし、これを社会的偏見とか社会認識と表現していた。家
族訴訟判決の言う「社会構造」も、判決文において「大多数の国民が忌避感
や排除意識を有し、差別を行う」と定義されており、あくまでも多数が抱く
「忌避感や排除意識」がその内容としてしか把握されていない。これは、多
数の抱く認識を問題にする点において、2001年熊本地裁判決のいう社会認識
や社会的偏見の言い換えに過ぎない。しかしながら、解消されるべき社会構
造とは、ハンセン病の患者であったことやその家族であることそれ自体が、
社会内において、偏見差別の対象としてカテゴリー化されているという構造
というべきであり、忌避感や排除意識それ自体ではない。誹謗中傷文書の多
くに見られたのは、忌避感や排除意識とは異なる、同情や憐憫（れんびん）の対象とした
り「謙虚になれ」とか「身の程を知れ」と迫る対応であり、こうした対応こ
そ、ハンセン病患者家族に対する偏見差別の社会構造の発現態様と理解すべ
きであって、こうした視点を抜きにして、忌避感や排除意識に焦点を当てる
限り、偏見差別の社会構造の解消は覚束ないというべきである。

　そのうえで、家族訴訟判決における偏見差別の基本認識の弱点として指摘
しておきたいのは、2001年熊本地裁判決の次の言葉である。

　　　「ハンセン病患者や入所者、元入所者と関係しないところで、いくら偏
　　　見が薄れていったところで、これらの者にとっては、何の意味もないの
　　　であって、問題は、これらの者が、社会と接する場面において、いかに
　　　認識され、扱われていたかということにある。」

　家族訴訟判決がこのような視点を少しでも有していれば、2002年以降の偏
見差別被害を否定するような判断には至らなかったはずだと確信する。

4．判決確定に至るまでの経緯と残された課題

⑴　判決確定に至るまでの経緯

　勝訴判決ではあるものの、請求棄却された原告や少額の賠償しか認められ
なかった原告を抱えていただけに、原告団としては、どう対応するのかをめ
ぐって苦渋の決断をすることを余儀なくされた。国に対して控訴阻止のたた
かいを挑むことは当然として、原告らの側からも控訴しなければ、判決は確

定してしまうからである。結局のところ、判決は全面解決を図るための手段であり、この判決であれば、確定後の国との交渉において、賠償額を含めた諸課題について、相応の解決を図ることができるとの判断のもとに、判決確定に向けて原告・弁護団・支援者一団となっての取り組みが開始されることになった。2001年熊本地裁判決当時と比較して、国民やマスコミの反応は著しく低調であったうえに、国会も閉会中という悪条件も重なったため、控訴阻止のたたかいは、困難を極めた。それでも何とか実現できたのは、以下のような要因によるものと思料される。

第1は、請求棄却された原告をはじめ判決に不満を抱いていた原告らが、弁護団の説得を受け入れて、控訴阻止に結集したということである。このことがなければ控訴阻止は実現不可能だった。

第2は、「ハンセン病首都圏市民の会」と「ハンセン病問題を共に学び共に闘う全国市民の会」とを中心にした市民による粘り強い活動が、判決前後の数回に及ぶ国会対策行動を可能にしたということである。

第3は、2つの国会議員懇談会の存在である。今回の控訴阻止は、こうした国会議員懇談会の存在なくしては実現が困難だったと言わざるをえない。

今回の控訴阻止活動においても、単に控訴を阻止しただけでなく、総理大臣との面談による謝罪の表明と偏見差別解消に向けての総理大臣談話を獲得することができた。このことが、判決確定後の補償法制定や三省との協議会開催に大きな役割を果たした。

⑵　家族補償法の意義と限界

判決確定後の政府との合意により、厚生労働省と弁護団との実務者協議が重ねられ、その検討結果を踏まえて、超党派で結成されたワーキングチームの合意により、2019年11月26日、「ハンセン病元患者家族に対する補償等に関する法律」（ハンセン病家族補償法）が成立した。家族訴訟判決が請求棄却した原告らも含めて、時代区分なしに補償金の受給ができることとなり、補償額も不十分ながらも増額され、沖縄原告に対する減額も是正されることとなった。何よりも特筆しておくべきことは、韓国や台湾において、戦前に療養所に入所させられた病歴者の家族に対しても補償法の適用が認められたことである。既に台湾に関しては、補償金の支払いがなされており、韓国からも多数の申請がなされるに至っている。こうした戦後補償の例外というべ

き成果については、冷却している日韓関係の打開に向けての一つの機会として注目されるべきである。

　ただ、こうした意義の反面、家族補償法には、いくつかの限界もある。その金額が被害の大きさに整合していないのは、家族訴訟判決の限界に由来するものであってやむを得ないとしても、親子・夫婦・兄弟姉妹以外の家族に対して病歴者との同居要件が課されたこと、2002年以後に家族となった者が除外されたため、家族として苦難の人生を歩み続けてきた多くの人たちが補償の対象から外されるに至っている。

学校教育が果たすべき役割について

1. はじめに

　本項の執筆にあたって予めお断りをしておきたい。私たち弁護団は、教育に関しては門外漢である。しかも、ハンセン病隔離政策の違憲性を問う訴訟に関与し、その範囲内で、ハンセン病問題における教育現場の在り様を垣間見たという経験を有するに過ぎない。したがって、ここでの論述は、極めて経験論的で、事後に判明した事実に基づく後方視的な考察にとどまるものである。当時の状況下において、自らがどのような行動をなしえたであろうかという視点をも欠いている。それにもかかわらず、このような提言に及ぶのは、ハンセン病に関する偏見差別解消のために、教育こそが決定的に重要な役割を担っているとの思いからであることをご理解いただきたい。

2. 教育界の加害責任を改めて考える。

(1) 教育現場はハンセン病患者家族に対してどのように対応したのか

　ハンセン病家族訴訟では、原告全員の陳述書がその被害を立証する証拠として提出され、29人の原告が法廷で被害状況を赤裸々に語り尽くした。これらによって明らかにされたのは、教育の場において、子どもたちだけでなく教師までもが、ハンセン病の患者家族を徹底的に排除しようとしたという事実である。

　子どもたちが徒党を組んで登校を阻止し、登校しようとする子に石を投げ、唾をかけ、水たまりに突き落とすといった行動が繰り返されている。掃除の時間には同じバケツは使用できず、給食は別室で一人で取らされ、だれも遊

んでくれないという状況が全国各地で展開されたのである。小学校の修学旅行の宿において同部屋で寝ることが拒否され押入れで寝ることを強いられたという報告や中学校の運動会のフォークダンスの練習で男子生徒から手を取り合うことを拒まれ、小枝を握らせられたという報告は、教育現場において、子どもたちの忌避感や嫌悪感がどれほどに凄まじいものであったのかということを明らかにしている。

こうした子どもたちの対応を目撃していたはずの教師が、「仕方ないでしょう。本当のことなのだから」と応対したとの原告の訴えや担任から渡される配布物を手渡しされなかったと訴える原告の声は、こうした忌避感や嫌悪感を教師の側がある程度共有していたことを端的に示している。

⑵　**教育の場において何が問われているのか**

こうした事実を前にして、私たちが改めて重視しなければならないのは、以下の4点ではないかと思われる。

第1は、こうした患者家族に対する忌避感や嫌悪感に基づく差別や排除が、基本的人権の尊重を基本原理としたはずの戦後の民主教育下において、展開されたのはどうしてなのかということを解明することである。

戦後の無らい県運動において、地域や学校からの患者排除を正当化したのは、地域や学校におけるハンセン病の蔓延を防ぐには他に手段がないという考え方である。こうした考え方は、地域や学校を守るための「正義」の行動であるという論理（思い込み）に支えられ、更には、療養所での治療提供の機会の保障につながるという意味で、患者のためでもあるという論理（弁解）によって補強されて、特定の者を排除するという加害行為に伴う「後ろめたさ」を減殺してきた。クラスを守るためには、特定の子にしわ寄せが及んでも仕方がないという論理は、戦後の日本国憲法下において、ハンセン病隔離政策を推進した国の論理そのものであり、教育現場を含めて日本社会全体つまり私たち一人一人が染まってしまった考え方である。これを克服するために何が必要とされているのかを明らかにすることが切実に求められている。

第2は、こうした排除は、その後他の感染症においても、繰り返されているということを確認することである。

薬害エイズの被害者である血友病の中学生は、「エイズパニック」の最中

において、クラスのほぼ全員から、トイレや教室に閉じ込められて「エイズ、エイズ」「帰れ、帰れ」と囃し立てられて、ガラスを割って抜け出したという被害を担任教師に訴えているが、「今は大変な時期なのだから、お前がやり返したらいけないだろう。」と逆に窘められたことを明らかにしている。

こうした事実からは、クラスのほぼ全員が偏見を抱いているという状況で、クラス全体を相手にしても、一人の子を守るという対応がとれないのはどうしてなのかということを明らかにすることの重要性が問われている。

第3は、竜田寮事件に関する総括の必要性である。

ハンセン病に関する正しい知識が普及した現時点で、同事件におけるPTA反対派の行動を厳しく批判することは容易いが、そのような形での振り返りによっては何ら教訓が得られることはない。

同事件において、反対派が提起したのは「万一わが子に感染したら責任を負えるのか」という問いだった。感染のおそれがないと言い切れるのかという問いに抗しきれなかったがゆえに、新入予定の4人の子どもらは精密検査を受けさせられることとなり、内1人は感染の可能性を否定できないとして入学拒否されたし、入学を認められた3人以外の他学年の子らの通学は拒否されたままに事件は収束した。この竜田寮事件は、現在のコロナ禍における医療従事者の家族らが「潜在的感染者」扱いされて、保育所や学校への通園・通学を拒否されていることと通じている。「感染のおそれ」という問いかけは、医学的な正しい知識では乗り越えることができない。おそれがゼロだとは言い切れないからだ。だとすれば、教育の場において、この問いかけにどのように応えるべきかというのは、極めて現代的な問題ということになる。

第4は、無らい県運動が激烈に展開されていた最中において、教育現場で、ハンセン病患者や家族を守り抜いた実例に学ぶことの重要性である。

東北地方の家族原告は、この時代に、差別排除に加担し、あるいは見て見ぬふりをしていた同学年生徒全員を講堂に集めて、涙ながらに、「あなた達は恥ずかしくないのか」と迫った女性教師の存在を明らかにした。加害生徒全員が泣きながら謝罪することを通していじめ・排除がなくなっただけでなく親友としての交流が今も続いているという。

病歴者本人の国賠訴訟の原告の一人は、戦前の無らい県運動の最中に、ハ

ンセン病と診断され、自宅の納屋に軟禁された高等小学校時代に、一人だけ
毎日訪ねてきて学校での様子を報告し励ましてくれた級友がいたことを明ら
かにしている。「こんなことをしていたら、君も誰からも遊んでもらえなく
なるぞ」と忠告したところ、その友人は、「誰からも遊んでもらえなくなっ
ても、僕は君の友でいたい」と語ったという。

　こうした抗いが何故に可能となったのかを私たちは問い続ける必要がある
のではないか。

3.「らい予防法」廃止後のハンセン病問題の取り扱い

(1)　教育の場で「らい予防法」の廃止は、どのように受け止められたのか

　「らい予防法」は、1996年に廃止されたが、廃止に際して教育界の大勢は
何らの反応も示さなかったといってよいと思われる。文部省はもちろんのこ
と、現場においても、教育界が隔離政策に加担してきたとの認識が乏しく、
法廃止に際して、その加害責任を総括すべきであるとの議論が展開される余
地はなかったからである。法廃止に際して、自らの加害責任を顧みることを
しようとしなかった点においては、法曹界、医学界と全く同様である。

(2)　国賠訴訟以後の教育行政の特徴と教育現場

　国賠訴訟の原告勝訴判決の確定は、教育行政と教育現場に対しても少なか
らぬ影響をもたらしている。

　第1には、判決が求めたハンセン病に対する偏見差別を解消すべき義務を
履行するうえで、教育は最も重要な場として位置付けられたからである。

　2002年3月に閣議決定された「人権教育・啓発に関する基本計画」では、
ハンセン病に関する啓発活動について文科省が担当省庁と明記され、「人権
教育の指導方法等に関する調査研究会議」が設置され、「人権教育の指導方
法等の在り方について」が取りまとめられた。ただ「ハンセン病患者・元患
者に対する偏見や差別意識の解消に向けて、啓発資料の作成・配布などによ
る啓発活動を推進しており、学校教育においても啓発資料の適切な活用を図
る」ことが記載されたにとどまっている。ここでの啓発資料として挙げられ
たのは、厚労省の作成した中学生向けパンフレットである。このパンフレッ
トの作成については統一交渉団も協力し、被害当事者の声を中心に、竜田寮
事件も取り上げるという意欲的なものだった。しかしながら、このパンフ

レットは、現場では殆ど利用されていない。家族訴訟において国から提出された資料によれば、2011年度において11,133の中学校に送付されたが、利用状況について回答した学校は、16％にとどまり、しかもその90.2％が配布しただけに終わっているというものであり、その後も回答率は低迷したままで、2016年度も10.1％にとどまっている。

その原因は、作成主体は厚労省であり、文科省は、厚労省の要請を受けて、その配布について関係機関に協力を要請するという以上には、何ら積極的関与をしてこなかったからである。このため、パンフレットは、各地の教育委員会や学校に山積みのまま放置されるという結果に終わっている。

このことは、文科省が、ハンセン病隔離政策の遂行過程において文部省には何ら責任はなく、ハンセン病に対する偏見差別の解消を図るべき責務も負っていないと認識していたことを示している。したがって、ハンセン病問題が教育の場において取り上げられるべき固有の人権課題であるとの認識には至っておらず、カリキュラムに組み込まれるということも全くなかった。

第2は、公私立を問わず多くの学校において、人権学習として、ハンセン病問題が積極的に取り上げられるようになり、隔離政策の被害当事者を講師に招いての授業や療養所を訪問しての入所者との交流の機会等が設けられ始めたということである。ただ、こうした取り組みは一部にとどまっており、全国的な運動として展開されるまでには至っていない。

4. 学校教育に望まれること

この問題について教育現場の実情に疎い立場から具体的な意見を述べることは差し控えたい。ただ、「らい予防法」違憲国賠訴訟や家族訴訟に関与した立場から、被害当事者の要望を踏まえての若干の提言をさせていただくこととする。

第1は、ハンセン病問題における教育の加害責任という問題を具体的に明らかにすることが大前提になるのではないかということである。その責任は、何よりも文部（科学）省を中核とする教育行政にあり、教育界の総力を挙げての事実関係の検証と原因の解明が求められる。

こうした検証作業では、教育の場において行われた差別や排除の具体的な事実に基づいて、教師の側と子どもたちの側にどのような問題があったのか

ということを解明することも極めて重要であり、そのためにも、家族訴訟の過程で明らかにされた被害実態を教材として重視していく必要がある。

なお、こうした検証作業で明らかになった教訓を教育界全体に波及させていくためにも、ハンセン病問題を学習指導要領（解説）に明記することが必要不可欠ではないかと思われる。

第2は、こうして明らかになった問題が、過去の問題としてではなく、現在の教育の場におけるいじめや排除の問題と如何に結びついた問題であるのかということが明らかにされる必要があるのではないかということである。過去にひどいことがあったという単なる事実の提示は、差別を助長することになりかねないし、差別はいけないということを知識として教えるだけでは学んだことにはならないということを肝に銘じておく必要がある。

第3は、被害当事者との交流や療養所の訪問等を重視した先見的な教育実践の共有化を如何にして図るのかということである。本書第7章でも紹介されたいくつかの実践は、

① 当事者から学ぶという姿勢の堅持
② 当事者を被害者としてだけではなく、差別と抗い生き抜いた主体としても学ぶことの重要性の明確化
③ 教えるのではなく、教える側が先ず学び、子どもたちとともに学ぶということの姿勢の重視

等において実に貴重な成果を上げており、是非とも経験の全国的な共有化が図られるべきである。

第4は、前項で紹介したような、無らい県運動下の学校現場において差別に抗してたたかった数少ない実例から学ぶことの重要性である。何がこうした行動を可能にしたのかをぜひとも解明していただきたい。

ハンセン病問題関連訴訟に関与した経験から実感するのは、ハンセン病に対する偏見差別の現在における複雑で根深い構造である。正しい知識の普及等では決して解消されない忌避感や嫌悪感が若い世代も含めて「内奥化」ないし「沈潜化」している。こうした差別意識を根本から打破していくうえで、次の世代を担う子どもたちが決定的な役割を担っていることは明らかであり、ハンセン病に対する偏見差別を解消するうえで、学校教育が果たすべき役割は極めて大きい。

志村 康 さん
（しむら やすし）

　志村さんとの最初の出
会いは、1998年2月のこ
とである。九州大学と九
州弁護士会連合会の共催
で開かれた「らい予防法
廃止後の社会復帰支援策
を考えるシンポジウム」
だった。シンポジストと
して壇上にいた私に対し
て、会場から「らい予防

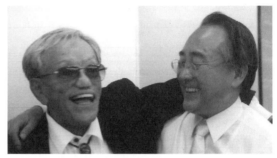

勝訴1周年記念集会（2002年5月）にて
左：志村 康さん　右：德田 靖之

法違憲訴訟をやりたい。やってくれる弁護士はいるだろうか」と問いかけたのが
志村さんだった。この時、志村さんは、中絶手術によって命を奪われたわが子
「操」さんへの熱い思いと無念とを明らかにされた。余りに長きにわたって何も
してこなかったことを恥じていた私は、その志村さんの迫力に押されて、思わず
「九州の弁護士は100人以上立ち上がるはずです」と答えてしまった。これが国賠
訴訟の開始につながったのだ。志村さんの存在なくして、私がハンセン病問題に
取り組むことはなかったという意味で、志村さんは文字通り私の恩人である。

　志村さんは、機知に富んだ理性の人である。国賠訴訟の過程での記者会見の席
上だった。「皆さん、私にハンセン病をうつさないで下さいね」と発言されたの
だ。真意を図りかねて首をかしげる私に志村さんは、「私は検査を何度も受けて
「らい菌」がないことを証明されている。あなた方はその検査を受けていないで
しょう」と笑いながら答えたのだった。

　また、2001年5月11日の熊本地裁判決の言渡直後のことだった。歴史的な全面
勝訴判決に沸きかえる私たちの横で、テレビ局からマイクを向けられた志村さん
は「日本に司法は生きていた」と静かに語ったのだ。

　志村さんが菊池恵楓園に入所したのは、戦後間もない1948年、旧制中学3年の
時である。この時15歳の志村さんは「解剖願書」（もし亡くなった場合には医学
の進歩のために解剖して下さいとのお願い文書）を提出させられている。15歳の
時に『若菜集』を読んで藤村に傾倒する文学青年だった志村さんは、『破戒』を
経てドフトエフスキーそして多喜二の『蟹工船』に至って、社会主義に目覚めた
という。

その若かりし頃の志村さんを全患協運動に導いたのが、菊池恵楓園自治会活動及び菊池事件支援の中心を担った先達故増重文さんである。増さんと同室であったことから、菊池自治会の若き書記となり、「予防法闘争」「菊池事件支援」に参加し、その遺志を継いで「らい予防法」違憲国賠訴訟を牽引し、88歳を迎えた今日に至るまで、原告団長、恵楓園自治会長として、人間としての尊厳をかけたたたかいの先頭に立ち続けている。

　特に菊池事件に関しては、死刑執行前日のＦ氏に最後に面会した生き証人として、再審無罪を勝ち取るたたかいに、文字通りいのちを捧げており、そのたたかいの一環として、「特別法廷」は憲法違反であり、最高裁判所が自ら検証するよう要請した際には、自ら最高裁判所を二度にわたって訪問し、調査委員長を務めた最高裁総務局長に対して、日本国憲法下における裁判官の人権感覚を鋭く告発して裁判所としての自己批判を迫った。ハンセン病の病歴者に関する裁判の法廷を裁判所内で開かず、隔離施設であるハンセン病療養所の仮設法廷で裁いた「特別法廷」を、憲法に違反しないとみなした裁判官の憲法感覚のなさを酷評したのである。隣に座って私は、その整然とした論旨の組み立てに感心した。２年間の調査を経て、最高裁判所は、「特別法廷」の違憲性を認めて謝罪したが、このような前代未聞の「謝罪」を勝ち取ってもなお、違憲性を明確にしていないとして、納得できないと酷評したのが志村さんである。私は、この報告と謝罪は、最高裁が、自ら憲法違反を犯してしまったことを実質的に認めた、歴史的な意義を有するものだということを納得してもらうのに苦労した。まさに志村さんの面目躍如というほかはない。

　こうした志村さんの不屈のたたかいを支え続けてきたのが、お母さんの存在である。わが子の発病に、「西海橋から海に飛び込もうとした」程の衝撃を受けたというお母さんは、生まれたばかりの志村さんの妹の存在から、自殺を思いとどまって、生き抜くことを決意し、志村さんを支え続けてきた。操さんを失って失意の底にあった志村さんに、孫である操さんの位牌を作って送ったのがお母さんだった。志村さんは、あの国賠訴訟の歴史的な第１回期日における意見陳述で、「実は、私は鞄の中に子どもの位牌を入れて来ています。今、私はここに一人で立っているのではない。我が子『操』と一緒にこの裁判に立ち、陳述しているのです。」と訴えて法廷を感動の渦に巻き込んでいる。

　志村さんこそは、偏見差別を乗り越えて、身をもって人間としての尊厳を回復した人である。
　　　　　　　　　　　　　　　　　　　　　　　　　　　　　　（德田　靖之）

【より深く学ぶために】
志村康『人間回復―ハンセン病を生きる―』花伝社、2021

第8章

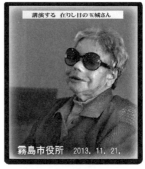

玉城 しげ さん
（たましろ）

　玉城しげさんは最後まで人としての誇りを持ち
続けた人だった。入園の日から不当な扱いを受け
たことへの激しい怒りが消えることもなかった。
「らい予防法違憲国賠訴訟」第一次原告の一人。
このとき80歳。

　発病は13歳、高等女学校に通い始めた１年生の
夏。泣く泣く通学断念。その後７年間、自宅療養、
親戚の医者の薬を飲んで、家族の中で見守られな
がら、近所の子どもらの子守をしながら生活して
いた。（私が何年か子守をした子供らで後にハン
セン病患者になった者はいない、うつる病気ではないとよく話された。）

写真提供：倉園 尚 氏

　そんな中で星塚敬愛園園長からの入園を勧める甘い誘いの何回ものしつこい手
紙に、ついに親にも言わずに医者に払うお金をもって、一人で鹿屋の敬愛園にき
たのだった。20歳、大人になってからの入園なので、不当な扱いを受けた時のこ
と、それに激しく反発したことなどはよく覚えていらした。

　裁判が始まってすぐから、「共に歩む会」（略称）では"話の出前"と称して、
呼ばれたらハンセン病問題についてどこにでも出かけていって、原告の皆さんに
話してもらうようにしていたが、ある時、熊本で高校の先生方に２時間余しげさ
んが一人で立ちっぱなしで語られたことがある。私も少しは付け加えたい思いが
あったのだけど、出る幕なしだった。かなりの遠くから敬愛園のしげさんの部屋
に訪ねてきた人にも怒りの話は長々と続いた。そばにいて、どう終わらせるかい
つも悩んだものだった。

　赤ちゃんを殺されたときの話はかなり後に聞いた。裁判が始まって以来ずっと
一番近くにいたと思っていたが、やはり他人に話すことにはかなりの迷いがあっ
たのだと思う。手術も屈辱的だった。ただの台の上に乗せられ、資格のない眼科
の医者に叱られながら…あまりの痛みに気絶。ほほをたたかれて目覚めたその前
に（親切心から？）「かわいい女の子だよ」と見せにきて、すぐ持ち去った看護
師さんが、どんな思いで、見せてくれたのか、どんな風に殺し、その後どうした
のか、何回も何年も思いめぐらし、しげさんがその度にどんな思いになられたの
か、想像もできない。（当時の園の医者たちは強制手術してすぐ殺した胎児たち
をホルマリン漬けの大きな瓶にいれて、部屋の窓際にずらっと並べて毎日見てい

たわけだが、どんな心境だったのか。しかも、その胎児たちは入所者のみんなも見ることができるように置かれていた。）

　強制労働中のある時、仲間に呼ばれて、窓際に並べて置かれた自分の名前が貼られたホルマリン漬けの赤ちゃんを見たときの衝撃はほとんど話されなかった。裁判勝訴後、園長にあの赤ちゃんはどうしたのかと聞いたが、「戦後のどさくさで、全く分からない」との返事、混乱の中で、批判を恐れた園関係者が、ひそかにどこかに処分したのではないだろうか。他の園でも戦後赤ちゃんの遺骨がどう取り扱われたのかはわからないようである。残念ながら、裁判でもこの問題は中心問題としては取り上げられなかったと思う。

　「社会科の先生になりたかった」ということで、園や自治会が主催した旅行には借金をしてまで絶対に参加していた。その中であるとき公害被害者の皆さんが変形した顔や手足を卑屈に隠すことなく、堂々と平然と集会している場面を見て、そうだ自分もそうしよう、恥ずかしがる必要はないのだと即座に決意し、以後は誰にも遠慮などせずに自分をさらけ出すようにしているという話も心に強く残っている。中学生などに話しながら、「この（変形した）指は国からもらった金鵄勲章だ」と高く上げて見せていた。（金鵄勲章って今の中学生は知りませんよと言ったら、次からは勲章と…。）その残された１本の小さな指を私の孫がしっかり握って一緒に歩いたことをいつまでも喜んでおられた。

　島崎藤村の「椰子の実」という歌が大好きで、園内放送でこの歌が流されたときは必ず立ち止まって最後まで聞き入ったと…。この時のしげさんの心境を想像して私も立ち止まることがあった。さらに、秋川雅史氏の歌う「千の風になって」もよく聞いておられ、空から見ているからねとよく話されていた。

　沖縄では交通事故や病気で死んだ人は一族のお墓には入れてくれないのだ、だから「鹿児島大学に献体する」という話も早くから聞いていて、鹿児島大学での説明会に２回ほど一緒に参加したことがあった。しかし、亡くなられて遺体解剖、火葬など済んだ後に、遺骨は沖縄から甥っ子さんらが受け取りに来られ、沖縄の一族の立派な風格あるお墓に納められた。沖縄でハンセン病市民学会が開かれたとき、甥っ子さんに案内され、鹿屋からの参加者で墓参りした。　　　　（松下　德二）

第8章

【より深く学ぶために】
ハンセン病違憲国賠裁判全史編集委員会『ハンセン病違憲国賠裁判全史』（第２巻）2006
山本須美子・加藤尚子『ハンセン病療養所のエスノグラフィー─「隔離」のなかの結婚と子ども』医療文化社、2008
堀江節子『人間であって人間でなかった─ハンセン病と玉城しげ』桂書房、2009

上野 正子 さん

1927年、沖縄県石垣島生まれの94歳。高等女学校１年生（13歳）で発病。周りに知られないうちにと父に連れられ鹿児島県鹿屋市の国立ハンセン病療養所星塚敬愛園に入所。すぐに看護師の助手のような仕事をさせられる。1998年開始の国賠訴訟第一次原告。

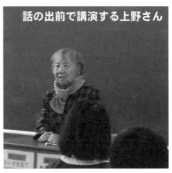

話の出前で講演する上野さん

写真提供：倉園 尚 氏

上野さんはハンセン病問題の「語り部」として、沖縄から北海道にまで訪れているし、話した回数も原告の中では、日本で一番多いのではなかろうか。話の内容は完全暗記、長すぎず短からず、よく順序だてされた体験談は具体的で、小学生から大人まで無理なく理解できるものだ。時には故郷の歌も歌われる。法律などの話は全くないのは少し残念だが、ひたすら自分の体験、身の回りの話をされる。お話の後、聴衆の数名は必ず握手をしに、あるいは励ましやお礼を言いにこられる。よく引用してきた言葉は、「感動は人の心を動かし、出会いはその人の人生を動かす」「恥でもないことを恥だと思うことが本当の恥である」（林力先生からの言葉）。

国賠訴訟開始。この時のわずかの原告団への誹謗中傷は想像以上のものがあったが、数少ない女性へのは特にひどかった。負けたらどうする？ 追い出されるぞ、そんなに金が欲しいか、神の罰が当たるぞ、一億円が歩いているなどと。しかし、ひるむことなく逆に原告増やしへの説得にも頑張り続けた。判決の日、もし敗訴なら夫婦で自殺覚悟、部屋に遺書を置いてきたという話は余りに有名だ。

ただ、上野さんは車酔いがひどかった。熊本地裁への裁判傍聴の日には前日から食べ物制限、当日はバケツ、タオル、新聞紙を抱えての命がけの参加だった。ところが、ずっと後の話になるが、突然、「私はもう酔うのはやめた」と宣言。実際、それ以後はどこに行くにも酔いなしだった。今でも不思議でならない。その後のいつだったか鳥取県まで「講演」にマイカーで、妻と３人で行ったときも酔いは全くなかった。それどころか、着くまでずっと一人で園の中のこと、こまごました内緒話のような話を語り続けられた。そんな話をまた書いて本にしたらと勧めたら、「園にいられなくなる」と笑っておられた。

そもそも、上野さんは日頃から、療養所内の大人の様子を実によく観察してい

らした。例えば、園内で山のように積まれた洗濯後の包帯をきちんと巻き直す作業をする場面を写真などでご覧になられた方も多いと思うが、中にはその包帯を一つか二つこっそり持ち帰り、分解して赤ちゃんの肌着に作り直し、園外の人と物々交換していた人もいた。戦後のことだろうと思うが、敬愛園入所者と園周りの集落の人たちとは意外なお付き合いがあったようだ。さらに園内の人でそんな姿をひそかに園に通報する人もいた…などという話も…。

　自分の生き方もたくましい。若い頃、休みの時など、大人に交じって、園に無断で十キロ以上も離れた町に塩や魚などの買い出しについて行き、園内で販売し、少しだが利益を得たり…。

　上野さんはプロミン第1号者で病気も治り、図書館勤めなどもしていて、また、いろんなことに気の利いた行動が多い人として、さらに若く、こまめに働いていたこともあって、園内では人気者で結婚の話も多かったようだ。が、いつかは普通の家庭を持ち、学校の先生になるという夢が捨てられずにいた。そんな時に現職警官で誤診でやってきたようだという話の上野清さんと勧められて結婚。夢を膨らましていたのだが、結婚初めの日に断種手術されたことを知り、深く落胆。清さんが亡くなるまで、仲良く生活は続けられたのだが…。

　さらに勝訴後だったが、パソコン購入、日本語入力で、不自由な手で鉛筆を挟み込むようにして後ろのゴムの部分を使って多くの文章を書き続けてきた。鹿屋市への応募作品が表彰されたこともある。

　上野さんのアンダーギーは卵たっぷりの特別製。どれほどの人に手渡されただろうか。国に控訴断念を迫る闘いに初めて東京に行くとき、大きな二つの少し古い段ボール一杯に詰められたアンダーギーを弁護士さんらへの土産だと持たされた時の気持ちは忘れられない。こっちは初めての東京だと緊張精一杯の服装なのに…と。94歳の今でも多くの人々に手渡されている。

　残念ながら、只今コロナで園は全面的に面会謝絶中、当然上野さんの啓発活動も無し。「共に歩む会」では何とかしなくていいものか、息を詰めるような気持ちが毎日増大している。

（松下　徳二）

【より深く学ぶために】
ハンセン病違憲国賠訴訟弁護団『開かれた扉―ハンセン病裁判を闘った人たち』講談社、2003
ハンセン病違憲国賠裁判全史編集委員会『ハンセン病違憲国賠裁判全史』（第2巻）2006
山本須美子・加藤尚子著『ハンセン病療養所のエスノグラフィー―「隔離」のなかの結婚と子ども』医療文化社、2008
上野正子『人間回復の瞬間』南方新社、2009

回復者・家族訴訟原告の声

① ハンセン病回復者として生きる

石山　春平

（全国ハンセン病退所者連絡協議会副会長）

▌小学6年生で「退学」

── お生まれや発病した頃のことを教えて下さい。

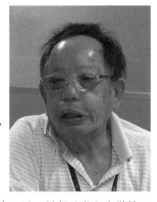

生まれたのは、昭和11（1936）年2月15日。もう85歳だよ。よく若く見えると言われるけど、それは病気のせいでね。筋が張ったままで顔に皺が寄らないから、表情が能面のようでしょ。顔や手など目につくところに症状がでるんだ。

実家は静岡の農家で、僕は5人きょうだいの末っ子。母親は私が小学校1年生の時に亡くなったから、母親の思い出はないんですよ。親族にハンセン病の人がいないので、親父が療養所に見舞いに来た時に聞いたら、隣の家にいた13歳くらいの女の子とそのお父さんがハンセン病だったみたい。その女の子は私の子守りをしてくれていたから、幼児感染したんじゃないかな。その子は16歳くらいで亡くなったんだけど、村の焼き場から拒まれ、葬式にも近所の人は誰も来ない。素焼きにして棺にも入れず家畜を埋める場所に埋めたんですよ。親父は「可哀想だったよ」と言ってた。

僕が生まれた頃は、うちの集落でも5〜6人が発病したらしい。結構多かったんだね。戦争もあって食うや食わずの時代でしょ。

──ハンセン病の診断は、いつされたのですか?

　病気がわかったのは、小学校6年の健康診断の時。昭和22（1947）年の夏休みに静岡の日赤病院に行った。麻痺が出ていて、左腕に注射針をさされたけどわからなかった。知覚が麻痺しているから痛くないんだ。それでハンセン病だとわかった。親父は、「お宅の子は気の毒だけど癩病だ。学校に行けなくなる」と言われたらしい。病院からの帰り道、親父から「一緒に死のう」って言われたよ。

　県から強制収容の通知が来た。親父は、息子が治るかどうか医者に聞いたのだけど、「14〜5歳で死ぬだろう」と言われた。病院に入れても死ぬのなら収容は見逃してくれと県にお願いしたら、家から一歩も出さないことを条件に家にとどまることを認めてくれたの。温情だったのかな。

──学校や友達の反応はどうでしたか?

　先生からは、みんなの前で「お前は人に言えない汚い病気だ。学校に置くわけにはいかないから、来ちゃいかん。すぐ帰れ」と言われた。ショックだったな。戸を開けようとしたら、「触るな」って突き飛ばされて。一言も優しい言葉なんてなかった。ウソでもいいから、体を大事にして病気治せよと言ってほしかったよね。翌日、学校に行ったら僕の机と椅子がないんだ。先生は僕の顔を見るなり、「なんで来たんだ。もう二度と来るな」ってケツを蹴られた。あの悔しさったら今でも忘れないよ。

　強制的に退学させられてからも、友達は遊びに来たよ。野球をしたり釣りに行ったり。でも、だんだん顔が腫れて眉毛が抜け出してきた。僕も人に会いたくないし、友達も気持ち悪がって来なくなっちゃった。一番仲の良かった友達は、「お前と遊ぶと父ちゃんや母ちゃんに叱られるから。遊ぶなってきつく言われるから」と別れを言いに来た。彼とはその後60年ぶりに会うんだけどね。

──その後、療養所に入るまではどうしたのですか?

　約3年間、家の納屋で暮らした。昼間は外に出られず、家族と会っても陽気には話せない。母屋で一緒に食事するのは朝だけ。何が辛いって、話す相手がいないんだよ。孤独なんて通り越しちゃって、無感動だね。だから、人恋しさで「おれ、もう病院に行きたいよ」って言ったの。

　昔は、病気になると自殺するか療養所に入るしかなかった。家を守るため

に自殺する人もいたよ。家族からハンセン病の人が出ると、家は三代で絶えるってね。

―― 自ら入所せざるを得ない状況があったのですね。

　親父が役場に伝えて、３日後には県の職員と看護婦さんが米軍の中古トラックで収容に来た。昭和27（1952）年３月５日。その日は忘れもしないよ。16歳で、私立の神山復生病院に入った。隣近所にわからないように集落の外れで待ち合わせた。車から白い服を来た看護婦さんが降りてきてね。白衣がわからないようにキャップを取りコートを着て、小走りに迎えにきて、いきなり抱きしめてくれたんですよ、「辛かったでしょうね」って。その一言で、俺ワアワア泣いちゃったよ。今まで石を投げられたりして嫌われていたから。

　この頃は、多くの患者が入ってきたよ。「無癩県運動」といって、戦後により強化されるんだけど。国にとっては社会を綺麗にするために目ざわりな患者を収容したんだね。日本の社会から抹殺したかったんでしょう。だから、「らい予防法」をつくったんだろうね。

▌療養所での生活から

―― 療養所はどのような所でしたか？

　神山復生病院は、療養所では一番古く、宣教師が明治22（1889）年に設立した。昔は職員がほとんどいないから、治療よりも仕事（労働）の方が優先されていた。カトリックの病院だから、男女の区別が厳しかったよ。男子と女子を接触させないように廊下は隔（へだ）てられていたけど、裏から行けば会えるのでカップルが出来たね。ただし、結婚は禁止されていたから、結婚したい人は国立療養所が受け入れてくれたから、転院するわけ。そのかわり、断種がある。断種手術は看護婦が見よう見まねでやったんだから恐ろしいですよ。失敗して子どもが出来た人は、産んですぐ里子に出したみたい。

　戦後しばらくは、栄養失調で死ぬ人が多かった。ただし、市の火葬場を使わせてもらえなかったんです。だから、どこの療養所にも火葬の施設があった。昔は「死ななけりゃ園から出られない」って言ったんですよね。

　入所した頃は若かったから、炭の原木を切り出す仕事をした。患者作業というのがあった。療養所といっても、病気を治して療養するなんて理念はないんです。生活のために働かないといけない。怪我をして治りが悪いと、近

くの国立駿河療養所の外科の先生が来て、悪い傷のところを関節から切っちゃうの。僕なんか第1・第2関節のところから切られた。だから指が無いの。でも知覚がないから痛くない。ほんとは傷ができるような重労働をしちゃダメなの。患者作業がなくなったのは、職員が増えてきた昭和50年過ぎ頃かな。

　国立療養所の職員は、私たちのことを「あいつらは社会のゴミだ」としょっちゅう言ってた。職員に抗議すると、監禁室に入れられた。法的な手続きで拘束するんじゃないんだから。私がいた私立病院でも、日本人の職員はそう言っていたね。私立病院には監禁室はなかったけれど。園内で事件があっても、警察は怖がって園内に入ってこなかった。考えられないでしょ。

――病院の外に出ようと思ったことはありますか？

　あそこは外との垣根がないから、出ようと思えば出られる。長老の入所者からは、出ちゃだめだと言われていた。でも、親父からの仕送りを持ってバス停に立っていたら、バスが止まったので乗っちゃったよ（笑）。御殿場から観光バスで河口湖まで行った。病院に帰って記念写真を見せたら、「こんなのバレたら追い出されるぞ。無断外出は一番罪が重いんだ」と言われて、不良患者のレッテルを貼られちゃった。ずっと納屋暮らしだったから、表に出られるのが嬉しかったんだよ。

社会復帰し、退所者として生きる

――取り巻く状況が変わったのはいつ頃ですか？

　一番大きいのは裁判だね。熊本地裁での国家賠償請求訴訟の判決後、国が過ちを認めたでしょ。ハンセン病への中途半端な認識を持っていた人には啓発になったよね。これも地道な運動の結果だよね。裁判所での意見陳述は、僕らだって泣けるような話がいっぱいあったよ。

　ただし、退所できるようになって故郷に帰りたい気持ちはあっても、隣近所が受け入れてくれるかとか昔のことが思い出されちゃってね。何十年も療養所にいるから精神的にも社会に対応できない。高齢だから療養所で余生を送るしかない。

　でも、いま療養所は新しい建物を作っている。厚労省に聞いたら、「次のことを考えて作ってるんだ」と言ってたよ。

—— 退所者の抱えている課題は何ですか？

退所者へのアンケート（『毎日新聞』2016年3月27日付）を見ると、「病歴を隠さずに生きたい」というのが一番多かった。でも、私みたいにカミングアウトできるのはごくわずか。みんな隠していますよ。

気軽に医療機関にも行けないしね。問診の時に「ハンセン病でした」とは言えない。後遺症があるから医者は聞くわけだけど、言うのが恐いから病院に行かなくなっちゃう。「いま落ち着いて生活しているのに、どこかで話が漏れて生きていけなくなると困る」からって。ハンセン病の経歴があったら不都合なのか、病気にならない人はいないんだからって言うんだけれど、なかなか冷静にはなれないんだよ。みんな療養所に入る前に差別を受けて来ているから。

あと、退所給与金に関わって送られてくる厚労省の封筒にドキッとする。何で疾病対策課から来るんだろうって。家族や近所に知らせていない人もいるからね。当たり前のことが当たり前に考えられない弱さがあるんだよね。

—— 同級生に再会されたそうですね。

友達は裁判の報道を見て、僕が生きていたことを知って兄貴から連絡先を聞いてね、「クラス会を故郷でやるよ」って電話をくれた。兄貴に相談したら、「よそでやるならいいけど、地元に来るのはちょっと遠慮してくれ」と言われた。それだけ偏見・差別があるんだね。幹事が兄貴を説得してくれてね。それで、6年生の時に別れたっきり、60年ぶりの再会ですよ。

クラス会でこれまでのことを話したら、みんな泣いちゃってな。「生きててよかったな」と言ってくれた。おっさん3人が、「汚い病気だからって石を投げたんだ。お前に謝りたい。仲直りしたい」って来たよ。晴れて酒を飲もうって、この手を握ってくれたんですよ。人間として思うのは、お互い理解し合うってことが大切だということ。だから、無知っていうのは一番罪だよ。偏見・差別は無知から生まれるからね。

▍当事者として伝えたいこと

—— いま、ハンセン病だったことをどう思いますか？

ハンセン病は恐い病気でもなんでもない。でも昔は、うつる、汚い、恐い、腐り病だって言われたんだよ。だから家族が苦しい思いをした。今度、家族

訴訟が起こされたけれど、証言などを読むと、ほんとに辛い思いをしている。「偏見はいかん、差別はいかん」って口では言うけど、体験しないとわからないですよ。私も化けもんのように嫌われて、人間として辛かった。辛い思いを言う相手がいないから、じっと耐えるしかない。社会に出て50年くらいになるけど、振り返ると人に言えないような辛いこともあったけど、それが今は肥やしになっているね。心が強くなったなって。

ハンセン病になったことを不幸だとは思ってないな。ハンセン病のおかげといったらおかしいけど、すばらしいものに出会った。人の本当の思いやりっていうか、情けというか。

この前、樹木希林さんと映画『あん』で対談した後、観客の方から握手を求められたの。「こんな汚い手じゃ悪いからハグがいい」って冗談で言ったら、ホントにしてくれたよ（笑）。なんていうか、心の隔たりというのを持たなくなったよね。

縁あって療養所の職員だった妻と結婚して、子どもも３人授かった。「お父さん」って呼んでもらえて、人間としての喜びもあるわけよ。結婚しても断種で子どもが出来ない人もいるから、「石山君が一番幸せだな」って言われる。息子たちは、母が一人で働いているからって大学に行かず、高校を出て働いているけど、大卒と高卒では給料が違うんだよね。でも、そういうことを息子は言わないな。生活できりゃいいんだよって、なぐさめてくれた。多少は親のことを気にしているのか躊躇しているのか。そのへんはちょっと辛いね。

── 教員に向けて一言お願いします。

息子が小学生の時、「授業参観にお父さんが行くなら、学校休む」って言われたの。女房が息子に聞いたら、友達が「お前のお父さんは口や手が曲がったり、変な顔してる。何でああなったのか、みんなに説明しろ」と言ったらしい。息子は、「お父さんが可哀想だから聞けない」って。

女房は、「病気の後遺症だからお父さんのせいではない。心を強く持って」と話したらしい。私も先生に、「僕は『砂の器』と同じ病気だった。映画のラストシーンと人生が重なりました」と経緯を話したら、先生は「僕に任せて下さい」と言ってくれた。

数日後、学校に行ったら子どもたちが「石山君のお父さんって偉いんだ

ね」と今までと態度が変わっていた。息子はニコニコ笑ってるんだよ。

　先生は子どもたちに、私が後遺症で苦労したことを話したんだね。そして「石山君のお父さんが偉いのは、PTAを選出するときに『僕は障害があるけどやります』と言って、健常者の人が誰も引き受けなかったものを自ら率先して手を挙げてくれた、その勇気が本当の勇気だ。体にハンディを持っていても、自分に何か出来るかという前向きな姿勢を人間として尊敬する」って、えらい過大評価して言ってくれたらしいんだよ。

　子どもたちもそれを受け止めてくれて、息子のことも励ましてくれた。「先生の指導でうちの親子は救われました」って、先生と握手をしてね。そんなことがあった。

　今、全国の療養所入所者の平均が87歳。新たな発症がないから、あと15年もすると日本からハンセン病はなくなる。ハンセン病にかぎらず、どんな病気でも、偏見や差別を持たない教育、人の話を鵜呑みにしないで自分の頭で判断し、偏見の対象にしないという確信を持って教育をしてもらいたい。人を教育する立場の人には、人間としてのモラルや判別をちゃんとしてほしい。

　教育っていうのは、先生の信念が大事だなあ。人間が出来ている人って、態度でわかるもの。思いやりの気持ちというか、お互いに助け合いの気持ちをね、心のどっかに持っていてもらえば。先生方も大変でしょうけど。

　——ありがとうございました。

（2016年6月25日、川崎市内にて）

（初出）「【インタビュー】ハンセン病を生きる——社会復帰者・石山春平さんのお話」（歴史教育者協議会『歴史地理教育』854号・特集「ハンセン病から考えよう」（2016年9月）から転載。転載にあたって、年齢などの数字の表記等、若干の修正を加えた。

【より深く学ぶために】

伊波敏男『ハンセン病を生きて　——きみたちに伝えたいこと』岩波ジュニア新書、2007
Ｓ・ショウジ『進歩のあと』2012（私家版）
『青年たちの「社会復帰」—1950-1970—』国立ハンセン病資料館（春季企画展）、2012
石山春平『ボンちゃんは82歳、元気だよ！　あるハンセン病回復者の物語り』社会評論社、2018

② ハンセン病家族を生きて
家族訴訟原告の声(1)

林　力
(ハンセン病家族訴訟原告団長)

▋生まれ

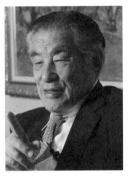

写真提供：八重樫 信之氏

　1924年（大正13年）の生まれ、2021年8月29日で満97歳になった。出生地は長崎県東彼杵郡大村町武部郷。現在の長崎県大村市。父広蔵は長崎の旧制中学卒業、陸軍軍曹退役後シベリアのウラジオストックに渡り、兄栄七が営んでいた新聞発行、貿易商などの事業を手伝っていた。1920年に発生した赤軍パルチザンによる大規模な住民虐殺事件による邦人撤退で、妻イサの郷里である東彼杵郡大村町へ引き上げ、シベリアから持ち帰った多少の財で、文房具商、材木商などを経営したが、昭和初期、吹き荒れた世界的大恐慌の余波を受けて倒産した。

　その後、1926年2歳の年、一家は郷里を出て博多に移り住んだ。薄板一枚の壁を隔て隣の物音はすべて筒抜けの棟割り長屋に住まい、父は必死に職を求めたが、世界的不景気の只中、当時としては珍しい旧制中学校卒業という学歴がかえって足枷だったのか、なかなか職は定まらなかった。アイスクリームや牛モツを自転車の荷台に積んで、郊外の炭鉱住宅を売り歩く行商などを転々とし、ひと頃は友人の僧侶から法衣を借り家々の玄関に立って喜捨を求めるなどということもやっていたが、最後は紙芝居をして貧しいなりにも一家の生計を立てていた。

▋父の出立

　満州事変が起きた1931年小学校に入学、中学年の頃、父の身体に異変を感じ始めた。病魔は次第に確実に父の身体を蝕んでいった。掌が湾曲し、眉毛

が抜けた。ちょっとした傷が容易に治らなかった。発汗作用が鈍るのか、無性に暑がった。行商に出れない日が増え貧乏のどん底にあえぐ日々であった。家賃が払えないため転々と家を変わった。

　小学校高学年の元気な盛り、学校から帰ると「ただいま」の声とともにカバンを玄関に投げ入れ、「行ってきます」と群れ遊びに身を投じていた年頃であった。軒先には、いつも何本もの包帯やガーゼが干してあったが、父の悩み、痛みなどに深く思いを致すことはなかった。父の身体を蝕んでいた病が「ハンセン病」という病であったということを後年知る。

　そういう日々の中で、誰かが父のことを官憲に通告したのか、当時の「無癩県運動」であぶり出されたのか、あるいは家族に差別迫害の累が及ばぬようにとの思いからだったのか、ともかく六年生の夏休みの終わりの頃、父は出て行くことになった。その日のことは終生忘れない。詳しい事情はわからないながらも、父がいなくなるということだけはわかった。

　その日、昼過ぎになり父は仏壇の前で読経を始めた。阿弥陀経と正信偈。長い々々念仏であった。いつものように父の後ろに座って経に声を合わせていたのだが、急に涙がこみ上げて来た私は座を立った。私は便所の中に隠れ泣いていた。読経が終わり、長い称名念仏となった。ひときわ高い念仏に「終わったな」と思った。やがて玄関から「ちから！」と声が聞こえた。三度目に「ちから、行くぞ。お前も見送らんのか」と涙声が聞こえ、その声にはじき出されるように私は玄関に走り出た。しかし、既に父の姿はそこに無く、風呂敷包みを手に、夏の暑い日だというのに、抜けはじめたまゆげを隠すためだったのか、中折れ帽子を目深にかぶり、痛めた足を引きずりながら野辺の向こうに遠ざかって行く姿が見えた。「父ちゃん！」と声をかけたが振り向いてはくれなかった。多分、涙していたのだろうと思う。

■「くされの子」

　それから数日後の残暑厳しい日のこと、突然消毒車がやってきた。長靴を履きマスクをした白装束の男たちがトラックから降り立ち、声もかけず靴のまま上がりこみ、天井を剥がし、床を上げ、白い消毒薬を井戸の中にまで投げ込んで無言のうちに引き上げて行った。近所の住人はそれぞれ家に逃げ込み、窓を閉じ、窓硝子越しに我が家をじっと窺っていた。以来、学友たちに

差別的で屈辱的な「くされの子」という言葉でなぶり者にされるようになり、放課後の野遊びにも誰も声をかけてくれなくなった。

　しばらくして父から手紙が来た。鹿児島県大隅半島の鹿屋からであった。粗末な用紙と封筒、ゆがんだ手に付けペンをくくりつけて書いており、非常に判読しがたい何通かが今も手元に残っている。家を出てから鹿児島の星塚敬愛園に到着するまでに受けた差別的扱いの顛末と、残してきた私たち母子への思いがしたためられていた。

　そんなある日のこと、母方の伯父が、私を九州大学医学部の皮膚科に連れて行った。素っ裸にされた私を医師が診察し始めた。医師が針で全身をつつくたびに、私は「痛い」「痛い」と反応した。そして、「安心してください。この子は感染していません」と言われた。子どもながらに、それはそれは嬉しかった。今は福岡県庁のある東公園の中を、スキップをしながら帰って行ったのを覚えている。その時は、感染していないという喜びでいっぱいだったが、いつか発病するのではという不安はずっと続いた。らい菌による感染症だとはわかっていても、父親の形相を見ながら植え付けられた感性、恐怖というものは、なかなか払拭することが出来なかった。理屈はわかっていても、いつか発病するのではと案じ、一方でひた隠しに隠して、隠しながらそれでも誰かが知っているのではないかと、怯える生活が長く続いた。

　当時、多くの子どもたちは小学六年を終えると二年制の尋常高等小学校に進んだ。父がいなくなった我が家は貧乏のどん底にあえいでいた。親戚中が挙って尋常高等小学校への進学を勧めたが、私は新聞配達をしてでも中学へ行くと言ってダダをこねた。中等学校は金持ちの子どもしか行けなかった時代であったにも関わらず、私は言い張り、ついに進学した。

　母は九州大学病院小児科の下足番をして生活を支えていた。大学病院内の食堂、売店などを経営している恵愛会という法人が運営するものであったが、定まった給料はなし、下足箱を借りる人の志、つまりチップだけが収入であった。そのわずかな収入で息子を商業学校に通わせるのは、苛烈なことであっただろう。

　やがて、男が出来た。集金係をしているMという小柄な男が夜な夜な自転車でやって来て、四畳半二間の襖の向こうで小銭の音をさせたり、母と抱き合う音が聞こえた。そんな時、私は家を出て近くを歩きまわった。無性に父

が恋しかった。ある時は、余りのことに襖を開けると、驚いて男は母から身体を離した。中学四年生の時、男は急死した。「お世話になったのだから葬式に行かんね」と言う母の言葉は、到底納得できることではなかった。そして、母を許すには長い時間が必要であった。

軍国主義の波は中学校にも容赦なく押し寄せていた時代にあって、卒業時まで担任をして頂いた先生との出会いが私の人生を決定づけることになった。ある日、予科練志願を申し出た私に、「行くな。お前はお母さんと二人、どうせ二十歳になったら兵隊に行くのだ、それまでの間お母さんを大事にしておけ」と言われた。職員室に机を並べている配属将校などに知れたら先生は必ず拘束されてしまったであろう。「商売人やら会社員には向かん。学校の先生が一番向いとる。教師になれ。俺の知っている人が小学校の校長をしているからそこに行け。兵隊に行くまでの短い間だ。その人に頼むから」と世話をして頂き、1943年12月、繰上げ卒業と同時に代用教員となった。

▌父を憎む

8ヶ月後に出征したものの、外地ではなく鹿児島県大隅半島に送られた。父の収容先である鹿屋市（現在）は目と鼻の先であったが出向く気にはなれなかった。その翌年8月に終戦、9月には風呂敷包を一つ手にして復員した。戻ったものの、占領軍司令長官マッカーサー元帥の「復員軍人の教壇への復帰まかりならん」の命令。すぐには教壇に立てなかったが、翌年には解除され、念願かなって小学校の教員に復帰した。

子どもが大好きだった。朝早くから、学校に行き、始業前には子どもたちとひと汗かく。放課後は、学校に残っている子たちと日暮れまで遊び、暮れなずむ街に彼らを送っていく。「林先生は、よか先生」といううわさが広まっていった。

戦争が終わり、世の中は民主主義ということになった。役所はさかんに教員を集めて民主主義の講習をした。しかし、たたき込まれているのは軍国主義。本来そのような土壌で育っていないので、民主主義などさっぱり分からない。こういうことではないかと思ったのが福沢諭吉の言葉、「天は人の上に人をつくらず…」。早速これを教室に掲げた。

しかし、その額の下で子どもをよくたたいていた。民主主義というものを

幼い頃から身につけたのではない、軍国主義の教育、天皇陛下は神様である
という教育を受けて来て、そして、突然民主主義の世の中がやって来たのだ。
その中で軍隊帰りの人間が先生をするという戸惑い。とんでもない「よか先
生」であった。

　やがてその学校で、個人的に大きな出来事が起こる。恋愛、そして失恋を
したのだ。当時の恋愛は実に慎ましいものであった。時間を合わせて校門を
出、その人を駅まで送って行く。手をつないでいても車のライトが光るとあ
わてて手を放す。それ以上のなにものでもない。思いは深まっているけれど
も行為はそこで止まる。そんな交際が三ヶ月くらい続いたある日のこと。帰
宅した私に、「刑事が来たよ。お父ちゃんのことを長いこと何から何まで聞
いて帰ったよ」と、留守居の母が言った。その翌日から、廊下で会っても彼
女は顔を合わせなくなり、その年度の終わりに異例の転勤をしていった。こ
の失恋のあと、父に対する憎い、疎ましいという思いは膨れ、以後それまで
にも増して、父のことをひた隠しに隠すようになっていった。

▌部落差別の現実に学ぶ

　1956年、その後の私の人生を大きく変えることになった「福岡市長選挙差
別事件」が起こる。全国的な注目を集めた選挙であった。革新側優勢の中で
選挙戦が後半に入った時、「革新候補はエッタである」という情宣が急速に
流され、誹謗中傷の立て看板が立ち、投票所にあてられている小中学校の校
庭にはビラがまかれた。今では想像も出来ないことだが、そういうことがあ
からさまに行われ、おおかたの予想を覆し、革新系の候補は大敗を喫した。

　この事件を契機に、勤めていた校区内の同和地区の実態調査をした。結果
は予想していた通り、「低い」「悪い」「乏しい」というマイナーな数字で埋
まった。私は、その調査結果と福岡市長選差別事件の報告を携え、「人権を
尊重する教育の中心的課題としての部落問題」というテーマで日教組第六次
金沢教研に参加した。すると、驚いたことに、関西や中国、四国の仲間たち
は、私の聞き知らぬ「同和教育」という教育活動を広く展開していた。被差
別の実態や差別意識に取り組む教育実践は、まだ福岡、九州では当時為され
ていなかった。これは大変だということで、３人の仲間と共に、その年の５
月「福岡市同和教育研究会」の名乗りを上げた。これが九州における同和教

育研究会の始まりであった。立ち上げたものの、何から手をつけるべきか皆目目途が立たない。ともかく、ムラに行こうということになった。早朝から精一杯働いて、夕暮れにムラに出かけていった。どこのムラでも歓迎された。帰りのバスが無くなり、泊めてもらうということもあった。そのようにムラに入って行ってまず驚いたことは、当時同和地区の中に文字を持たない人が、特に年配の女性を中心にたくさんいるということであった。衝撃を受け、それならば、ということで始めたのが識字運動であった。公的な場所がない所では、お宮の絵馬堂、お寺の本堂などを借りた。リンゴ箱を持ちより、広告の裏紙に、鉛筆をなめなめ、「あいうえお」から学び始めた人たち。「字をなろうたら（習ったら）、世の中は字ばっかりやったんやね。電信柱にも字が書いてある。看板にも字が書いてあったんやね〜」と喜んで語られる。今では想像出来ないことだが、あの頃のみなさんの感動というのは本当にすごいものであった。

　かつて、同和教育運動の中で、「部落差別の現実に深く学ぶ」というテーゼがあったが、まさにこのようなことであったのだ。文字を持たないで生きてきた人間の生きざま、その人たちが文字を持った時の、人間としての喜び。それは自分の受けてきた教育の中では全く出会わなかった。同和地区に出かけていくことで学ばせてもらった。教えに行っているようで、実は大変なことを教わる。そこで教師が変わる。同和教育運動というのは、部落問題に関わりながら、教育の全体構造、あるいは自分の持っている教育観というものが変わるということでもあった。もし同和教育に関わっていなければ、私は生真面目なばかりの人間、勧善懲悪型の考えに縛られ、問題を起こした生徒を容赦なく切り捨て、それでよしというような、寂しい教師生活を送って退職していったのではないかと思う。

▌同和教育からの財産

　同和教育運動に関わることで得ることができたもう一つの大きな財産は、父のことを人前に語る力を与えられたということである。ハンセン病療養所で一生を終えた父のことをひた隠しに隠して生きて来ていた。父は「ハンセン病患者の身内ということが世の中に明らかにされて幸せになった人間はひとりもいない。父の最後の願いだ。終生お前は父のことを隠し通せ」という

手紙を何度も送って来たが、父に言われるまでもなく、ひた隠しの人生を送って来たのだった。

　しかし、同和教育運動にかかわり、その過程で水平社宣言に触れることになる。この宣言の中に「エタである事を誇り得る時が来た」とあった。差別され逃げ隠れしていた人たちが決然と胸を張って差別と闘うため立ち上がった。その時に彼らは自らを誇り得る身となった。

　父が、一つの治りにくい病気にかかったということは、父親の恥でも何でもない。ましてや、その息子の恥などであろうはずがない。考えてみると、失恋の問題もあって、恥でないことを恥として生きてきたのではないか。「恥でないことを恥とする時、それは本当の恥になる」そのような考えが自然に浮かんできた。本来恥ずかしいことでないことを、世の中の仕組みや人と人との関わりの中で、恥ずかしいと自らに思い込ませていることが往々にしてあるのではないかと思う。それが私にとっては父のことであった訳である。

　父がハンセン病患者であったということで苦しんだ。恋人にも逃げられた。しかし父がハンセン病患者でなかったら、同和教育運動には踏み込んでいなかったことは間違いない。同和教育運動の中で、被差別部落の人たちと出会い、水平社宣言に出会い、「エタである事を誇り得る時が来た」の文章に励まされた私は父を語る力を与えられ、1974年、拙著『解放を問われつづけて』の中で初めて、それまで存在を隠し続けた父のことに触れた。父が亡くなって既に12年の時が流れていた。憂慮仰望を抱えながら「父ありてこそ」の思いとともに、全国に燎原の火の如く燃え拡がっていた同和教育運動の熱気にも勇気を貰い、ハンセン病問題についての認識が広まることを念じ、期待してもいた。

　当時、多くの講演を全国各地で行っていく中で、「父はハンセン病患者でした」と切り出すと、聴衆がハッとした表情になったものだ。しかし、存外なことに、父のこと、ハンセン病問題についての講演依頼が入ることは、長く皆無に等しかった。既に全国各地に波及していた同和教育に取り組む同志たちを含め、人々の心には届かなかった。ハンセン病問題が、人権課題の一つとして取り組まれるようになるまでには、父のことを明らかにしてから、なお20年ほどを要した。私の訴えに力がなかったのだろうか。それとも、触

れてはならぬという忌避感であろうか。

教育と啓発の充実を願う

　国の間違ったハンセン病政策の責任を問うたハンセン病家族訴訟の判決から早いものでもう2年が過ぎた。多くの人々の連帯、支援を得て、この困難な裁判に勝利することができ、更に国に控訴することを断念せしめたことで、原告団長としての重責を果たせたという一定の安堵感がある。しかし一方で、561名の原告のうち、社会に向けて名のりをあげているのは、わずか数名でしかないという現実がある。また、裁判とその後の国との交渉の結果勝ち取ったハンセン病元患者家族補償法に基づく補償金の受給申請者数が、現時点でも権利を有する人のうちわずか3割ほどにとどまっているという事実もあり、今の世にあってなお差別偏見を恐れ、こうべを上げることができぬ人たちの苦悩を浮かびあがらせている。

　補償法にある補償金額について、度々質問を受ける。その度に私は「1円でもいい、1千万円でも足りない」と答える。つまり、この国が、犯した多大な人権侵害について謝罪をした事実こそが重要であるということだ。勝訴確定はこの問題の終わりではない。この問題の解決、偏見差別の除去において千載一遇の機会を得たということだ。過去の教育や啓発のあり方を検証し見直さなければならない。

　2001年のらい予防法違憲国家賠償請求訴訟の判決を受けて、厚生労働省が2003年から全国の中学生に配布してきた学習資料パンフ「わたしたちにできること」（2008年からは「ハンセン病の向こう側」）は、残念ながら大半の学校現場において有効に活用されていないと聞いている。

　2014年、福岡県内のある小学校では、授業で「ハンセン病は体が溶ける病気」と説明し、誤解してしまった児童が書いた「怖い」「友達がかかったら離れておきます」という感想文を熊本県の国立ハンセン病療養所「菊池恵楓園」に届けるということが起きている。今なお差別偏見に苦しむ元患者の方たちの心を突き刺すような「怖い」「離れておきます」というような文言を含んだ感想文が、現場の論議をくぐったとは到底思えない。察するに、学校あげての指導体制が整っていない中で、一教師のおかした過ちであったのだろうか。この一件は、ハンセン病問題についての授業実践の底の浅さ、危う

さを象徴しているように思われてならない。

　国立感染症研究所の統計によると、2017年の1名を最後にこの国にハンセン病患者は出ていない（2020年4月1日現在）。経済的に豊かな国、公衆衛生状況もよく、医療も完備された国だからだ。この病はやがてこの国から消えるに違いない。しかし、なぜこの国は単なる感染症を、1940年代からは治る病気であったものを隔離し、その政策を国民は支えてきたのであろうか。「無知は差別の始まりである」という言葉を思いだしながら、教育水準の高いこの国の教育内容に、ハンセン病問題の歴史と現実がすっぽり抜け落ちていることの不合理を思うこの頃である。

　ハンセン病療養所がない福岡は、療養所のある都道府県に比べると、地域社会での啓発の度合いも学校教育への浸透具合も大変心許ない状況である。この傾向は他の地域についても大差ないであろう。家族訴訟の判決では、元患者家族が今なお偏見差別を受ける社会構造は、国の隔離政策が創り出し、差別被害を発生させたと指摘、隔離政策の責任を負う厚労相に加え、法相や文部科学相も偏見差別を除去する義務を怠ったと指弾している。このことを重く受け止め、今回こそは縦割り行政の悪弊を取り払い、三省連携のもとで、偏見差別の解消に向け、組織的、計画的に教育と啓発が進められていくよう、今後の動きを注視していく必要がある。

　偏見差別の除去については、何よりも先ず当事者との出会いの機会を数多く作ることが有効だと考える。療養所へ足を運ぶのならせめて一泊、二泊し、今は少なくなった語り部ではあるが、顔を合わせ、その声に耳を傾けて欲しい。なぜなら差別事象を眼前にした時、療養所のあの人の顔が浮かぶことこそが、差別を自分ごととして考えることにつながるからだ。インターネットから得た情報だけを基に組み立てられた授業や啓発事業に、人の意識を変える程の胸に刺さるような言葉があるだろうか。

　あと3年で齢1世紀。我が身を刺しくる蚊さえ「打つな」と、私を制した父によって授かった長命と信じ、あらん限りの力を注ぎ差別の愚を語らなければと思う。ハンセン病を患った家族のことを、茶飲み話で語る日が来ることを希求して止まない。

② ハンセン病家族を生きて
家族訴訟原告の声⑵

家族訴訟 原告番号169番

▌幼い頃の生活　―父と兄の収容―

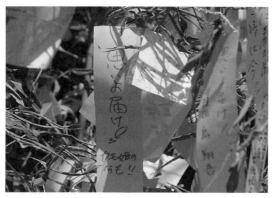

　私は、九州の地方都市の県庁所在地で、両親、3歳上の兄、2歳下の妹と暮らしておりました。

　父はハンセン病を発病し、仕事を続けることができなくなって、以後、父の実家のあった地方に戻り、隠れ住むようにして暮らしていました。けれど、昭和25（1950）年、ハンセン病療養所に強制収容されてしまいました。

　父が収容された時、私は5歳でした。家も、家の周りも真っ白に消毒され、周囲の人達は皆、父がハンセン病で収容されたことを知っていました。

　その日は家には帰ってはいけないと祖父に言われ、しばらくは（何日間だか記憶してません）、祖父母の家にいました。その後、隠れ住む家に戻り、農業の真似事でもして暮らしていたとは思いますが、私の記憶にはその光景は残っていません。残っているのは、自分のお膳がなく（その当時、父の実家は男の人だけが一段上の畳の部屋で自身のお膳で食事し、女性は下の板の間でした）大泣きし、駄々をこねて祖父に自分のお膳を作って貰い、端っこに座ることができたこと。男の子だけのお祭りに自分も行きたいと言い張って、男の子用の祭道具を作ってもらい、喜んで参加し、お菓子をたくさん貰ったこと。後で、兄にお前のわがままで母が困っているんだぞーと怒られ

たこと、ぐらいです。

小学校2年生になってすぐ、今度は兄が、突然いなくなりました。

家族がバラバラに

兄がいなくなり、母はがっくり気を落としたのだと思います。

母は私に言いました。○○チャンも病気になってしまった。私はここで農業はできないし、あなた達を学校に出してあげることもできない。だから私は○○にある専門学校に行って、あなた達を育てるために勉強をしてくるから、自分の母（祖母）と暮らして待っていてほしい。絶対迎えに来るから我慢しててほしい、と。

母は、専門学校に通うため故郷を離れ、私は、父の故郷で、母方の祖母に預けられました。妹は、兄がいなくなる前か時期がはっきりしませんが、母の妹の家に預けられていました。

祖母との生活の中で、父や兄のことが話題になったことはありません。

妹とは、妹のいる叔母の家に、祖母に連れて行ってもらったり、私の運動会の時に、妹が来てくれたりして、たまに会うことはありました。

学校での辛いいじめと、生涯胸に突き刺さる先生の一言

兄が学校にいる間は、学校でのいじめはなかったのですが、兄がいなくなってから、いじめが始まりました。

「おまえもライ病だろう。おまえもそこにいけ」

「よるな」「さわるな」「うつすな」

と言われ、いじめられました。

私は気が強い方だったので、「よるな」と言われると寄っていくし、「さわるな」と言われると相手の手などを触ったりしていました。

しかし、父も母も兄も妹も、いないのです。祖母には心配かけたくないのです。相談なんてできないのです。

私は、担任の先生に、相談しました。

そうしたところ、先生は、その瞬間、下をみたまま、私と目を合わそうともせず、

「仕方がないでしょう。本当のことだから」

「それで、あなたはいつまでここ（学校）にくるの？」
と、言ったのです。

　一瞬、周りがシーンとなり、気まずい雰囲気が流れたことは覚えていますが、その後の当日のことは全く覚えていません。

　このことは、祖母にも話しませんでしたし、母が戻り、一緒に生活するようになっても話しませんでした。母にようやく話したのは高校３年ぐらいだったように思います。

　その時以来、父のこと、ハンセン病のことは、決して人には話さない、話してはいけないと、心に決めて、生きてきました。

　それからの私の人生で、困った時、悲しいときは、「仕方がないでしょう。本当のことだから」と、自分に言い聞かせ、生きてきました。

▍家族訴訟の原告になって

　でも、私は、家族訴訟原告になりました。それは、兄から誘われたことと、妹が原告になると言ったからです。

　私は、毎回、熊本の裁判所に通い、原告の訴えや尋問を聞きました。

　私と同じように学校でいじめを受けた。先生は見て見ぬふりをした。訴えても助けてくれなかった。という原告の話をたくさん聞きました。皆、とても傷ついたという話をしていました。

　でも、中には、先生の対応で、周囲との断絶から立ち直れたという原告の証言もあったのです。

　また、裁判に参加してはじめて知ったことは、ハンセン病に興味を持ってくれ、支えてくれる人々がいるということです。特に、自分たちにも責任があると言ってくれる人がいることは、大きな驚きでした。

▍先生方に伝えたいこと

　振り返って考えると、小学校２年の時の、先生のあの言葉がなければ、私の人生は変わっていたのかもなあ〜と、思ったりもします。

　当時、学校の先生は、「らい予防法」の存在や無らい県運動、国が主導する差別、人権侵害の渦に飲み込まれ、私のことも、いつ病気になるか分からない「未感染児童」であり差別しても当然だと思い込まされていたのかもし

れません。でも、私は大好きな父にも時々会いにいっていましたし、幼心にも、そんな考え方は間違っていると思っていました。父と一緒にいられるなら病気になってもいいとさえ思っていました。できることなら、あの先生にもう一度お会いして、どんなお気持ちだったのかをお聞きしてみたい。もし、先生も誤った考え方を信じ込まされていたのであれば、少しは救われるような気もいたします。

　先生方には、まずは先生方ご自身が正しいハンセン病の知識をもち、そして、ハンセン病問題の歴史、ハンセン病病歴者とその家族のことを知って、理解してほしいと願っています。

　偏見や差別によっていじめを受けたり、仲間に入れてもらえず、傷つく子どもがいるとき、何が正しいか、まずは先生方が気づいてほしいと思います。そして、どうか、偏見差別を受けている子どもの気持ちを考え、理解して下さい。

　先生方ご自身の、子ども時代を思い出してみて下さい。

　先生の対応如何で、子どもの人生に大きな影響を与えます。

　偏見や差別、いじめに苦しんでいる子どもが勇気を振り絞って訴えてきたら、その心を理解し、「話してよかった」と思えるようにして下さい。

　そうした対応が、間違っていることは間違っていると言える子どもを育てることにつながると思います。

　そうした子どもを育てることが、偏見、差別のない社会をつくることにつながるのではないでしょうか。

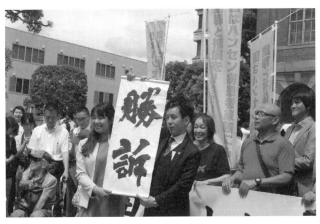

家族訴訟 原告番号21番

▌父の入所

私は、昭和38（1963）年、福島県で生まれました。

父は、私が生まれる前にハンセン病を発症して、東北新生園に入所していたそうです。一旦新生園を退所して、とび職などをして働いていた時期に、母と出会い、昭和37（1962）年に結婚しました。

私が1歳の頃、ハンセン病が再発し、父は新生園に再入所しました。父は、新生園の近くに土地を借り、自分で家を建てて、母と私をそこに住まわせていました。

父は1ヶ月に1回は帰ってきて、1週間程度、家にいては、また出て行きました。なので私は、幼い頃は、父はどっか遠くに仕事に行ってるもんだと思ってました。

▌学校での苛烈ないじめ

昭和45（1970）年、私は小学校に入学しました。

1年生、2年生の時は何事もなく学校生活を送っていましたが、小学3年生の新学期、突然「どすの子」と言われるようになりました。「どすの子」というのは、私が住んでいた地域の方言で、ハンセン病の子ということなんですね。同級生の中に、新生園で働く職員の子がいたので、その子からみんなに父の病気のことが知れてしまったんだと思います。

みんな、私から離れていきました。教科書や上靴を隠されたり、机に「どすの子」って落書きされたりして、いじめられました。教室の席も、一人みんなから離されていました。

先生も私を守ってくれることなく、見て見ぬふりというか、放ったらかし

でした。

冬場に、下校する時、氷の張った池に突き落とされたこともありました。

学校の休み時間はずっと一人、ぽつんと教室にいました。家に帰ってからも独りぼっちで、ペットの犬と遊ぶだけでした。

地域の行事には一切よばれませんでした。もちろん子供会の行事にもよばれることはありませんでした。

小学校の修学旅行では、夜、みんなが部屋で枕投げをして遊んでいる中、私は一人、押し入れの中に布団をひいて寝ました。

母は、私がいじめられて泣いて帰るたびに、学校に行って、校長先生や担任の先生に話をしてくれました。でも、先生方は何もしてくれませんでした。

私の唯一の心のよりどころは、母でした。

時々、家に帰ってくる父は、ふだんは温厚でしたが、酒を飲むと豹変し、母に手を出すこともありました。ある時、あまりにひどい暴力をふるわれて、母が私を連れて逃げ出した時、母が、泣きながら、「こんな父ちゃんと結婚してごめんな」と言ったこと、忘れられません。

中学校に入っても、いじめは変わらず続きました。先輩達の中にも、一緒になっていじめてくる先輩もいました。

中学校の先生は何かしてくれるかな、と、淡い期待は持っていましたが、やはり、何もしてくれませんでした。

唯一の心のよりどころだった母は、脳梗塞を繰り返し、私が中学2年生の頃には体が不自由になり、3年生になった頃にはずっと病院に入院している状況でした。

私は、深い孤独の中で、もう自分でなんとかするしかない、いじめたい奴にはいじめさせておくしかない、泣くのはやめよう、と思うようになりました。

▌中学3年時の出来事 ―先生の言葉でいじめが消えた―

中学3年生になってすぐの頃、家庭訪問がありました。

母親が入院していて対応できませんから、私は担任の先生に、うちに家庭訪問こなくていいですよ、と言いました。

でも先生に、そんなことできない、必ず行くからね、と言われたので、し
ぶしぶ、父親にいてもらって、対応してもらうことになりました。

　父は、手が曲がっていました。先生にお茶を出すとなると、その曲がった
両手で、湯飲みを包みこむようにして出すんですよね。ちらっと先生の顔み
たとき、驚いたような顔してました。でも、特に何を言われることもなく、
その後は普通にやりとりをして、先生は帰っていきました。

　次の日、学校に行って、教室に入ったら、なぜか突然、校内放送で私の名
前が呼ばれました。

　職員室の戸をあけて中に入り、担任の先生の所へ行くと、「校長室おい
で」って言われました。

　校長室で、校長先生と担任の先生と私の3人になりました。

　担任の先生は、「おまえ、なに暗い顔してんの？」と言いました。

　3年生にあがって2週間くらいだけど、何ずっと暗い顔してんの？って。

　そして、「もしかして、父ちゃんのことか？」と言われました。

　私が、「あ、はい。」と答えると、その次の言葉が、「おまえ、馬鹿じゃな
いの？」って。

　え、馬鹿じゃないのって、なんでそんなこと言うのかと思いながら聞いて
いたら、「ただの病気だよ。」って、言われて。

　「だからか。うちのクラスの生徒達、お前の顔みると嫌そうな顔するの。」
と言われるので、たぶんそうじゃないですか、と答えると、先生は、「わ
かった、よし。」と、力強く頷きながら言いました。

　そして、校長先生が、「お父さんのこと、あんま気にすんな。これからは、
俺らが守っから。」と言ってくれたのです。

　その日、昼休みが終わってから、校内放送で「3年生は全員、体育館に集
まるように」という放送が流れました。

　当然、自分も行くもんだと思って準備していたら、先生が私を呼び止めて、
保健室にいなさい、と言うので、私は一人、保健室で待機していました。

　1時間くらいだったと思います。

　それから、先生が保健室まで迎えに来て、教室に戻って席に着くと、先生
が開口一番、「今日からもう、Tいじめんじゃねーぞ。そういうの見たら、

先生、ただじゃおかねーからな」ってみんなに言いました。

　それからはもう、クラスの空気がガラッと変わって、みんなが話しかけてきたり、休み時間も一緒に体育館で遊んだり、校庭でサッカーしたりするようになりました。

　小学校から中学校にかけて、ずっとつらい思いばかりでしたけど、最後の1年間だけは、そうやってみんなと遊んだり、部活をしたり、楽しい思い出を作ることができました。

▌先生方に伝えたいこと

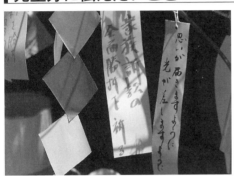

　家族訴訟で、東北地方の原告を代表して本人尋問に出ることになり、あの当時、担任の先生が体育館でどんな話をしてくれたか知りたいと思って、同級生に連絡をとったんです。

　もう何十年も前のことで、うっすらとしか覚えてないけど、確か、おまえ達の親がTのお父さんのような立場だったらどうなんだって言われた、その言葉は頭の隅に残ってる、って言ってました。

　ちなみに、そいつは、私のことを池に突き落としたりしていじめていた張本人、新生園に勤めてた職員の子、なんですけどね。中学3年生の時にそういうことがあって以来、今も、実家の近くに帰るたびに会うような仲になっています。

　自分が中学3年生のときに受け持ってくれたような先生がいてくれたら、本当に、生徒達も安心して学校生活を送れると思うんですよ。

　いま、コロナ禍で、医療従事者の子ども達が偏見差別を受けています。もし、学校の中で差別的な言動がみられたような時には、先生は、どうか目を背けず、子どもの盾となって子どもを守って下さい。

　そして、ハンセン病問題について、また、回復者や私たち家族が受けてきた偏見差別の実態についてよく勉強し、ぜひ、子ども達と一緒になって、どうすればこの世の中から偏見差別がなくなっていくかということを、学んでいって頂きたいと願っています。

社会教育が果たす役割

① ハンセン病資料館の設立とその活動

金　貴粉

（国立ハンセン病資料館学芸員）

　国立ハンセン病資料館（東京都東村山市）は、ハンセン病に対する正しい知識の普及・啓発によって偏見・差別の解消及び患者・元患者とその家族の名誉回復を図ることを目的とする博物館である。1993年に開館した高松宮記念ハンセン病資料館をその前身とし、2007年、国立ハンセン病資料館（以下当館）としてリニューアルオープンした。本稿では、当館の設立過程と学校における活用方法やその事例についてご紹介することとする。

■ハンセン病資料館の設立過程とその活動

　当館には、ハンセン病に関わるさまざまな資料が収集・保存、展示されているが、その中にはハンセン病患者・回復者がかつて使っていた生活用具や文化活動で用いられた資料も保存されており、当時の療養所内の生活がうかがえる。それらの資料は、1969年に多磨全生園入所者自治会によって設立されたハンセン氏病文庫（後にハンセン氏病図書館）で収集されてきたものも含まれる。

　1993年6月25日に設立された高松宮記念ハンセン病資料館は、ハンセン病回復者である当事者自身が自らの歴史を後世に残し、同じ過ちを二度と起こさないように広く伝えるためとしてその歴史をスタートさせた。多磨全生園、長島愛生園など数カ所の園ではすでに入所者によって、後世に歴史を伝えるための資料収集活動が行われていたが、ほとんどの園ではまだそのような兆

しがなかった。その中で、多磨全生園の入所者が中心となり、資料館設立のための資料収集活動を行った。そして、各園から多くの資料を収集できたことにより、常設展示室が完成したのであった。

　資料収集のために全国をまわった入所者の一人である大竹章氏は、収集する過程で提供を求めた時の各園の対応を次のように述べている。

「……こういうふうに、とにかくいただきたいと提供を求め、調査から収集のほうへ話を移していくと、価値があるんだったら提供してしまうのは惜しい、という気持ちがどこでも沸いてくるみたいなんです。実際、喉から手が出るほど欲しいものでも、提供していただけなかった物もかなりあります。」

（「座談会『資料館オープンまで』」における大竹章氏の発言『多磨』831号、22頁）

　この発言にあるように、資料館設立運動の成果は、単に展示室を完成させるということだけではなく、各園の入所者自身が、自分たちが持っている資料に価値を見出すきっかけとなったことだといえる。そして、入所者の生き様を見せていくことで、偏見・差別の解消を目指そうとしたのであった。ハンセン病回復者である当事者自身が自らの歴史を後世に残そうとしたことに大きな意義があったといえる。

　高松宮記念ハンセン病資料館の運営は政府から運営委託をうけた藤楓協会が行っていたが、当時は十分な運営ができるほどの予算はなかった。そのため、開館当初は、回復者自らが中心となり、学芸員、図書館司書も不在のまま、ボランティアで資料館運営を行ったのである。そうした乏しい予算の中でも、佐川修氏（→ p.274「特別寄稿」）、平沢保治氏（→ p.151 第7章 実践例④、p.166 第7章 実践例⑥）、大竹章氏、山下道輔氏（→ p.280 人物コラム）ら回復者の方々は、語り部による講義をはじめ、特別展示やシンポジウムの開催、「資料館だより」の発行等、さまざまな活動を行ってきた。また、医学講義は多磨全生園名誉園長の成田稔先生が医学的な見地から看護学生らに向けて、医療従事者としてハンセン病問題の歴史の教訓をどのように生かすのかということについて説いてきた。その中でも特に回復者自らが自身の体験を伝える「語り部活動」に対する反響は大きく、来館者からは「自らが生きる社会を問い直す契機となった」等、多くの感想が寄せられた。

　佐川修氏、平沢保治氏を中心とする「語り部活動」は、国立ハンセン病資

料館となった2007年以降も続けられ、2人で月に平均10〜15団体を対応してきた。佐川修氏は主に一般の方たちへ、また平沢保治氏は小学生や中学生など子どもたちへ、自らの体験を通して命の大切さや優しさを伝えてきた。その映像は、現在も当館のYouTubeチャンネルでご覧いただくことができる。

▌当館の啓発活動と学校での活用方法

1．語り部の高齢化と社会啓発課の発足

　次に現在のハンセン病資料館における啓発活動への取組みと、学校を対象とした活用について、ご紹介したい。2008年に制定された「ハンセン病問題の解決の促進に関する法律」第18条「名誉の回復及び死没者の追悼」に「国は、ハンセン病の患者であった者等及びその家族の名誉の回復を図るため、国立のハンセン病資料館の設置」をするということが示されており、当館もその目的にともなって運営されている。そのため、資料の収集・保存や調査、研究・教育普及という博物館としての基本的な機能においても、それらが「普及・啓発」と当事者の「名誉回復」につながることを目指している。

　すでに前身である高松宮記念ハンセン病資料館の時代から、回復者の方々が行ってきた活動は、ハンセン病問題に対する正しい理解を求める「普及・啓発」に重なるものであり、リニューアル後においても、その活動はより強化されることが求められている。2002年からは学芸員や司書等職員も増え、それらの活動をより充実させることができるようになった。開館時間は午前9時半から4時半までとなり、毎年3万人以上の方にご来館いただけるようになった。常設展示のほか、年に2回の特別展示、関連イベントも充実させてきた。

　ただし、2013年頃から徐々に高齢化のため語り部の方が遠方に出向くということが難しくなってきた。2014年度には館内で年間164団体、館外では18団体に向けて講演を行ってきたのだが、2人の語り部の方の体調も考え、2014年8月、新たに発足したのが社会啓発課であった。主に館外に向けた啓発事業を強化推進するために2名体制でスタートすることとなった。

　それまでは、語り部の方以外の外部での講演はほとんど行ってこなかったが、社会啓発課が発足してからは、当館に来られない方々の声にも対応するため、出張講演や語り部DVD・啓発DVDの作成、啓発用パンフレットの

作成など啓発事業を強化推進するための活動を積極的に行うようになった。また、館内でも外部でいただいた声をもとに、一般の方向けに「ハンセン病と人権夏期セミナー」を2015年から毎年開催し、全国各地から多くの方にご参加いただいている。

２．学校での活用方法

続いて当館の学校を中心とした活用について述べたい。対応は、事業課、社会啓発課の両課で行っており、詳細は下記の通りである。

① 来館による見学

10名以上の団体に対応。無料。当館に関するご案内、ハンセン病問題に関するガイダンス映像や語り部講演映像の視聴、展示室案内と質疑応答などを組み合わせての利用。所用時間は、90分〜150分程度。時間帯や内容は相談のうえ調整可能。通常開館時は予約制で近隣学校対象の無料バス配車あり。
【プログラム例】 小学生の場合　約90分
資料館についての紹介、ビデオ視聴（常設展示紹介20分）
展示室見学（オンラインの場合は展示室での資料紹介）と質問コーナー

② 出張講座

10名以上の団体に対応。無料。各学校に直接訪問して行う出前授業のほか、資料館見学前の事前学習にも利用可。
【講座内容および利用案内】
時間：１回あたり１時間〜２時間程度
（相談の上、調整可能）
内容：ビデオ「知っていますか？ハンセン病問題」（約15分）を視聴後、ハンセン病とは何か、ハンセン病問題の歴史、ハンセン病療養所の現状などについての講演。内容については相談可能。

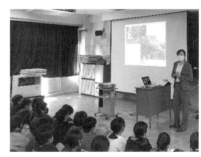
小学校での出張講座の様子（2020年10月）

2021年８月現在、新型コロナウィルスによる感染拡大にともない、来館や出張講座が不可能な場合においても、オンラインや録画等での対応が可能に

なっている。また、事前学習でご利用いただけるパンフレットの送付や、語り部講話 DVD 等の教材は、いずれも無料で貸出しを行っているので、教育現場での利用をお願いしたい。

　また当館ホームページには小学校中学年から中学生向けに「キッズコーナー」を設けており、「すぐわかる！解説」、「"かたりべ"チャンネル」、「Q＆A」、参考図書・ビデオ紹介を行っている「もっと知りたい」、パンフレットをダウンロードできる「資料ダウンロード」、館内案内図を見ることのできる「展示の手引き」があり、ハンセン病問題の学習教材としてご利用いただけるようになっている。

　その他、これまで毎年、夏休みの時期にあわせて、子ども向け企画を行ってきた。2019年には展示室の案内ツアーを全6回開催し、子どもたちだけではなく、保護者の方にもご参加いただき、親子でハンセン病問題について学ぶ機会を提供し、好評をいただいた。

　2021年は、コロナ禍であったため、オンラインにて夏休み子ども向けワークショップ「国立ハンセン病資料館で学ぶ　はじめての多磨全生園」を計5回、開催した。学芸員による展示ガイドを聞いた上でワークシートに書き込み、「多磨全生園ノート」を完成させるというワークショップには、多くの小学4年生から6年生の児童およびその保護者にご参加いただいた。

　その他、映画上映会や季節行事にあわせたイベントを開催してきたが、それらは学校教育の場だけではなく、家庭においても、親子でハンセン病問題にふれ、学んでいただきたいということから生み出された企画であった。実際に子どもを通して、ハンセン病問題を知ることができたとする保護者の方もおり、必ずしも親から子へということだけではないハンセン病問題の学びを深めていただける機会を今後も当館では提供していきたいと考える。

　また、何よりも子どもたちに直接学びを届ける学校の先生方に対し、ハンセン病問題をよりご理解いただきたく、前述したセミナー、イベントにおいて学校でハンセン病問題を取り上げている現役の先生をお呼びし、講演会を行った。教育部会の佐久間建先生には「ハンセン病問題を学び、伝えるということ〜学校現場から〜」と題し、回復者の方々との出会いや先生がこれまで実践されてきた授業についてご講演いただいた（2019年8月25日）。講演映像については、現在も当館 YouTube チャンネルでご覧いただける。

また、当館ホームページでは、ハンセン病問題を取り上げた授業実践に関する資料を公開し、教育現場で活用していただくとともに授業内容のさらなる深化に資することを目的として、「ハンセン病問題授業実践アーカイブ」を公開している。このアーカイブは、ハンセン病問題を授業で取り上げた先生方からのご協力によって充実したものとなっている。ハンセン病問題を後世に伝えていくためには、教育の場でハンセン病問題を取り上げていただくことが非常に大切である。今後もさらなる充実のために、先生方にご協力いただけると幸いである。

■ おわりに

　来館者や講演を聞いた参加者による感想文やアンケートを見ると、ハンセン病問題や歴史、人権についての理解が深まったという声だけではなく、参加者自身が自分自身を振り返り、今後に生かそうとする声も多く寄せられてきた。特に小学生の声としてあった「ハンセン病のお話をききながら、ハンセン病のかん者さんの気持ちを考えると、泣きそうになりました。私には想像する事しかできませんが、療養所で暮らす日々はどれくらいつらかっただろうと思いました」という声からは、他者を理解しようとする「共感」が表れ、「人同士の違いを（自分もふくめて）「欠点」という言葉に置きかえず、「違い」として考えるようにしたい」という声からは、学びを生かして自身の今後の行動に生かそうとする姿勢が見られた。

　以上のように大人の参加者だけではなく、小学生をはじめとする若い層にもハンセン病の歴史、ハンセン病問題を通して命と人権の大切さを学ぶことの意味が十分に示されている。

　今後もハンセン病回復者や家族の皆さんが伝えたい思いをくむと同時に、これまでいただいた参加者、来館者からの感想を生かしながら、ハンセン病患者・回復者、家族に対する偏見・差別の解消と名誉回復のため、当館における社会啓発活動を充実させていきたい。

【より深く学ぶために】
国立ハンセン病資料館ホームページ：https://www.nhdm.jp/
国立ハンセン病資料館 YouTube チャンネル：
　https://www.youtube.com/channel/UC-gp-oP50g4m5865iTIFCFQ

佐川修さんとハンセン病資料館

さ がわおさむ

佐川修さん（1931〜2018年、現在の韓国生ま
れ）は、全国のハンセン病療養所を回った資料
収集、自らの体験を伝える語り部、ニュースの
執筆者、運営委員、毎日の活動を記録する地道
な事務職員など、多くの役割を担うことで、25
年以上にわたりハンセン病資料館を支え続けま
した。佐川さんと長年親交のあった宮崎駿さん
による講演録をご厚意により転載させていただ
きます（2019年1月27日 於 国立ハンセン病資
料館）。

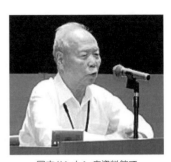

国立ハンセン病資料館で
講演をする佐川さん
写真提供：国立ハンセン病資料館

　どうも。普段着のセーターで来てしまったんですが、これはあの‥へんなもの
が付いてますが、これはタバコの焼け焦げをつくってしまって家内が罰として
作って。まだ1個しか付いてませんけど。

　佐川さんについてのお話をするんですが、僕はこの秋津ですね、秋津といいま
すけど、秋津の方に越してきたのはもう50年以上前で、毎日車で子供を保育園に
送り迎えするときに全生園の前を通って、全生園の西の方の角を曲がって、それ
で秋津の方に抜けてたんですよ。で、その時からこれがハンセン病の収容所であ
るっていう、そういう話は知っていましたが、ずいぶん長く、多分30年以上この
中に入って来なかったです。

　それはあの、ハンセン病というのが伝染性がとても弱いとか、それから特効薬
が出来てもう大丈夫なんだ、ということは僕は知識としては知ってたんですけど
も、ここに閉じ込められた人達と出会った時に、自分がどういう態度を取ってい
いのかよく分からなくて、それでためらってたんです。それがずっと続いたんで
すが、この周りは随分歩き回ってました。

　それで、実はですね、自分のことになるんですが、「もののけ姫」という映画
を作ろうと思った時にですね、実は「もののけ姫」という、まあ時代劇ですけど
も、日本の時代劇だけど、侍と百姓が出て来るってだけの話ではなくて、実は
もっとたくさんの色んな人たちが住んでた国だから、それはこの資料館でも展示
されてると思われますが、「一遍上人絵伝」っていう時宗っていう宗派の踊り宗
教みたいなもんですけども、一遍上人が遍歴をする絵巻があるんですが、色々な

人たちが出てくる。それが乞食であると同時に乞食だけじゃなくてハンセン病の
人も出てくるんです。それから非人って呼ばれてる人たちも出てくる。あらゆる
差別のかたまりみたいな人たちがいっぱい出てくるんですよね。そういうすべて
の人を救うのが時宗の一遍上人の教えだったんです。

　それで自分がアニメーションで時代劇を作ろうと思った時にですね、武士がい
て、それから百姓がいて、それが物語の中で絡み合ってくるというのが、それが
黒沢明の「七人の侍」の時代ならまだしも、もうこの「一遍上人絵伝」の事を随
分読んでて、本当にたくさんの人たちがこの国の中で生きてきたのに相変わらず
武士と百姓だけで世界を作るのは間違いだろうと。それでもっと本当の歴史に即
した‥即したといってもですね、詳しくわかるはず無いんですが、もっと自由な
時代劇を作りたいと思ったもんですから、「もののけ姫」の時にはもう滅びたは
ずの蝦夷（えみし）の王子が呪いの源を断つために西の方に旅をしてくるという
話にしたんです。

　それで一方ですね、製鉄民という言い方をしますけれども、山の中で鉄を作っ
てきた人達、タタラ者っていいますけど、タタラっていうのは、タタラを踏むっ
ていいますけど、こういう風に鞴（ふいご）を足でこう踏みつけることでタタラっ
ていうんですよね。で、その人たちは砂鉄が取れる所で水を使って砂から砂鉄を
分離させて、それから山の木を切って炭を焼いて、それで初めは極めて原始的な
自然通風の炉ですけども、そのうちに鞴（ふいご）を使ってゴウゴウと鉄を作る。
それは麓に住んでいる普通の人間から見ると火を使って怪しくて、それで、片目
だとか片足だとかっていういろんな化けもんの形を取って色んな民話の中に登場
してきたりするんですけども、そのタタラ者に何故かしら僕はあの‥鍛冶屋が好
きで、子供の時から。学校の帰りによく野鍛冶の鉄を打ってるところを見てるの
が好きだったもんですから、そのタタラをやる人たちを登場させたい。それから
歴史の中で消えてしまった蝦夷（えみし）という、アイヌとは違いますね。だい
ぶよく分からない。そのエミシが出てくる時代劇を作りたいと思ってたんです。

　そうするとその、実はですね、非人という言葉も差別用語であるっていう事で
ですね、まあ実は今の時代になかなか使えないんです。その時に盾になって下
さったのが‥今ちょっと度忘れしてしまいました、申し訳ありません。その話は
また後にしますけど。

　そういう風な色々な時代劇が、取りこぼした人間たちが出てくる世界をつくろ
うとしたら、これはハンセン病という事も向き合わなければ話にならないだろう
と思って、ある日、今のこの資料館の前の代の資料館です。それは佐川さんたち

が作ったもんですけども、その時は何も知らずにとにかくやってきました。雨が降ったりして、薄暗い午後で、誰もいなかったです、見物人が。で、僕が、この時の圧倒的な印象が忘れることが出来ません。園の中で通用する金券という、それはもう日本中から集めたものですから、セルロイドで作ったもの、金属で作ったもの、紙に印刷したもの、ありとあらゆる種類のその膨大な量に、もうとにかく圧倒されましてね。それから熱い湯のみを持つために手で押さえる木のハサミも、本当にそれぞれが工夫して作ったものだけで、大変な量が展示されてたんです。それだけではありませんでしたが、とにかく、ここにそうやって生きてきた人たちがいるという証拠がですね、山のようにあったという。それで、あの、僕がもう本当に打ちのめされまして、本当にですね、その時は、僕は、おろそかに生きてはいけない、本当に思って……資料館を出たことを覚えてます。

　佐川さんと知り合うには随分時間がかかりましたけど、中を歩いていくうちにですね、山吹舎っていう今は復元した、直した宿舎がありますけど、それがボロボロになってて朽ちようとしてて、その歴史的な建造物をきちんと残さなければいけないんじゃないかっていう。僕はまあ、勝手に思ったんです。そのほか少年少女舎っていうのもありました。少年少女舎の方はまだ少ししっかりしてて、中でバンドの練習などをやってました。それから分教場もありました。分教場はグランドがゲートボールとかテニスかなんかをやってて、まだいきてたんです。山吹舎だけは本当に傷んで、これは朽ちてしまう。それで、あれを残した方がいいんじゃないかと、僕はある日思い立ってですね。その、誰にしゃべったのか憶えてないんですけども、資料館のその、残してくれませんかっていう。それで幾ばくかのお金なら出せますからという話をしました。

　それがきっかけかどうかわかりませんが、とにかく山吹舎っていうのはそれで残ったんですよね。その時に僕はあのスタジオに行く時にいつもこの前を通るもんですから、その時よく停めてですね、工事の進み具合を見に行ったりしてたんですけども、棟梁がですね、この建物は実にしっかりしてた。手抜きの建物じゃない、骨組みがしっかりしている、土台もしっかりしている。だからそれを使ってちゃんとやれば立派な建物になるっていう風に言ってくれたんですよね。それで金具なんかでも、前のまま使えるものはできるだけ残して使うという、そういう方針を立ててやってくれました。それで、最後にですね、塗料を塗るかっていう話になったんです。白木のままにしとくか、多分最初のやつは白木のままだったんだと思うんですよね。それで、「防腐剤を塗った方が長持ちするなら塗った方がいいんじゃないか」って僕は深く考えないで言ってしまったんですけど。それででき上がりました。そしたら佐川さん気に入らないんですよね。「あんなに

立派じゃなかった」とか言うんです。それから何回会ってもその話になると「あんなに立派じゃなかった」。

　…というのはですね、縁側にガラス戸が無かったんですよ。それは縁側は雨戸だけで、縁側の雨戸開けるとそのまま吹きさらしの廊下で、その内側に障子の戸があって、中が座敷っていうのが日本家屋でも随分あってですね、田舎の方に行くと今でも時々見るぐらいです。

　実はトトロのふるさと基金の本部がある和田っていう所の和田さんって人から、農家から、茶農家ですね。その古家を買って、それでそこの農家を直して今は本部になっているんですけども、そこもガラス戸は無かったです。それでずうっとトトロ基金がそこを買うまで住んでたんですから大したもんですけど、ネギが取れたらそのお金でガラス戸を入れようと思ってたって言いながら、ネギは何度も取れたのに結局ガラス戸をつけないまま、面白い形で残ってくれたんですけどね。だからガラス戸が入ってるというのは今になってはいいんじゃないかと思うんですけども、佐川さんから見ると「山吹舎にガラス戸が入っている、こんな立派じゃなかった」っていうことらしいんです。これはもう亡くなる寸前までずうっと言ってましたね、僕に。「頑固者！」と僕は思ってましたけど。

　あの、「10人もそこに男が住んでね、出入りして、色んなガラクタが溜まったらたちまち汚くなるから、実際住んでみればそうなるよ」って僕はいつも言ってたんですけど、聞きやしないですね、頑固者で。それで「あんなに立派じゃなかった」って最後まで言ってましたもん。

　でも僕は山吹舎が残ってほんとに良かったと思ってるんです。それから実は「少年少女舎も残した方がいい」と、僕は佐川さんに言うと、佐川さんは「山吹舎はあんなに立派じゃなかった」。それが、「もうやるな」という意味だと思うんだけど。そういうところでずっと同じ平行線にいました。それで分教場も、あれも残すべきだと僕はいつも言ってたんですけど、残しましょうよって言ってたんですが、佐川さんは「もういい」という風に思ってたんじゃないかと思うんですよね。

　別にそれ深刻に受け止める必要無いんです。あの人の頑固な、頑固さの一面を伝えているだけで、僕は佐川さんが大好きですから。で、佐川さんがですね、入院したって聞いて、どこに入院しているかって、複十字病院だって聞いたもんですから。それで複十字病院に行ったらですね、そういう人いないって言われましてね、そんなはずはない。で、1回こちらに戻ってまた部屋の番号を聞いて、今度はガードマンを抜きにして勝手に入って行ったら佐川さんが寝てました。で、「佐川さん」って言ったら、「おうおう」ってこういう反応ですけど。で、「2、

３日で退院しますよ」と。何回行っても２、３日で退院するって言ってましたけど。

　それから…そうです、僕はなぜこんな話をしているかというと、彼のハンセン病の病歴とか境遇についてはほとんど２人で話ししなかったんです。もうただの知り合いになってしまってて、それで複十字病院の時もそうでしたが、「いや、すぐ退院するよ」といつもおっしゃってて、それで退院したんですね。で、今度会えるかと思って行ってみたら、今度は多摩北部医療センターへ入院してる。まあそんなことが続いてですね、それで今度はここの病棟に入るようになってしまったんです。僕はでも、佐川さんと付き合っていつも「２、３日で絶対退院するよ」ってのと、僕が面会に行くと「資料館に行った？」って必ず聞くんですね。帰りに寄るって言うと、どうも佐川さんにとっては資料館の方が大事なんです。「俺んとこに来るより資料館に行って来い」って。

　この資料館が新しくなった時は、最初に僕が見たたくさんの金券とかいろんな道具がほとんど無くなった展示になってたんですよね。「なんであんなになっちゃったんだ」って僕は佐川さんに聞いたら、佐川さんカンカンになって怒り出して、「ほんとに酷いんだ。あんな風になってしまって」って。それから少しずつ少しずつ戻って来たんじゃないかと僕は思います。

　とにかく脈略のない話で申し訳ないんですけど、佐川さんと知り合ってですね、佐川さんのお見舞いをしているうちに成田先生に…館長さんやってる人ですね、お医者さんなんですけども、出会いました。この人も立派な人で、きちんとお会いして佐川さんについてお話をしたいっていう風に伺ったらですね、資料室の、図書の資料室の奥に、向かい合って椅子を２つ置いてあって、そこにきちんと成田先生が座っててですね、それで僕はその前に手を、きちんと座ってお話を聞いたんですけど、「彼は11月まで持たないと思います」と言いました。「そうですか」。その次成田先生にお会いしたら「あれは間違いでした」と言いました。彼はまだつかまり立ちができる、つかまり立ちができれば車いすにも乗れる、だから資料館にも来られる。それは良かった。ほんとにそうです。で、また入院することになるんですけども。

　僕はハンセン病を語るために佐川さんの話をしているんではなくて、僕が佐川さんに知り合って、本当に散歩に寄る時も本当に古い友人に会うような感じで会ってました。必ず「資料館に行った？」「これから行くよ」とだいたい同じような話をしてたんですけども、相変わらず山吹舎は綺麗過ぎるとまだ言ってまし

た。この頑固者、とかいつも思ってましたけど。

　で、とうとう今夜辺りが山だっていう連絡があった時に雪が降ってましたが、スタジオから暗くなってましたけども車で乗り付けて、勝手知ったる他人の家じゃないですけども、病室に入って行ったら、佐川さんが静かに寝てました。もう僕は、佐川さんの指がかたっぽ、ほんとに肉が落ちて骨がちょっと出てるような状態になってたけど、もう何度も触って全然平気になってたから、手を撫でて、「佐川さんありがとう」って‥。

　あの…こんな風になるとは思っていなかったんですけど、佐川さんに出会えたことは僕にとってとても大事なことでした。時間はまだですか。もういいですか？そんなことです。

　かなり大事なことを随分落っことしたと思うんですけど、佐川さんの絵を依頼されて、ジブリのスタッフの松江の出身者なんですけど、今日もほんとは来るはずだったんですが、背景を描いてる人間に依頼して「プロミンの光」っていう絵を描いてもらいました。成田先生にも渡したんですけど、そうしたらお礼を持ってこられちゃったんですよね。で、どうしようって、絶対もう返しても受け取らないから、しょうがない預かろう。なにか出す機会があったらそのお金を佐川さんの名前で出そうっていうことで、僕とその吉田、２人で半分ずつ預かってます。で、なにかそういう機会があったらそういう風に使いたいと。彼も使い込みはしてないと思いますけど。今日、父親の49日で松江の方に帰ってますので残念ながら来ることができません。でも、彼は実は長島愛生園というところに自分のお母さんが福祉関係の仕事をしていて、若い時に何度か見学に行って、みんな白い帽子に白い上っ張りを着せられっててうんぬんって話を子供の時から聞いてたんですよね。だから実は１度彼をここに連れてきたときに、お母さんの若い時と再会したんですよね。だから本当に一生懸命絵を描いてました。彼の絵が今日発表されるんですけども、皆さんが納得してくれるといいなと思います。

　メチャクチャな話になりましたが、本当に佐川さんの冥福を祈ると共に、佐川さんの奥さんはですね、本当にかくしゃくとしてて、佐川さんよりずっと年上なんですよ。それで佐川さんが実は優しい人で丁寧な言葉を聞く人なんですけど、奥さんに対しては偉そうなんですよね。「おい、あれ持って来い」とかね。でも絶対かないっこないって感じで、奥さんは背筋がすっと伸びてこう滑舌もはっきりしてるんですけど、その時にもらったぜんまいがとても美味しかったのをよく憶えています。

　どうも話が取り留めなくなりましたが、大事な友人でした。本当に。それじゃ、これだけでおしまいにします。どうもすいません。

山下　道輔 さん
やました　みちすけ

「ちょっと休もうか」。午前中の資料整理がひと段落したところで山下道輔さんが声をかけると、作業をしていた方々が畳部屋に集まってくる。たっぷりの茶葉が入った急須に熱いお湯が注がれ、濃く渋いお茶が私の体を底から温める。お菓子をつまみ、少しぽっちゃりした猫に餌をあげながら何気ない世間話を交わす。山下さんは、おしゃべりではないけれど、人懐っこく茶目っ気たっぷりの少年のような笑顔をみせてくれる。

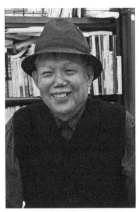

写真提供：黒崎 彰 氏

　私が大学4年の頃に通い詰めた多磨全生園自治会のハンセン病図書館。そこの図書館主任として、山下さんはハンセン病に関わる資料の収集と保存、そして活用のために力を注いできた。

　作業部屋の中央にある机の上には、書類やそのコピー、作業用の文房具類があちこちに置かれている。資料をコピーし、汚れ等を修正液で消す。資料提供者には、不自由な手でペンを走らせ、味のある手書きの文字でお礼状を記す。製本された資料は書棚へ移され、卒業論文や研究などで訪問する私のような者に貸し出される。山下さんは、毎日その作業を続けていた。

　1929年、現在の東京・板橋区に生まれた山下さんは、姉、妹、三人の弟の6人きょうだい。1941（昭和16）年2月13日、12歳（小学6年の3学期）のときに父親と一緒に全生病院に入所した。

　療養所でもっとも影響を受けたのが、寮父である「お父っつぁん」こと松本馨さんだ。「松本さんの手引きがあったから、本も読めるようになり文学に目覚め、創作会に入ったのだと思う」と語っている。自治会長などを務めた盲人の松本さんを、山下さんは18年にわたって付添い、全国の療養所をまわった。松本さんが自治会長として取り組んだハンセン病図書館の創設（全生園創立60周年記念事業）と資料収集などの仕事を買って出たのが山下さんだった。文献だけでなく園内通用券などのモノ資料も収集し、廃棄寸前の『見張所勤務日誌』も、焼却所に向かうトラックから取り出したという。

　資料はひらかれたものであり、自由に活用してもらうことがハンセン病を生きたひとびとの思いを繋ぐことでもある。それが山下さんの思いだった。資料を収

集・保存するだけでなく、活用することをとても大切にしていた。それは、ハンセン病の歴史を後世に伝えていくためであり、療養所に生きた人たちの歴史があることを無にしたくないとの思いがあるからだ。日々黙々と続けてきた図書館での作業は、この療養所に暮らしてきた一人ひとりの生きた証を残すということであり、それは、山下さんにとっての「らい予防法闘争」でもあった。

　ハンセン病図書館には、ハンセン病関連の資料だけがあるわけではなく、薬害エイズや障がい者に関わる資料も多く収集されてきた。常々、山下さんは「福祉図書館ができることは私の念願」だと仰っていた。病気や障がいに関する図書館をつくることが、差別や偏見に苦しむ不条理な社会を変えることになるとの思いを大切にされていたのである。

　図書館を訪問した日は、山下さんのご自宅にお邪魔することも多かった。少年の頃の動物小屋での作業のこと、ともに全生園で青年期を過ごした親友の國本衛さんや谺雄二さん（→ p.286 人物コラム）のこと、図書館のこれからがどうなるかへの思いなども語り合った。一緒に自転車で所沢方面に買出しに出かけ、ご自宅で夜までお酒を飲みながら話し込み、泊まらせてもらったこともある。そして、山下さんを通してハンセン病資料への思いを共有する多くの方々との繋がりもうまれた。

　山下さんが40年近く関わり続けてきた図書館は、2008年3月に閉じられた。集められた資料のほとんどは、現在の国立ハンセン病資料館に移されている。かつて山下さんは、「図書館の仕事がどんなに忙しくても、途中でやめたいなんて、そんな魔が差すようなことは、全然思わなかった。仕事に熱中していたから、辛い思いは全く付いて回らず、むしろ楽しかった。ハンセン病の自分達の歴史である生活の記録を何とか残していきたいなあと思っていたからね。それが生きがいだった」と語っている。こうした山下さんの思いを尊重し、受け継いでいくこと。それが資料館に求められる役割と責任であるだろう。

　親友の谺雄二さんが亡くなった2014年、その後を追うかのように同年10月20日に山下さんは85年の生涯を閉じた。

　今も全生園に行くと、山下さんが暮らした秋津寮とハンセン病図書館を訪ね、ここで生きてきた山下さんのことを想う。豊かな木々に囲まれた図書館では、いまも猫たちが顔をみせてくれる。　　　　　　　　　　　　　　　（江連 恭弘）

【より深く学ぶために】
瓜谷修治『ヒイラギの檻──20世紀を狂奔した国家と市民の墓標』三五館、1998
山下道輔著・柴田隆行編『ハンセン病図書館 歴史遺産を後世に』社会評論社、2011
髙橋慶子『山下道輔さんのお話』ハンセン病文庫・朋の会、2015

② 重監房資料館
―「特別病室」問題を学ぶ―

黒尾 和久
（重監房資料館部長）

重監房資料館は群馬県草津町に所在する。

厚生労働省（国）が「ハンセン病の患者であった者等及びその家族の名誉の回復を図るため」に設置した２館目の「国立のハンセン病資料館」である。

■ 重監房とは何か

重監房とは、かつて国立療養所栗生楽泉園にあったハンセン病患者を収容した懲罰施設の俗称である。療養所長に与えられた懲戒検束権行使の場となった監禁室（監房）より重い罰が与えられるニュアンスが伝わる。正式名称は「特別病室」。悪質な冗談のようだ。「病室」とは名ばかりで、官憲による「取り締まり」や園当局に「不良」と目された患者が、全国から送致されてきて、監禁・放置される「牢獄」がその実態だった。運用の当初から「草津送り」が死を意味する隠語として、ハンセン病患者の間では、その過酷さが噂になっていた。

重監房が現役であったのは、1938年から1947年のわずか９年間だ。その間に記録に残るだけでも93名が収監、23名が非業の死を遂げた。懲戒検束権の規定（監禁30日。特別の理由があれば２ヶ月まで延長）以上の長期収監が行われた事例も珍しくない。療養所の平和を脅かす悪人が収監されたと思う方もいるだろう。確かに刑事事件の被疑者とも目される収監者もいるが、その数は決して多くない。その中に殺人の嫌疑をかけられた方もいたが、他の方と同様に裁判所での審判どころか、警察での取り調べも受けられないまま収監された。そしてついに獄死した（沢田五郎『とがなくてしす』2002）。えん罪であった可能性が高い。1940年に行われた熊本本妙寺部落の刈り込みでも、「相愛更生会」の幹部が検挙されて、複数重監房に収監された。そこでもまともな取り調べが行われた形跡はない。

その他、適切な加療が必要な精神病者やモルヒネ中毒の収監者も少なくない。療養所の安定した経営を目指す当局に抗論して目障りになれば「不良」、自由主義者の疑いをかけられれば「不穏分子」として送致された。それどころか、「不良」の伴侶というだけの理由、さらには「不良」の身代わりという、きわめて理不尽な収監もあった。収監理由に照らして、寿命を縮め、ときに落命する顛末は、まったく釣り合わず、あまりにも酷い。しかし、当局にとっては、「草津送り」の恐怖を、他の患者に植え付ける見せしめとしての効果が絶大で、要らない者、従わない者を容赦なくネグレクトできる場所として有用であった。

このような殺人施設・重監房にも運用が停止される時がくる。敗戦直後の1947年である。栗生楽泉園入所者を中心に患者が立ち上がり、国や楽泉園当局と対峙して、職員の不正行為や「特別病室」による人権蹂躙を告発して、全面的に患者側の要求を国に呑ませた。このきわめて画期的な「人権闘争」（栗生楽泉園患者自治会編『風雪の紋』1982参照）で、もぎ取った果実の一つが重監房の廃用だった。

廃止された重監房は放置されていた。患者にとって恐怖の象徴だったが、倒壊は早かった。建物が安普請だったことに加え、北の山を削り、南の谷を埋めた敷地の転圧が不十分で、南側の埋土の沈下が著しかったからである。今も跡地に立てば、南側が沈み、基礎が不自然に折れていることを視認できる。地盤沈下による歪みに耐えられなくなった南壁は1950年には倒壊していた（資料館エントランスに写真が展示）。その後の上屋の解体が組織的か否か、意見が分かれているが、1960年代には建物基礎だけが遺るだけの状態となり、熊笹に覆われて、重監房の忌まわしい「記憶」も次第に薄らぎ伏流化した。

▌重監房資料館の建設

栗生楽泉園入所者による重監房の「記憶」の掘り起こしは、1982年の開園50年記念の『風雪の紋』の刊行、跡地への『重監房跡』碑の建立を契機に始まる。目撃証言の収集も始められ、やがて2001年のらい予防法違憲国家賠償請求訴訟の原告勝訴をうけて、癩予防法下でのハンセン病患者の人権侵害の最も顕著な事例の一つとして、「特別病室」問題は改めてクローズアップされる。

栗生楽泉園の正門から右手に折れる熊笹の小径の奥に重監房跡はある。こ

れを「史跡」とする。さらに建物を実物大復元し可視化する。それを強く望んだのが谺雄二さん（→ p.286 人物コラム）であった。谺さんを旗頭に、その支援者の署名活動は大きなうねりとなり（宮坂道夫『ハンセン病重監房の記録』2006）、2007年に国と統一交渉団（全療協・全原協・弁護団）の協議で、重監房跡を永久に保全すること、同時に復元施設をもった啓発拠点を国の責任で建設することが決定した。

　しかし、重監房の復元には大きな障がいがあった。復元というからには本物と寸分違わないものを創る必要がある。しかし、建物の設計図面どころか、明瞭な外観写真1枚も残されていなかった。屋根は瓦かトタンか、窓に板ガラスはあるのか、外壁は鉄筋コンクリート製か否か、証言も乏しいうえに、意見を違えていた。そこで「歴史の現場」に残された物証を掘り起こし、復元とはいえなくとも、再現といえるエビデンスを獲得するための発掘調査を2013年に行った。調査の目的は、①建築部材・工法に関する情報を得ること②監禁施設であることを示す遺物を得ること　③収監者に関わる遺物を得ること　であったが、①のみならず、②③に関しても想定以上の成果が得られたのである（重監房資料館『重監房跡の発掘調査』2016）。発掘成果を急ぎ取り込み、2014年4月30日に重監房資料館は開館した。

■重監房資料館の展示

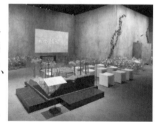

　資料館の来館者は、まずレクチャー室で、25分のガイダンス映像『重監房の記憶』を視聴して、重監房が提起している問題の概要を学習する。

　つぎに展示室1では、重監房の2房を再現した実物大ジオラマで、「病室」とは名ばかりの重監房の過酷さを、自ら収監される疑似体験を通して体感する。フロアには全体を俯瞰できる1/20スケールの立体模型、および93名の収監者に関する情報を示している。

　続いて展示室2では、重監房再現のために行った発掘調査の成果（発掘風景写真、建物部材や監禁施設である証拠となる遺物、そして収監された患者が持ち込んだ遺品）を中心に、「特別病室」問題と日本のハンセン病政策を対比した歴史年表、重監房に関する貴重な報道映像や証言映像等を展示している。

　重監房資料館では、未だ不明な点の多い重監房の運用の実態や患者収監の

手続き、収容患者のライフヒストリー等、重監房とハンセン病問題に関する資料を収集・保存し、調査・研究成果を公表するという博物館固有の方法を基本に、人の命の大切さを学び、広くハンセン病問題への理解を促し、ハンセン病をめぐる差別と偏見の解消を目指す活動を行っている。

■学校・団体の活用について

　重監房資料館の立地する群馬県草津町は、交通の便が悪い山間部にある。しかし、なぜ草津町に国立ハンセン病療養所が置かれたのか。この疑問に答えるための一つの道筋は、湯治場が元来持っていたアジール性を念頭におきつつ、草津温泉の歴史をひもとくことにある。観光地のもう一つの顔を知るためには、江戸時代の湯治場、近代の湯之沢集落、そして栗生楽泉園について、地図やガイドブックを片手にしたウォーキングツアーがお勧めである。その事前・事後の学習資料を、栗生楽泉園内の社会交流会館そして重監房資料館が提供するだろう。ハンセン病問題全般の通史的学習とともに、「歴史の現場」「本物」に常にアクセスする姿勢こそ涵養（かんよう）されるべきだ。例年夏に重監房資料館主催でのツアーも実施している。是非、多くの人に参加してほしい。

　重監房資料館は、アクセスの悪さもあって、学校の団体利用は頻繁ではない。しかし町内や近隣自治体の小中学校の人権週間での訪問は定例化している。また群馬県域では福祉・医療系の大学・専門学校の利用が多い。県外からは人権問題を学ぶ大学ゼミの訪問が増加している。もともと栗生楽泉園と繋がりのあった学校・先生も多いが、休暇で草津温泉に来て、飛び込みで来館された先生が職場に持ち帰り、団体利用を企画してくれたケースもでてきた。

　団体利用の事前・事後学習用に重監房資料館製作の啓発DVDの貸し出しや要望があれば学芸員の講師派遣も行っている。展示解説や重監房跡および楽泉園内や町内の「リーかあさま記念館」と協力しての草津町フィールドワークの対応など、遠路草津まで学習にくる利用者の要望にオーダーメイドで応えてきた。団体利用でのオプションを希望される方はまずは資料館スタッフと相談をしてほしい。近年はオンラインでの講演会や展示解説の要望も増えており、対応を始めたところであるが、「歴史の現場」「本物」に優る教材はない。是非とも草津町／栗生楽泉園／重監房資料館にお越しいただきたい。

【より深く学ぶために】重監房資料館HP：http://sjpm.hansen-dis.jp/

谺　雄二 さん
<small>こだま　ゆうじ</small>

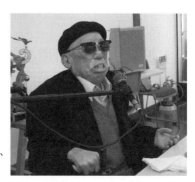

「私達は、まったくバクハツ的に詩をか
きなぐった。それは自虐的すぎるほどの自
己バクロであり、偏見打破の狼火であり、
奪われた人間性への郷愁と奪還であり、ら
いの現実にたいするやりばのない怒りで
あった」（「『灯泥』当時」、らい詩人集団
『らい』第３号、1965年）

「『らい』の殻を打ち破ろう」を合言葉に、
1950年に創刊された同人誌『灯泥』の創立
メンバーの一人が、当時18歳の谺雄二さんだった。人権を抑圧された療養生活の
なかで、谺さんは「真の『生』とはどんなものか。一概に言えば、『生きている』
人間から『生きる』人間となるのである」と述べている（「ありのままに」『灯
泥』第７集、1951年６月）。ハンセン病者であることを引き受けて、自分らしく
主体的に生きようとする強い意思が感じられる一文だ。谺さんは多くの詩を残し、
文学や思想、哲学など多くの本を読み、「生きる」ことの意味を生涯にわたって
問い続けてきた人だった。

1932年、東京の下町に10人きょうだいの末っ子として生まれた。母と兄がハン
セン病だった。満６歳の頃、40度にのぼる原因不明の高熱にたびたび襲われるよ
うになり、小学校は１年遅れで入学した。７歳のときに斑紋が現れる。母は農薬
で自殺未遂をはかり、家は真っ白になるほど消毒された。1939年、母とともに多
磨全生園に入所した。1951年、19歳の時に栗生楽泉園へ転園する。楽泉園でも
「らい詩人集団」などで詩を作り続けた。

1998年の「らい予防法」違憲国家賠償請求訴訟で、東日本原告団の団長となる。
2001年の原告勝訴の判決で全国原告団協議会会長となった谺さんは、「私たちは
人間扱いされませんでした。私たちの人生を返してほしい。国は二度とこのよう
な差別がおきないよう反省しなければなりません」と訴えた。谺さんは入所者運
動の理論的支柱として在り続けた。

そして、療友らの「生きた証」、奪われた「いのちの証」のために闘い続けた。
胎児標本問題に関しては、楽泉園に「命カエシテ」と題された胎児慰霊碑が立て
られたが、この問題が起こるはるか前に、「ボク」という詩で問題提起をしてい
た。さらに、「日本のアウシュビッツ」とも称された重監房の復元運動に取り組

んだ。療養所の将来については、「国の隔離政策の狙いだった入所者『絶滅』を、こんどは『終生』の名で果たさせては絶対にならない。私たち亡き後も、各療養所はあくまで国の責任で『永久保存』して然るべきなのである」と語っている（『「人権のふるさと」論』2011年）。

　2014年4月30日の重監房資料館開館式典当日。谺さんはマイクが向けられたものの、声を発することはなく、それから数日後の5月11日未明に82年の生涯を閉じた。熊本地裁での勝訴判決から13年目の日だった。ちょうどハンセン病市民学会が草津で行われており、それに合わせるかのように谺さんは亡くなった。昼休みにはお別れの会が行われ、私も最期の姿に手を合わせた。谺さんの表情は、何かを伝えようと訴えているようにみえた。

　私がはじめて谺さんのことを知ったのは1998年。谺さんの親友・山下道輔さん（多磨全生園）（→ p.280 人物コラム）とお酒を飲んでいる時だった。当時、全生園の図書館に通い始めて2年ほど経っていたが、谺さんのことを知らなかった私に、山下さんは「谺雄二を知らないでハンセンを知ることはできない。いったい今まで何を学んできたんだ！」と半ば呆れ顔。山下さんから『詩と写真　ライは長い旅だから』（晧星社、1981）と『わすれられた命の詩』（ポプラ社、1997）をいただいた私は、本を通して谺さんを知ることになる。

　同年、当時参加していた埼玉大学障害児教育史ゼミ（清水寛教授）の合宿で栗生楽泉園を2度訪問し、谺さんにお話を伺った。さらに、史料調査のため友人と3度目の訪問をした時は、聞き取りも束の間、「ちょっと、そこの押し入れを開けて」と言われ、そこからお酒を取り出して酌み交わした。さまざまな話をする中で、谺さんは「これを詠んでみてくれ」と自身の書かれた詩を差し出した。不覚にも詩のタイトルを思い出せないのだが、酔いが回る中で読み始めたとたん、「そんな読み方じゃあダメだよ」と一蹴されたこともあった。谺さんには不義理をしてしまったが、谺さんの情熱と人間味ある温かさを感じるひと時だった。

　「谺雄二は、物書く鬼である、うたう鬼である、論じる鬼である、恋する鬼である、愛する鬼である、闘う鬼である」（姜2014）。この言葉をよみ、谺さんは人間を愛する豪快で素敵な人だ、とあらためて感じている。　　　　　　（江連　恭弘）

【より深く学ぶために】
谺雄二・趙根在『詩と写真　ライは長い旅だから』晧星社、1981
谺雄二『わすれられた命の詩　ハンセン病を生きて』ポプラ社、1997
谺雄二『知らなかったあなたへ　ハンセン病訴訟までの長い旅』ポプラ社、2001
谺雄二著・姜信子編『死ぬふりだけでやめとけや　谺雄二詩文集』みすず書房、2014

③ 拠点としての療養所内博物館

辻　央

（沖縄愛楽園交流会館学芸員）

▌はじめに

　近年、国立ハンセン病療養所内に、展示や啓発機能をそなえた施設（以下、療養所内博物館と略記）の開設が進んでいる。

　1996年の「らい予防法」廃止や2001年の「らい予防法」違憲国賠訴訟勝訴を機に、交流や人権学習の場として療養所を訪れる人が増え、語り部と呼ばれるハンセン病回復者の講話やガイドによる園内案内などにより、園の歴史や記憶を伝える取り組みが行われてきた。一方で、在園者の高齢化や減少によって、回復者の取り組みの時間的限界も近づいている。

　これまで、碑や案内板といった場所の記憶を伝える装置が節目の年などに療養所の内外に設置されてきた。それらもまた、歴史を伝える手立ての一つであるが、療養所内博物館は、碑や案内板のように歴史や記憶を伝える装置としての役割だけでなく、学芸員などの存在を介して、その場所を拠点として活動を展開させる機能をもつ。

　感染症としてのハンセン病やその隔離政策が遠くなる現在、園内外の様々なつながりや手立てをもちいながら療養所と人々をあらたにつなぎ、ひらいていく役割が療養所内博物館に期待されている。

　誤解を恐れずに言えば、療養所内博物館の活動は、それぞれの園の歴史や記憶を伝えることを核としながらも、鍵となるのは「人権」というキーワードに引っかからない人々の足を運ぶような多様な入口をいかにしてつくれるかにあると考えている。

▌療養所内博物館の開設と現状

　2021年現在、多磨全生園をのぞく12療養所に療養所内博物館が開設しているが、これは所与のものではない。各園の自治会や全国ハンセン病療養所入

所者協議会などが、園や国との協議をへて、獲得したものである。

2008年制定の「ハンセン病問題の解決の促進に関する法律」（以下、ハンセン病問題基本法と略記）18条に基づく「国立」の資料館が設置されても、その展示で拾い上げることの難しい、それぞれの園の歴史や記憶が存在する。それらを、それぞれの場所で残し、伝えたいという各自治会の思いが、長島愛生園や菊池恵楓園、沖縄愛楽園などの先行する取り組みをつくった。国はそれを追認した。

そもそも療養所内博物館の開設に関して国は、「ハンセン病問題基本法」18条に基づく「国立」の資料館を理由に、消極的な姿勢を示していた。多くの療養所内博物館に、交流会館という名称が付されているのは、このような事情が関係している。

開設が進んだ背景には、2001年の「らい予防法」違憲国賠訴訟の勝訴判決があり、2019年のハンセン病家族訴訟勝訴がさらに推進する力となった。

開設された療養所内博物館は、「ハンセン病問題基本法」18条の「国立」の資料館ではない。数年前から運営経費の補助が国から出されているものの、運営経費はそれぞれの療養所内博物館の運営主体によって、ととのえられている現状がある。また、学芸員は「国立」の資料館と同じ制度の下に位置づけられた国から委託された団体の常勤契約職であり、療養所職員ではない。

これらのことは療養所内博物館の運営や活動に不安定さをもたらしている。運営主体やその仕組みはそれぞれ異なるが、館を支える重要なアクターである自治会がすでに休会となっている療養所もあり、今後その影響力の漸減は、加速が予想される。

今後、「ハンセン病問題基本法」18条の「国立」の資料館として療養所博物館を包摂するのか、地方公共団体の運営する施設とするのか、その位置づけは早急な課題である。いずれにしても、もう一方で重要なことは、それぞれの園で行われてきたハンセン病患者・回復者の取り組みを後継する意味をいくども問いかえし、深めながら活動を展開させることである。

▌共同作業と継承

2015年6月に開館した沖縄愛楽園交流会館は、2002年から行われた聞き取り調査や『沖縄県ハンセン病証言集』編さんの蓄積を土台としている。蓄積

289

とは、聞き取られた証言や編さんによって集められた史資料を意味するだけ
でなく、在園者やその家族、元職員などとの間につくられた関係性をも含ん
でいる。交流会館開設に携わった核となるメンバーが、在園者側も園外の側
も聞き取り調査から継続していた点も特徴である。

　現状として館の開設が先行し、その後に学芸員の配置という順を追うため、
交流会館に学芸員が配置されたのは、開館の２週間前であった。交流会館の
場合、館開設に携わっていたものが学芸員となり、継続的にかかわったが、
館の開設後、中心的な担い手となる学芸員が開設そのものに携わらないこと
は、継承が喫緊の課題であることを考えると、多くの問題をはらんでいる。

　体験者から非体験者への継承において、体験者の語りを聞くことなど共同
作業の重要性は言を俟たないが、共同作業や語られた体験を狭くとらえない
視点が、肝要であると感じる。体験者との共同作業を、体験を聞くという行
為だけでなく、療養所内博物館の開設や展示作製なども含めた行為としてと
らえると、その過程における見解の相違も、体験者の思いや願いを知る重要
な機会となるだろう。語られた証言を事実性や客観性に照らして、位置づけ
ていくことが必要な場面はもちろんある。しかし、語りをふるいにかけるこ
とで落ちるものがあり、そのなかには継承につながる大切な要素が含まれて
いることも忘れてはならない。

家族の語りを聞く

　ハンセン病家族訴訟が提起した家族の被害や家族への視線は、ハンセン病
をめぐる問題と今をあらためてつなげるものとなる。療養所内博物館でも、
家族も含めた共同作業が模索されなければならない。

　家族訴訟勝訴を受け、交流会館では
教員向け講座など様々な機会に家族の
語りを聞いてきた。ここでは、2020年
に開館５周年企画展第１弾として行っ
た絵本「ツルとタケシ」原画展を取り
上げる。絵本「ツルとタケシ」は、沖
縄の著名な版画家、儀間比呂志が生涯
ライフワークとした沖縄戦をテーマと

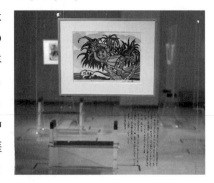

する作品の一つで、離島の沖縄戦に加えて、宮古南静園を舞台としたハンセン病をめぐる問題が描かれていることが特徴である。原画は当館が所蔵している。企画展のイベントとして、地域の読み聞かせグループによる絵本読み聞かせ、家族をめぐるドキュメンタリー上映、家族の語りを聞くイベントを開催した。絵本の読み聞かせは、動画投稿サイト YouTube の沖縄愛楽園交流会館チャンネルで見ることできる。家族の語りを聞くイベントの参加者は、企画展示室で絵本の世界を感じ、家族に関する短いドキュメンタリーを鑑賞後、家族の語りを聞いた。また、常設展示で愛楽園の沖縄戦を知ることも可能であり、重層的に知る仕組みがそこにあった。

　最後に家族の語りの一部を抜粋したい。現在40代の男性が中学生のとき、初めて母親からハンセン病についての告白を聞いたときの語りである。

　ちょっと……僕の、中学校のあれではとても受け止めきれなかった部分があったのは覚えているんですね。ぼーっとしたというか。その次の日、でも僕は学校に行かないといけないんですね、要するに。その話と、僕が行っていること、現実とのギャップ。普段起こっていることをまともに受け止められなくなっていたことを何となく覚えています。

　僕は（母親の）話を聞いて学校に戻って、部活動でミーティングとかやっているわけです。学校でまじめな話をされている。服装がどうとか、練習態度が悪いとか、そういうことをまともに聞けないんですよね。本当は一つ一つみんなが真剣に話していることを聞かないといけないのに、なぜか上の空になる自分がいて。

　いつも片隅に母親の話があるんですね。アウシュビッツにいた（人が）、歴史上の話が、近寄って来たような。前は映像として見えてたのが、自分のことのように感じられる。みんなが真剣に話しているのが、失礼な話くだらなく思えるぐらいの衝撃だったのを覚えています。

第
10
章

【より深く学ぶために】
儀間比呂志『ツルとタケシ―沖縄いくさ物語宮古島編』清風堂書店、2005
君塚仁彦「ハンセン病回復者の記憶と博物館展示に関する基礎的研究(2)――ハンセン病博
　物館の歴史的段階と課題としての教育活動――」『東京学芸大学紀要』第69号、2018
沖縄愛楽園自治会編『うむいちなじ―改正ハンセン病問題基本法までの30年』沖縄愛楽園
　自治会・沖縄愛楽園、2020

291

金城 雅春 さん

きんじょう まさはる

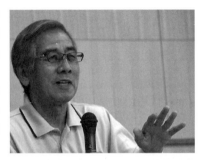

　2021年3月8日の午前、わたしの携帯電話が鳴った。電話は、金城雅春さんがこの日の早朝、急逝したことを告げていた。

　この日の4日前、交流会館開館5周年企画展の報告や相談事項があり、いつものように自治会で話をした。その日の姿は、わたしの目には普段通りに見えた。亡くなる前日の夕食はいつものようにセンターの食堂で食べており、おそらく本人としても死は予期していたものではなかっただろう。周囲の人にとっても衝撃的な突然の出来事だった。

　「雅春さん、すいません」。沖縄愛楽園自治会の運営委員室で声をかけると、机の上に山積みされた書類の向こうから、優しい眼差しを向け、相手の話を聞こうとする雅春さんの姿がいつもあった。多くの人は、苗字の金城さんでも、肩書の会長でもなく、「雅春さん」と親しみを込めて呼んだ。

　わたしが初めて雅春さんと会ったのは、らい予防法違憲国賠訴訟勝訴の翌2002年から愛楽園で始まった聞き取り調査であった。この調査は、同訴訟の熊本地裁判決で不明とされた本土復帰以前の沖縄の歴史を残していく取り組みであり、自治会が琉球大学の森川恭剛助教授（当時）に協力を依頼し始まった。市民参加型の調査は、沖縄で行われてきた戦争体験記録の流れを受け継ぐものであり、体験や記憶を記録することのみにとどまらず、調査そのものが療養所を開かれた場所にしていく側面を有していた。

　聞き取り調査開始から約20年の間に、同調査の成果をまとめた沖縄県ハンセン病証言集の刊行、2度にわたる沖縄でのハンセン病市民学会開催、聞き取り調査や証言集編さんの蓄積を展開したボランティアガイド養成講座の開講、交流会館開設と開館後の取り組み、80周年記念誌刊行など多くのことを雅春さんと協働し、つくってきた。わたしだけでなく多くの人が長年にわたり、雅春さんと協働してきた。いくども協働して何かをつくりあげる、それ自体が稀有なことであり、幸せな経験だったと今改めて思う。多くの協働がうまれた背景には、雅春さんの生来もって生まれた前向きな性格に加え、他者への深い信頼があった。

　様々な人が参画するプロジェクトは、その過程で課題が提起されたり、難しい

場面に直面し、判断を迫られることがある。そのようなとき、雅春さんの姿勢は一貫していた。先を見据えながら課題を整理し、プロジェクトの意義や目的に立ち戻りながら、判断をする。当初の計画を、目的のために変更することもいとわなかった。そして、自治会長として最終的な責任を自身が負いながら、よりよい成果を出せるよう周りの人々の背中を押してくれた。

　証言集編さんの際、次のような場面があった。聞き取りの証言化を急ピッチで進めていたときのことだ。作成した132本の証言原稿は、800ページを超えており、これは自治会が当初想定していた証言集のページ数を大幅に超過していた。地図や年表など証言以外に割くページを考えると、想定ページ内に収めるためには、掲載する証言の数を減らすか一本の証言の文字数を制限するなど何らかのやり方で証言のページ数を半分ほどに減らさなければならなかった。

　一人一人の「生きた証」として証言を残そうとしていたわたしたちは、それぞれの証言を縮めてでも、掲載数を減らしたくなかった。証言の再構成を進める一方で、自治会にページ数の見直しを迫った。再構成の作業は、語られた人生の一部を削除することであり、容易に納得できないこともあった。

　予算の問題もあり、ページ数の見直しがすぐに認められたわけではなかったが、自治会で協議が続けられ、最終的にページ数の増加が認められた。

　証言集には、雅春さんの証言も掲載された。1980年とかなり遅い時期の入所であった雅春さんは、自身の体験を積極的に語ろうとはしなかった。地域や家族から差別を受けることはなかったとも言っていた。しかし、26歳で愛楽園に入所した雅春さんの治療が長引く中で離婚せざるを得なくなった現実もあった。

　2001年の熊本地裁判決の日、勝訴を伝えるテレビを自治会で見つめていた雅春さんの目には涙があった。証言集編さん、沖縄戦時に園で亡くなった戦没者の平和の礎刻銘、交流会館の開設。どの事業も愛楽園で隔離を生き、亡くなっていった先輩たちの生きた証を残し、回復者や家族が当たり前に生きられる社会の実現に向けて行われたものであった。

　雅春さんと協働してなにかをつくることはできなくなった。しかし、わたしたちの背中をずっと押し続けてくれるように感じる。平和な社会を目指して一歩前に踏み出そうと。　　　　　　　　　　　　　　　　　　　　　　　　（辻　央）

【より深く学ぶために】
　沖縄県ハンセン病証言集編集総務局編『沖縄県ハンセン病証言集　沖縄愛楽園編』沖縄愛楽園自治会、2007
　沖縄愛楽園自治会編『うむいちなじ　改正ハンセン病問題基本法までの30年』沖縄愛楽園自治会・沖縄愛楽園、2020

第10章

市民・地域の活動が果たす役割

①「熊本判決をふまえ、真実を学び・考え・行動しよう」を合言葉に！

井上　昌和・浅川　身奈栄
（ハンセン病回復者と北海道をむすぶ会）

当会は2002年6月22日に設立し、「太陽は輝いた」の日野弘毅さん（星塚敬愛園）を招いて記念講演会を行った。

1998年11月に、私達は初めて多磨全生園を訪れ、全療協の神美知宏さん・図書館の山下道輔さんらにお会いした。薬害

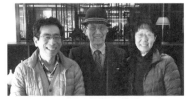

2014.1.9 教育セミナーの講師として来札された神美知宏さんとともに

エイズ被害者・家族として「エイズ予防法」と「らい予防法」が患者の人権よりも社会防衛を優先させる瓜二つの法律だと知った頃だった。

1999年8月、熊本地裁で大谷証言を聴き、親交のあった徳田靖之弁護士に紹介頂き、星塚敬愛園を訪問。原告の堅山勲さん・窪田さん・上野さん・玉城さんらにお会いし交流した。堅山さんから志村康さんを紹介され、急遽、菊池恵楓園にも立ち寄り、厚い壁や監禁室から隔離の歴史に思いを馳せた。

帰札後、国賠訴訟に連帯する東北・北海道の会（たんぽぽの会）に参加し、2000年5月には栗生楽泉園を訪問、谺雄二さんらとお会いし、鈴木幸次さんの解説を聞きながら重監房跡を見学した。7月にはたんぽぽの会で鈴木幸次さんを札幌に招き集いを開催する等、訴訟支援を広げる活動に取り組んだ。

2001年に井上が修士論文『「らい予防法」廃止の目的と国家賠償請求訴訟に関する考察〜人権を取り戻すために〜』を著し、「書き上げたら製本して図書館に置くから持っておいで」という山下さんとの約束を果たすことができた。

2001年5月、東京での勝訴判決報告集会に参加後、北海道から「控訴させない」はがき1000枚・FAX行動等に取り組み、再度上京して首相官邸前の座り込み等に参加した。ある支援者から「薬害エイズの時は家族や友人が参加したが、ハンセン病回復者は家族との縁を断ち切られ応援する人がいない。残れる人はぜひ残ってほしい」と言われ、予定を変更して控訴断念の日まで3日間座り込みに参加した。控訴断念が決まった時、私達は東京の弁護士会館にいて、

「人間回復を果たした」と感極まる原告の方々の記者会見を間近で見守った。

　療養所訪問を続け、北海道出身の方々ともお会いしてきた。ハンセン病市民学会交流集会に毎年参加し学びを深め、2016年奄美和光園の交流集会に参加したことで、念願だった全国13か所の国立療養所訪問を果たした。また、ソロクト・楽生院訴訟の支援をきっかけに、韓国・台湾の回復者・弁護団・支援者との交流も始まり、ソロクト更生園と台湾楽生院にも数度訪れた。戦前、日本の統治下にあった両国では、病気への差別・偏見と併せて占領下であったことによる二重の差別・偏見から、当事者の方々はさらに厳しい苦難を強いられたことを、現地を訪問・交流する中で垣間見ることができた。

　何度かお会いする中で意気投合し「これからも兄弟のように付き合っていきましょう」と固い握手を交わした神美知宏さんとは2010年に一緒に韓国を訪問した。ソロクト訪問が第一の目的であったが、妻のキヨ子さんと事務局の戸田さん、そして浅川が韓流ファンであることから話が盛り上がり、忙しい神さんにしては珍しく妻を伴って（家族サービス）の旅だった。旅行中に「療養所の将来設計を考える上で、負の遺産であるアウシュヴィッツを一度訪問したい」という神さんの願いに応えて、翌年には一緒にポーランドを訪れた。2014年、「今年80歳になる記念にもう一度アウシュヴィッツに行きたい」との神さんの希望から2度目の訪欧を企画したが、出発の2か月前に突然帰らぬ人となり、彼の遺志を継いで遺骨をクラクフ市内に散骨する旅となった。

　当会は、「北海道のハンセン病問題に関する協議会」の構成団体（北海道庁・札幌弁護士会・北海道社会福祉士会・3つの市民団体）の一つとして、北海道での啓発活動等にかかわっている。2011年の「北海道ハンセン病問題検証報告書」に「ハンセン病問題の歴史を学び次世代に伝えること」と指摘されているが、学校教育の場で「ハンセン病問題から何を学ぶのか」を問い続けていくことが重要である。ハンセン病市民学会教育部会では各会員の優れた実践が交流され、もっと多くの教員の参加があればと願う所である。

　私達夫婦の座右の銘「闘わなければ何もプラスは生み出さない。運動のないところに幸せはない」は当時、全療協事務局長だった神さんから頂いた言葉で、薬害根絶を願う私達の思いと一つに重なる。長年闘い続けてきた神さん達の深い思いと願いが込められたこの言葉をこれからも若い人達に伝えていきたい。

② 谺さんに鼓舞されて歩んだ 「群馬・ともに生きる会」の活動

吉幸　かおる
（群馬・ハンセン病問題の真の解決をめざし、ともに生きる会副会長）

　谺雄二さんとともに生きた15年間には、強烈に心に残っていることがいくつもある。2000年から2001年の「ハンセン病歌づくり」や集会づくりの中では、谺さんとぶつかることもよくあった。2001年8月18日の国賠訴訟報告集会（前橋県民会館）では、ハンセン病歌合唱（群馬での創作曲）、原告の詩や短歌の朗読、在日の朝鮮舞踏団、伊勢崎女子高生の創作ダンス『隔離』、原告の訴え等で構成した『ふるさとに帰りたい』を創ることができた。しかし、谺さんはこの脚本を手にするなり「こんな猿芝居ができるか！！」とケンモホロロ。そして「俺の詩は読まないでくれ」とまで─。

　私たちは「谺さんは体験がないからイメージが持てないんだ、作品を見れば必ず理解してくれるはず」とそのまま集会づくりを進めた。当日、集会の最後では感動した参加者が総立ちとなり、涙と共に大歓声で原告の登場を迎え、5人の原告の訴えは参加者の心に沁み込んでいった。その夜、谺さんは私たちにこう言った。「いやー、参った参った。俺は一度も集団で文化的な集会を創った経験がないので分からなかったんだよ」。そして最後には「これからも俺がおかしいことを言ったらどんどん指摘してほしいんだよ。頼むよ、頼むよ」と何度もくり返し続けた。あの鋭い感覚と視線が怖かった私は、この日以来谺さんとやわらかい関係を持ち合えるようになった。と同時に、私は谺さんと共に真剣に生きていこう！　決して谺さんの要請には「ノー」とは言うまいと決心した。

　「もし　もし　こだま」、毎朝8時に谺さんから電話が入り、眠らずに考えたのであろうさまざまな活動方針が届くようになった。その一部を列挙する。
・国賠訴訟勝訴記念群馬集会を開催したい（毎年5月に）
・原告の「ふるさとを訪ねる旅」をしたい（7県、11回）
・近県の支援の会を栗生楽泉園で開催したい　・重監房復元署名をしたい
・ハンセンの歌づくりをしたい（「いのちの証 奪ったのはだれ」他、谺雄二作詞）

・韓国のソロクト、台湾の楽生院を訪問したい　・ソロクト原告を招きたい
・胎児合同慰霊祭に参加してほしい　・証言集発行の実務をたのむ　等々

　私たちはこれらの要請を具体化する一方で、「ともに生きる会総会」「ともに生きる会事務局会議月1回」、原告団と共同の機関誌『人間』の発行（1999年〜2021年、81号）等を律儀なまでに実践してきた。いま思えばその一つ一つの取り組みに深い思いがある。

　2008年に全国で展開された「ハンセン病問題基本法」制定を目指した100万人署名での群馬の活動では、連日、労働組合・大学・専門学校等を訪ねた。群馬大学病院には1週間訪問し、外来の患者全員の署名をもらうことができた。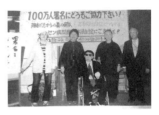
また、県知事からの要請をしたためた手紙を全市町村長に直接渡し、全行政職員の署名をもらうこともできた。この取り組みでは、私たち十数名と谺さんたち数名の原告でわずか2か月間に137,000筆もの署名を集めた。

　私は、群馬高教組の分会役員として、勤評（1957〜58年）、安保（1960〜1970年）、人事闘争に続く公開審査（1965〜1975年）、本部教文部長等々でかなり厳しい仕事をしてきた。これらと併せて、うたごえ活動（1955年〜現在）、群馬歌舞団（民族歌舞団の公演活動）等の地域の文化活動も続けてきた。しかし、これらの私の在職時代の活動に比して、1999年以降の「ともに生きる会」の活動は質量ともにはるかに超えたものとなった。それを可能にしたのは、谺さんたちの正に命をかけた人権闘争を連日目の当たりにしてきたことによる。心臓病・肺炎・癌・左肘からの切断手術などの病苦と闘いながらも、「生きる証」を求めて命の限り立ち向かい続ける谺さんに鼓舞されてきた。

　2014年5月11日未明、奇しくも勝訴判決の日、第10回ハンセン病市民学会草津集会に集まった全国の支援者に送られて、谺さんは旅立っていった。自称「専属秘書」も御役御免となった。今でも毎朝8時になると電話の向こうから「もし　もし　こだま」という声が聞こえてくるようで、深い寂寥感に襲われる。2019年、楽泉園に「人権の碑」が建立された。しかし、そこに楽泉園の人々の名はない。谺さんの「遺言」は、納骨堂に眠るすべての人々の生きた証として、新たな碑に彼らの本名を刻んでほしいということである。

【連絡先】ともに生きる会HP：http://www12.wind.ne.jp/ikirukai/index.htm

③ なかったことにしないために「ともに考える」

鏑木　恵子
（全生園の明日をともに考える会事務局長）

　私たち「全生園の明日をともに考える会」は、東京都東村山市にある多磨全生園の「人権の森」を、ハンセン病問題を後世に伝える人権学習の場として残したいと考え活動している。

　会の始まりは2008年。ハンセン病問題基本法の制定を求める100万人署名に取り組んだ市民たちが、そのままで終わりにせず続けていこうとして作った市民団体である。多磨全生園を人権学習の場として残したいという思いを持ったメンバーで、毎月の定例会のほかに、不定期で講演会・学習会を開いてきた。

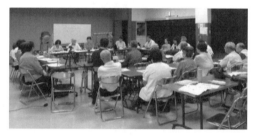

　現在のように毎月の定例会の中で勉強会の時間を持つようになったのは、ある参加者の「ムライケンさんとはどなたのことですか？」という質問からだった。もちろんそれは「無らい県運動」のことである。多磨全生園を人権学習の場として残したいという思いで集まっている人たちでも、まだまだ知らないことは沢山ある。基本的なことであっても「あたりまえ」に知っていることとせず、学びの場を作っていく必要があると気がついたのである。2019年2月からはじめた勉強会は、「佐川修さん語り部公演」の上映に始まり、回復者の方やハンセン病問題に長年関わってこられた方などを講師に招き、様々な方にご協力いただきながら現在も続けている。

　教育部会の世話人である佐久間建先生にも「ハンセン病問題から学び伝えること」というテーマで、人権学習の取り組みについてお話いただいたことがある。内容はご自身の著書『ハンセン病と教育』にもまとめられているので割愛するが、当事者の過酷な「被害体験」だけではなく権利回復のために

闘い尊厳をもって生き抜いてきた「抵抗体験」も取り上げるべきだというお話は、大きな学びであり今につながる大切な視点をいただいたと思っている。その時がきっかけとなり、教育部会の年末合宿に参加したり先生方との交流が始まった。それに呼応するように、人権学習の時間を使ってハンセン病問題を取り上げたいという、地域の小学校の先生たちとも繋がりができた。私たちが学校教育の重要性に気づくことができたのも、佐久間先生との出会いからである。

　改めて思うのは、学校教育と社会教育は表裏一体であるということだ。学びの場は学校の教室の中だけではない。ささやかながら続けてきた毎月の勉強会や、実行委員会形式で開催した講演会やパネル展など、市民としての学びの場を作ってきた。

　多磨全生園と東村山市との関わりは100年以上の歴史がある。東村山市は2009年9月「いのちとこころの人権の森宣言」を採択し、多磨全生園入所者自治会は石碑を建てた。「この土地と緑と歴史のすべてを『人権の森』として守り、国民共有の財産として未来に受け継ぐことを宣言する」としたこの宣言を実現していくためには、より多くの市民が関わり理解を深めていく必要がある。関心のある人は自らハンセン病資料館や多磨全生園へ足を運ぶ。しかし、そうではない人たちをどう巻き込んでいくのかを考えていかなければ、市民の関心は広がらない。回復者はもちろん、隔離の場であった多磨全生園を見てきた市民の側も高齢化しつつあり、歴史の継承はますます難しくなる。市民が関わっていく場をどう作っていくのかが今後の課題だ。

　「このままではなかったことになってしまうでしょう？」と、お世話になっている回復者から言われた言葉が今でも胸に刺さっている。なかったことにしないために、私たちは何ができるのだろうか。なかったことにしないためにと語ってくれる人たちに、どう報いていけるのか。私たちは小さな一市民団体にすぎないが、ともに学び考える場を持ち続けたいと思っている。

【連絡先】HP：https://zatkk.org/　E-Mail：info.asutomo@gmail.com

【より深く学ぶために】
柴田隆行『多磨全生園・「ふるさと」の森―ハンセン病療養所に生きる』社会評論社、2008
展示図録『全生園の100年と東村山』東村山ふるさと歴史館、2009

④ 子育ては親育ち大人育ち　幼児期からの人権学習

福安　和子

（鳥取市用瀬町人権文化学習会）

　鳥取の田舎町の保育園に、定年退職するまでの42年間ずっと勤めていた私。朝から晩まで、乳幼児相手の狭い社会の中にいて"井の中の蛙"を常々感じていた。当時"同和保育"が全県的に取り組まれていたが、保育現場の"同和保育"のねらいは一言で言えば「生きぬく力の育成」で、子どもたちに教えるというより、保育者が子どもたちの自立心をいかにして養い育てるか？が問われる取り組みだった。大切なのは保育者自身が研鑽を積み、人権感覚を身につけること。人権感覚が希薄な者が子どもたちと向き合うことは子どもたちに対して、失礼なことだと思っていた。様々な人権問題学習の中、ある日突然出会ったハンセン病問題。北九州の人権バンド願児我楽夢が謳う「時の響きて」という一曲との出会いだった。なぜ、口を開くことさえタブー視されたのか？　なぜ、「らい予防法」が1996年まで続いたのか？　多くの人にこの問題を知って欲しい、何とかしなくてはの強い思いが、ハンセン病問題と関わり、大海に踏み出す一歩になることになった。

　全国のハンセン病元患者の方々、既に亡くなられた方々、その家族・親戚の皆さん、生を受けながらこの世の光を見ることのできなかった水子たち。そんな何万人もの方たちの思い、無念さ、願い、祈りを一人でも多くの人にわかって欲しい。そんな思いを込めて、拙作だが、絵本「時の響きて」を制作。極力文字は大きく少なく、解りやすい言葉で、絵を添えて。啓発の方法を絵本という形にしたのは、子ども向けの本というより、保護者や地域の人々、老若男女どなたでも気軽に手にして見ていただける。広くお手元に届けることができる。ハンセン病問題絵本「時の響きて」は地元旧用瀬町の1200戸余りにも全戸配布された。

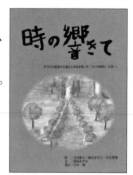

　私が勤務する園でのある日の給食時、年長の女児

「いつもお母さんに『時の響きて』を読んで貰っているの」。私「えっ！」。女児「あの人たちは間違ったことをしたよ、赤ちゃんは病気でもないのに…」。この時、『あー、この子はちゃんと解っている。幼いから解らないだろう』と、勝手に思い込んでいた私。反省。子どもたちに対して申し訳ない気持ちがいっぱいになり、幼児教育の大切さも再認識した。

絵本はマスメディアにも取り上げられ、広く伝わることになった。ほどなく、世話人の延和聰先生から教育部会へのお誘いを受けた。「私は、学校の先生ではないです。」と応えると、「教育は幼児教育から大学まで…。」と言われ、幼児保育現場にいた者の中で、ハンセン病問題に関わっている者はきっと私一人に違いない。と、単純に思い即座にＯＫ、仲間に入れていただいた。

療養所や研修会などに出かけて行くことも増え、全国の志を共有するメンバーや入所者、遺族家族、専門家の医師や先生、弁護士さんたちとの交流もどんどん増えていった。大海に迷い込んで手足をバタつかせている私に、計り知れないほどに手を差しのべていただき、ご指導いただいた。私は決して支援者ではない。今も支えられ育てていただいている。感謝感謝。

弁護士徳田靖之先生の「『無らい県運動』の名のもと、患者も家族も地域から排除・差別され続けてきた。何が問題か？　どう行動するか？　被害者加害者をこえて、自分の問題として考えることが大事」「救ってあげるという考え方の人は差別に気が付かない。そこに差別がある。ハンセン病問題に限らず他の人権問題も同じ構造で、差別・偏見の加害者の役回りは地域社会を構成している一人ひとりが担っているのでは…。」の言葉を心に留めている。

ハンセン病問題が急速に風化していくように思われてならない昨今、今まで私なりに学習し啓発に心掛けてきたつもり。しかし、自分の無力をひしひしと感じるこの頃「これでいいのか？　私は何をすればよいのか？」自問自答の中、意を共にする方たちの励ましに支えられている。

学校教育はとても重要。"差別のない社会をつくる人権学習"が、途切れることのないよう、次世代を担う人々に繋いでいく責任が私たち大人にある、と強く考えている。

【連絡先】〒689-1211　鳥取県鳥取市用瀬町別府66-1　福安 和子
　　　　　TEL・FAX　0858-87-2402

第11章

⑤ ハンセンボランティア「ゆいの会」の活動

近藤　剛
（ハンセンボランティア「ゆいの会」会長）

1．ハンセンボランティア「ゆいの会」の発足

　ゆいの会は、2004年3月、ハンセン
病国賠訴訟瀬戸内訴訟弁護団や岡山県
医療ソーシャルワーカー協会の有志ら
により結成された市民団体である。当
会は、岡山県にある2つの国立ハンセ
ン病療養所（長島愛生園、邑久光明
園）の入所者の社会復帰支援や入所者

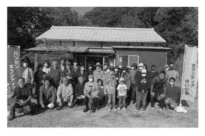

修復した徳島路太利の前で

と市民の間の交流支援や人権啓発を目的とし、人権教育・啓発の重要な役割
を担う長島愛生園歴史館の開館と同時に歴史館及び園内のガイドボランティ
アも引き受けた。

2．カラウパパ、小鹿島、楽生院

　私自身は、1999年9月に岡山地裁に提起されたハンセン病国賠瀬戸内訴訟
を契機としてハンセン病問題に関わるようになったことをきっかけとし、一
市民として、長年にわたり、ハンセン病病歴者やその家族の人権を侵害して
きた「らい予防法」やハンセン病政策の負の歴史を、次世代に継承したいと
切実に思うようになった。2000年12月には、米国ハワイ州モロカイ島に位置
するカラウパパ国立歴史公園を訪れる機会を得た（https：//www.nps.
gov/kala/index.htm）。池澤夏樹さんの『ハワイイ紀行』（新潮社刊）を読
んで訪れたいと思っていた。この頃、約50人のハンセン病回復者がこの地で
暮らしていた。カラウパパ療養所は我が国におけるハンセン病患者離島隔離
のモデルとされている。隔離法が廃止されて11年目の1980年からは、連邦国
立公園局とハワイ州保健局が、回復者の生活やプライバシーを守りながら、
重要な文化的・歴史的・教育的・景観的資源の保護を図り、ハンセン病の歴
史を後世に語り継ぐ活動を行っており、我が国のハンセン病療養所の将来の

あり方を考える上で参考となる。その後にも、日本の統治時代に設立された韓国の小鹿島病院や台湾の楽生療養院を訪れ、多くの若い世代がボランティアとして活動している姿に感銘を受けた。こうした体験が、ゆいの会の立ち上げやその後の活動の方向にも大きな示唆を与えた。

３．ゆいの会の思い

　ゆいの会は、入所者の方々の里帰りや語り部活動の際の付添支援、居室訪問、入所者との交流など広範な活動を行ってきた。毎年１回ボランティア養成講座を開催し会員を増やしてきた。多くの受講生は、ハンセン病問題についてはほとんど知らなかった市民であるが、講座を通じてハンセン病医学や我が国のハンセン病政策の歴史を学び、さらにフィールドワークや入所者の方々から直接に貴重な経験を聞くという初めての体験をしてきた。会員からは、国策により家族や故郷との絆を裂かれ、甚大な人権侵害を受けながらも生き抜いてきた病歴者の強さや、やさしさに触れて大きな感銘を受け、さらにその後のボランティア活動を通じて入所者の方々との交流を重ねることで、これまでの自分の生き方を振り返り、自己実現の貴重な機会が得られたという感想も多く聞かれた。2010年と17年に岡山市内を中心に開催されたハンセン病市民学会総会・交流集会にも積極的に関わってきた。現在、全国のハンセン病療養所では歴史的建造物や史跡を含む施設の永久保存が喫緊の課題となっており、岡山では、2010年にハンセン病療養所の将来構想をすすめる会・岡山（会長：武久顕也瀬戸内市長）が発足。２園の将来構想案を策定しその早期実現を目指しているほか、17年に瀬戸内３園（長島愛生園、邑久光明園、大島青松園）は、世界遺産登録を目指してNPO法人世界遺産登録推進協議会を立ち上げ、当会も、これらの活動へ関わりつつ、15年からは、戦前の官民一体となって行われた無癩県運動を象徴する長島愛生園の十坪住宅「徳島路太利」の修復保存運動に取り組み、多くの市民から寄せられた寄付金により20年10月には修復を完了し一般公開も始めた。今後も、若い世代にも呼びかけ、我が国のハンセン病政策の歴史とそれで生き抜いた病歴者や家族の姿を次世代に語り継ぐとともに、差別のない共生社会の実現に向けて活動を継続していきたいと考えている。

【連絡先】ハンセンボランティア「ゆいの会」
　　　　ブログ http://hansenvolunteer.blog.shinobi.jp/

第11章

⑥「自分ごと」として捉えるために
—瀬戸内3園の取材から

阿部　光希

（山陽新聞社編集局報道部副部長）

　2020年9月、岡山県瀬戸内市の長島にある国立ハンセン病療養所・邑久光明園に、入所者の男性の遺骨を引き取るため県外から女性が訪ねてきた。

　女性にとって男性は父親の兄に当たるが、会ったことはない。父親がその存在を隠していたからだ。

　父親が亡くなった後、遺品を整理中に「陳述書」と書かれた書類を見つけた。ハンセン病家族訴訟の原告になっていたことをそこで初めて知った。

　陳述書には、兄の収容後、家族が激しい差別を受けたこと、自身も学校でいじめを受け、古里を離れてからも兄の存在をひた隠しにしてきたことなどがつづられていた。父親は兄と密かに会っていたようだが、子どもたちに重荷を背負わせまいとしたのか、墓場まで秘密を持っていった。

　2021年、らい予防法廃止から25年、同法違憲国家賠償訴訟の熊本地裁判決から20年に合わせた連載で聞いた話だ。ハンセン病問題が今も終わっていないと改めて思わされるエピソードといえる。

　当事者たちをそこまで苦しめる差別を生んだものは何なのか。それは言うまでもなく、伝染病としての恐ろしさを喧伝した国の隔離政策だ。ただ一方で市民一人一人の加害責任も忘れてはならない。

　岡山県に本社がある山陽新聞社は主に長島にある光明園と長島愛生園、香川県高松市沖の大島にある大島青松園が主な取材対象となる。私は15年から16年初めにかけて連載「語り継ぐハンセン病－瀬戸内3園から」（全79回、同タイトルで本を出版）を担当した。教育部会との関わりも、その取材で広島県福山市の盈進中学高等学校の生徒とヒューマンライツ部顧問の延和聰先生にお会いしたのがきっかけだった。

　連載の取材で当初、戸惑ったのは、隔離政策を推進した愛生園の光田健輔初代園長を「恩人」として慕う入所者に少なからず出会ったことだった。居室に肖像画を飾る男性、園内の胸像にいつも手を合わせる女性…。「ここに

来て幸せだった」と話す人もいた。

　はたから見れば理解しがたい構図は、社会の差別の激しさの裏返しだ。当事者たちにそう言わしめているのは、直接的には患者や家族を差別し、排除していった私たちだといえる。これは、私たちマスコミの在り方も含めて大いに反省しなければならないと思っている。

　だからこそ、ハンセン病問題を「自分ごと」として捉えることが大切だ。

　盈進中高では生徒が自分の名前の由来を調べるという授業を通じ、療養所で名前を奪われた人たちの思いを想像する授業をしていた。この授業は主にヒューマンライツ部の部員が担当していた。部員たちは長島に何度も通っている。私が最初に取材した後藤泉稀さんは中学1年の時に「いじめの入り口である人の悪口をなくすことから始める」などと書いた作文で全国中学生人権作文コンテストの法務大臣賞を受賞した。後藤さんに限らず、ハンセン病学習からは深い学びが得られる。新型コロナウイルスを巡る誹謗中傷の問題などもハンセン病問題から学ぶべきことが多くあるはずだ。

　一方、当事者が高齢化し、次々と鬼籍に入る中、証言を聞く機会が減っている。「語り継ぐ―」で取材させていただいた方も多く亡くなった。将来も、この問題を伝えていくために私は「場」を残すことも重要と考える。

　例えば、愛生園には患者が収容された桟橋があり、近くに患者が最初に入った収容所＝写真＝がある。室内の窓から海を眺めると、対岸の集落が見える。夜、その明かりを患者たちはどんな思いで見つめたのだろうか。山の中には食糧難の時代、入所者が開墾した畑の跡がある。傾斜地の石積みを見ると、畑仕事で傷を悪化させ、指を切断したと証言した亡き男性を思い出す。

　長島には数え切れないほど通ったが、今でもこうした場に立つと、胸が詰まる。自分ごととして捉えるためには想像することが欠かせない。場があれば、それが促される。

　ここ数年、愛生園に修学旅行で訪れる学校もある。療養所を人権学習の場として残し、若い人たちに歴史を伝えていく。それは患者や家族を地域から排除した私たちの責任ではないかと思う。

【連絡先】山陽新聞社編集局報道部　阿部　光希　abe.mitsuki@sanyonews.jp

⑦ 福岡での授業づくり

加來　康宣
（ハンセン病問題学習検討委員）

1．人権学習の問い直しを迫る出来事

　2014年6月、地元西日本新聞をはじめ各紙から、「児童に誤解を与える授業」「ハンセン病体溶ける」等の見出しで報道がなされた。

　各社の新聞報道によると、2013年11月、福岡県内の小学校6年生の社会科の授業で「ハンセン病に対する差別について考える」の内容で授業が行われた。授業後、菊池恵楓園に送られた感想文には「差別はいけない」「今は完全に治すことができる」がある一方、「友達がハンセン病にかかったら、私は離れておきます。理由はハンセン病が怖いからです」等、半数以上の子が「ハンセン病は怖い」と表現していた。また、「骨がとけ、けずれていく」との事実誤認もあった。

　担当した教諭は、「誤った認識が過去にあったと授業の最初に伝え、その後、認識は間違っていたと教える授業展開だったが、説明が不十分で伝わらなかった。申し訳ない」と釈明した。自作の教材には「かぜといっしょで、菌によってうつる」と感染力が強いと誤解を招きかねない表現があった。

　その後、関係者等から知りえたことでは、ハンセン病問題が人権課題として取り組まれていない中にあって、担当者は菊池恵楓園や沖縄愛楽園等のフィールドワークに参加し、その学びを基に教材を作成し、授業に臨んだという。

　関心・意欲が高く、周りの教員以上の知識があっても、過ちをおかし、差別・偏見を拡散し、当事者を苦しめてしまう。なぜそのようなことが起こってしまうのであろうか。担当者と同じようにハンセン病問題の解決を願う者として、無関心ではいられない。

　問題はどこにあったのか。それを明らかにするためには、使用された教材と指導案等は不可欠である。しかし、残念ながら今日に至るまで、取り組みの経緯、使用された教材、指導案等は公にされていない。

　すべての情報が閉ざされた中にあっても、一人の教員のおかした過ちは、

志を同じくする者として、私たち教職員の力で解決したいと思った。

２．検討委員会

　ハンセン病問題でつながりのあった数名の者で、福岡県教職員組合（福教組）本部にハンセン病問題の授業づくりのための資料作成を働きかけた。福教組は、部落問題をはじめ女性、子ども、障害者、在日朝鮮人等の人権課題に積極的に取り組んできた。しかし、ハンセン病問題への取り組みはこれまでなかった。ちなみに、私個人は1996年から2002年の間、本部執行委員として、教育運動を担当していた。この６年間は、らい予防法廃止、国賠訴訟、国賠訴訟勝訴判決と、ハンセン病問題が大きく動いた時期と重なっていた。にもかかわらず、運動方針にハンセン病問題の取り組みはなかった。また、大会において、代議員から質問・意見・修正案もなかった。これほどに、関心が低かったのである。

　そういう中で、今回の事件は発生した。職場において、熱意ある一人の教員の取り組みに対し、関心を持たない教員からの発言は期待できない。また、学校の外に取り組みの交流の場も作りえなかった。取り組みが検証されることなく進められてきたのである。福教組は、このような状況を打破するため、組織内へのハンセン病問題の提起と取り組みの強化を決定し、福岡県教育総合研究所（教育総研）に検討委員会を設置した。

　教育総研は、県内各地から検討委員を募り、2014年12月に検討委員会を発足した。それから２年数か月、24回の検討委員会を経て、「ハンセン病問題学習資料集」（2017.4　NO.24）が完成した。

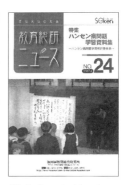

　作成方針の論議から始まり、資料収集、フィールドワーク、聞き取り、市民学会（教育部会）への参加、授業案と現場での検証授業を通して、検討委員も多くのことを学んだ。

　そして、この資料集作成にあたっては、多くの方々の協力をいただいた。とりわけ、菊池恵楓園入所者自治会、社会交流会館には、新たな資料の提供と使用について快諾をいただいた。また、恵楓園の志村康さんには、貴重な指導と助言をいただいた。この場を借りてお礼申し上げたい。

【連絡先】福岡県教育総合研究所 HP：http://www.ftusoken.com/

⑧ 菊池恵楓園でのボランティア活動から

松岡　節子
（元福岡市養護教員）

　菊池恵楓園自治会資料の1995年から2013年までの園内外の講演による年間啓発活動状況を見ると、らい予防法廃止の前年の啓発活動はわずか１件である。全く社会からその存在を消されていた療養所の実像が分かる。らい予防法廃止の年も11件である。社会の関心が療養所に向くのは、違憲国賠訴訟後報道に広く取り上げられて国の隔離政策の過ち、らい予防法による人権侵害の実態が白日に晒されてからである。2002年から年間100件を超える療養所見学者の対応に考えられたのが自治会認定ガイドの養成である。2008年にハンセン病基本法に基づく「菊池恵楓園の将来構想」の１．啓発　２．医療・介護　３．社会化の骨子、啓発の一端を担う役として、ガイドが発足した。2009年から自治会役員による講話とガイドによる園内案内のセットで見学者を受け入れている。私は2010年からガイドとして活動している。月１回はガイドを希望し、月末にある自治会役員とのガイド交流会や合志市の啓発講演会等に参加していた。ガイド交流会で、当時の副会長に90年の隔離の歴史は１時間の案内ではとても話せませんと投げかけたところ、「ガイドは人権を話して」と言われ、そのことを現在も自身に問い続けながらガイドに当たっている。熊本県では、本妙寺事件、黒髪校事件、菊池事件、黒川温泉事件等ハンセン病差別の事件がある。教職員は啓発の重要性から、毎年熊本県主催の全新採者研修が恵楓園で行われている。また市民に向けた取り組みも盛ん

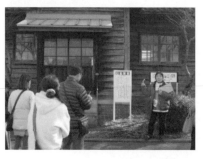

である。見学希望団体の大半は熊本県を中心に近郊からの諸団体だが、療養所の所在県とない県の見学団体数の著しい差に、関心の度合いの違いや啓発の遅れを感じ、私の出身県は私が案内するようにした。また園の交流行事の夏祭り、秋の文化祭作品展には平日に

園を訪れることが出来ない同県の教職員に社会交流会館見学と園内案内、そして友人の入所者を紹介した。

　2014年1月ガイド交流会で後に「福岡事件」と呼ばれるある公立小学校での人権授業の感想文が自治会宛に送られてきた事件を知った（→ p.86 第5章）。数少ない実践校の中で起こったこの問題は、当該教師の認識や教材の扱い方、授業展開など、当時解明することが難しい状況であった為、教職員がハンセン病問題を人権問題として共通認識が図れる教材作りの重要性を、福岡県教育総合研究所に提起した。2014年12月ハンセン病問題学習検討委員会が発足した。2016年4月に20回の会議を経て教材が形作られた。この教材を活用した検証授業を行って協議を重ね、12月に「特集 ハンセン病問題学習資料集」（教育総研ニュース No.24）が完成した。同月長島愛生園での教育部会において提起、交流した。その後検討委員会は解散したが、かつての検討委員の所在校や検証授業を行った学校が実践校として少しずつ取り組みが広がっている。それぞれ学校の実情によって時間の確保や教材の工夫を行い、現在、全県下の交流として夏の交流授業研が定着した。

　第1回市民学会で初めて恵楓園を訪れ、広い園内を迷っているときに声をかけてくれたのが、この大会に参加していた園の退所者の方だった。この出会いがガイド活動となり、今も続く入所者との出会いや学びのきっかけとなった。「この病気にかかったことは怖くなかったけれど、差別が恐ろしかった」。この退所者の言葉は心に刻み込まれている。「自分がハンセン病だったことを人前で話すことはつらいことだけれども、自分が変わらなければ社会は変わらん」と語り部として各方面で活動を続けられている。差別の被害者が差別の実態を語らなければならない状況がこの社会の加害性であり、私も加害者である。そして何よりもハンセン病差別が国によって作られそれを遂行したのが社会の一人一人だったというこの社会のしくみを次世代に教訓として伝える教育の果たす役割は重要だ。私は年々変貌し緑化されていく広大な敷地にわずかに残された負の歴史的建造物に、この療養所で理不尽で過酷な状況にありながら、人権回復を求め、自治会運動で闘い続けられた方々に思いをめぐらす。これからも出会い、学び、記憶し、恵楓園で生きぬいてこられた方々の息づかい、思いを語るガイドとして活動し続けたい。

【連絡先】〒811-2209 福岡県糟屋郡志免町王子1-8-6　松岡 節子　TEL・FAX 092-935-3894

⑨ これまでも、そしてこれからも、 テゲテゲながらも「共に歩む」

茶圓 亮一
（ハンセン病問題の全面解決を目指して共に歩む会代表）

　1998年に提訴された国賠訴訟の原告で、星塚敬愛園入所者だった島比呂志さんと交流のあった中学校教員、松下徳二前代表は翌年、教員仲間を中心に原告を支える会として「支援する会」を提案したが、「今まで見向きもしなかった自分たちが支援という言葉を使えるだろうか」という参加者の声に、問題の根深さを真正面から捉えていなかったことに気づかされた。自らを見つめ直す論議を経て、「らい予防法違憲国賠訴訟の勝利に向けて共に歩む会」として発足。さっそく敬愛園入所者原告と共に諸々の活動に取り組んだ。中でも熊本地裁公判への参加は、活動の根幹をなしていた。毎回ほとんどが、夜明け3時頃敬愛園を出発し、夜中12時過ぎに帰着するという強行日程だったが、訴訟にかける熱い思いでさほど苦にはならなかったという。

　熊本地裁の歴史的な完全勝訴判決を受けて、会の所期の目的は達成したので解散すべきという意見もあった集会で、判決は確定しても偏見・差別の解消という大きな課題を克服していく道のりはこれから始まる、という認識を共有し、「ハンセン病問題の全面解決を目指して共に歩む会」と改称し、8項目の目的を定め、以後それに沿った活動を展開してきた。それらを地道に重ねていったことが評価され、2011年南日本新聞社の主催する南日本文化賞（医療福祉部門）を受賞した。（写真は、直後の例会後のもの。例会の雰囲気をよく表している。）

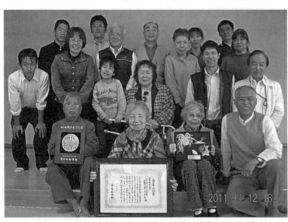

　8項目の目的の中

に「1．敬愛園在園者との親睦交流を深める。7．全国各地の『支援組織』との連携を深め、目的実現に努める。」というものがある。それを具体化するのが、園外からの客がある度に開かれる交流会である。共に歩む会のメンバーは、交流会がとても好きな人が多く、例会以上の盛り上がりを見せることしばしばであった。その交流会の実施について、松下前代表はよく「7時頃から。会費千円ばかり。」とはっきりさせないのが常であった。鹿児島弁では、こういうやり方を「テゲテゲ」と表現するが、まさにわが共に歩む会は、これまでテゲテゲに活動してきた。だからこそ息長く活動を続けてこられたのではないだろうか。そして、たぶんこれからもテゲテゲな活動を積み重ねていくだろう。

　また共に歩む会の独自性は、敬愛園入所者自治会と、学校において人権教育を進めていく責務を担う肝属地区人権・同和教育研究協議会（地区同教）の三者で連携して活動を進めている点にもある。その原動力の一端となったのが、年末のハンセン病市民学会教育部会の合宿学習会を、2回敬愛園を会場にして開いたことである。これに参加した地区同教のメンバーは、ハンセン病問題の授業づくりの根底に、ハンセン病回復者の思いを据えていかなければならないという、言わば基本的なことの重要性を、さらに認識できたのである。

　そういう思いを具体化するものとして、敬愛園原告3人娘（上野正子さん、山口トキさん、玉城しげさん）の半生を題材とした紙芝居を中核に据えたハンセン病問題の学習資料があるが、その根っこには三者の連携が確実にあった。いや、それがなかったら紙芝居もこの世には誕生できなかっただろう。

　将来にわたって不断に続けていかなければならない啓発について、共に歩む会と地区同教、さらには入所者自治会で日常的に連携していくための拠点としても、敬愛園入所者の、とりわけ国賠訴訟原告の思いを具体的に伝えるべきボランティア園内ガイドの養成機関としても、星塚人権会館（仮称）設立を、将来構想の一端として盛り込めないものかと考え、いろんな方々に働きかけ、運動を継続している。情勢は極めて厳しいが、これもテゲテゲながらも、息長くとりくんでいきたい。

【連絡先】090-2502-2786（茶圓携帯）

⑩ 退所者の愛楽園ガイド

平良　仁雄（沖縄ハンセン病回復者の会共同代表）
鈴木　陽子（沖縄愛楽園交流会館学芸員）

1．愛楽園ガイドをする退所者の思い

　「『らい予防法』によって、私たちハンセン病療養所に隔離されたものがどういう思いで、どういう状況で生きてきたかということを、まずは話したいんです」。これは2008年から沖縄愛楽園でボランティアガイドをしている私の思いだ。そして、「隔離された私たちの家族がどのような状況で、どのような思いで暮らしてきたのか、『らい予防法』が家族の暮らしを壊し、家族の命を奪ったことをわかってほしい」と思っている。

　私は9歳で久米島から強制収容された。「軽快退園」後、結婚したが再発し、家族を残して再入所した。今、私は子どものころに暮らした園内を見学者とともに歩き、納骨堂や防空壕の前で愛楽園の歴史や、私自身の経験を語っている。また、修復された面会室では、中央の仕切りで面会者と入所者を隔てる内部に入り、収容から3年ぶりに会った父親の様子をこう話す。

　　　面会だといわれて走っていくと、面会室の真ん中を仕切る壁に開けられた小さな窓から、予防着の白衣を着せられ、固くなって座っている父親が見えた。その後ろには職員が立っていた。家にいたときは毎夕食、父と高膳を並べて一緒に食事をして、毎朝、父は私の頭のてっぺんから足の先まで撫でさすって斑紋の確認をしてたんですよ。それなのに面会室の父は私を抱き寄せることも体を触ることもしない。父が遠く久米島から会いに来てくれたのは本当にうれしかったんだけど、面会は自分が隔離されている身だということを実感する時でもあったんです。

　当時の私は、父親が頭を撫でることすらしなかったのを「そういうものだ、仕方がない」と思っていた。しかし、「らい予防法」について学び、ガイドをする中で、「らい予防法」があったために、このような父との面会だったと気づいた。それ以来、私は面会室で話をするたびに、今でもむらむらと怒りがこみあげてくる。また、「らい予防法」がもっと早くに廃止されていれ

ば、再発しても家で治療できて、家族と離れることも家族を失うこともなかったはずだ。私は「らい予防法」に止めようのない怒りが腹の底からこみあげてくる。このような私の思いもガイドのときに話している。（平良仁雄）

2．見学者にとっての愛楽園ガイド体験

退所者の多くと同じように、仁雄さんの心の傷は「らい予防法」が廃止されても癒えず、後遺症のある手をポケットに入れて、息をひそめて生きてきた。しかし、子どもたちの

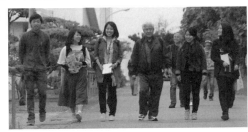

温かい心と出会った仁雄さんは、「私は回復者です」と名乗り、ボランティアガイドになった。見学者は仁雄さんと一緒に園内を歩きながら、予防法がもたらした無意識のあきらめと怒りに接するのである。手振り身振りを交えて熱く自身を語る仁雄さんのガイドは、現在に続くハンセン病問題の歴史を生き、今もなお闘い続け、変化を遂げる回復者の語りだ。

3．教材づくりにかかわること

仁雄さんは人権学習や校外活動で愛楽園を訪れる生徒たちに話をする。大学生や教員たちの研修でも、市民学会教育部会でもガイドをする。請われれば、可能な限り出向いて行く。現在、仁雄さんが共同代表を務める沖縄県ハンセン病回復者の会は、学校教育の中でハンセン病問題を学習するよう県に要請をしている。県の事業として、学校での「ハンセン病問題から学ぶ人権啓発講演会」が始まり、仁雄さんも学校で話をしている。この講演時間は正味30分程で、子どもたちの多くはそこで初めてハンセン病問題に接する。教員自身がハンセン病問題についてよく分からないまま、講師に丸投げされることもある。行事としての人権学習はパターン化しがちだ。仁雄さんは事前学習が必要だという。

この状況を変えようと、沖縄愛楽園交流会館教員向け講座では、教員自身が直に仁雄さんの話を聞き、どのような事前学習が可能か考えた。これは、教材の素材となることはあっても、教材づくりにかかわることは少なかった当事者が、教材作成においても学校現場と協働する試みである。（鈴木陽子）

【連絡先】沖縄愛楽園交流会館 Tel/Fax 0980-52-8453

平良 仁雄 さん
（たいら じんゆう）

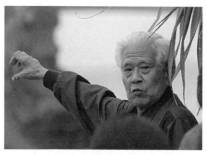

「あなたの心はどこにありますか？」

　沖縄愛楽園でボランティアガイドをしている平良仁雄さんは、いつも、案内をしている子どもたちにこう問いかける。子どもたちは頭に手をやったり、胸に手を当てたりする。仁雄さんは「心はどこにあるか分からない。手に取ってみることはできない。だけど、僕はこの目ではっきりと見た。この手でしっかりとつかんだ」と力を込めて語る。

　また、仁雄さんは「握手をしましょう」と後遺症で指の曲がった手を差し出す。そして手を握り返した子どもに「おじさんの手は冷たいでしょ」と聞く。大学に招かれて話をした時も、学生に「手が冷たいでしょ」と問いかけた。握手を返して「平良さんの手は温かい」と応じた学生に、仁雄さんは「あなたは嘘を言っている。感覚のない私の手は冷たいんですよ」といった。その学生は「本当に平良さんの手は暖かいんです」と仁雄さんの手を握り続けた。

　2013年から２年間、私は仁雄さんが愛楽園をガイドしたり、学校や公民館で話をするのについて回った。運転免許を持たなかった私はいつも助手席に座って、仁雄さんから話を聞いていた。初めて仁雄さんに会った時も、３時間以上もお話を聞いた後に、帰路につく最寄りのバス停まで送っていただいた。仁雄さんは別れ際に「また、会いましょう。愛楽園をガイドしますよ」と手を差し出した。私はその言葉が嬉しく、舞い上がって両手で仁雄さんの手を握り返した。「手が冷たいでしょ」と問われ、意味が分からず戸惑う私に、仁雄さんは感覚のない手は冷たいのだといった。私はそうなんだと思うだけで、何も分からないままだった。

　仁雄さんは1948年に久米島から強制収容され、愛楽園に入所した。この時わずか９歳で、収容された27名の中でただ一人の子どもだった。回復して17歳で「軽快退園」したのち、家庭を築くも再発。仁雄さんは家族を那覇に残して再入所した。残された妻も、近隣の人々に仁雄さんが愛楽園にいることがばれてしまうのではないかと怯えた。

　仁雄さんは2001年に勝訴した「らい予防法違憲国家賠償請求訴訟」の原告にな

り、勝訴後、全国退所者連絡協議会の役員になった。役目柄、2002年に結成された「ハンセン病問題ネットワーク沖縄」が開催する映画上映会などを手伝ったり、愛楽園自治会が発行した『沖縄県ハンセン病証言集』に古い写真を提供したりした。また、壇上に上がって話をしなければならないこともあった。しかし、その後も仁雄さんは周囲の人々に自分が愛楽園にいたことを知られないよう「隠れて」暮らし、新聞やテレビがハンセン病について報道して、人々が「ハンセン」と口にするたびに、警戒して体を固くした。仁雄さんは退所者を取材するメディアに嫌悪のまなざしを向けて拒絶した。

その仁雄さんが「HIV人権ネットワーク沖縄」の子どもたちが演じる芝居のリハーサルを観て、劇的に変わった。子どもたちは涙を流しながらハンセン病回復者の体験をもとにした芝居を演じ、練習が終わった後も涙を流していた。この出会いの意味を仁雄さんはこのように語る。「子どもたちの温かい心が、私を、ボランティアガイドをしている平良仁雄に変えた」と。

引き寄せあい、つながる奇跡

2014年、私がいつものように仁雄さんの家にお邪魔すると、挨拶もそこそこに、「僕がつけていたループタイをはずして首に掛けてあげた男の子が、今度、あの学校に来る」とニコニコして窓の外を指さした。仁雄さんの家の窓からはその学校がよく見える。親元を離れて広島から沖縄に来るという。その子は、小学校5年生の時、聞き取りをする父親と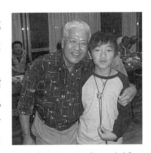
一緒に愛楽園に来て、沖縄が大好きになり、仁雄さんにまとわりついた。まだ、仁雄さんが「隠れて」暮らし、退所者の生活は深刻なんだ、退所者だなんていえないんだと言っていたときである。

子どもが大好きな仁雄さんにループタイを掛けてもらった男の子は高校3年間を仁雄さんの家の真ん前で過ごし、地域研究部で沖縄のハンセン病問題に取り組み、友達と一緒に仁雄さんの家を何度も訪ねた。高校を卒業して仁雄さんの下から巣立ったと思ったら、4年後に、また、沖縄に戻ってきた。そして、退所者の仁雄さんと金城幸子さんに国賠訴訟勝訴20周年の取材をした。これがテレビ局に就職した延総史さんの、初仕事である。　　　　　　　　　　（鈴木　陽子）

【より深く学ぶために】
平良仁雄著、山城紀子監修、鈴木陽子編『「隔離」を生きて──ハンセン病回
復者の愛楽園ガイド』沖縄タイムス社、2018

⑪ 命と命が共鳴する場をつくる

宜寿次　政江
（HIV 人権ネットワーク沖縄副理事長）

1．活動の概要

「児童・生徒らが演劇を通して人間力を学び、伝える」。これが当団体の主な活動だ。「人間力」というのは抽象的な言葉だが、ハンセン病回復者など、厳しい差別を生き抜き、自ら「光の扉を開けて」きた人々から得る学びを表現しようとすると、人間力以外の言葉が見つからない。

この「人間力」を学び伝えるターゲットを、若年層に絞り、演劇という方法を用いることに当団体の特徴がある。特にハンセン病をテーマにした「光りの扉を開けて」という演目は県内外から高い評価を得て何度も公演してきた。HIV に感染した女子高生がハンセン病回復者のおばあと出会い、その半生を知り、生きる勇気をもらう、というストーリーだ。

演劇に参加する児童・生徒らは回復者の体験談、学習会、ハンセン病療養所での合宿やフィールドワークなどを通してハンセン病とその問題を知る。つまるところ、この作業は演劇のストーリーをなぞることとなるので、演者は練習期間に主人公の女子高生を追体験する仕組みになっている。生きるとは何か、自分はどうありたいか、共に生きる社会とは何かを、児童・生徒は自ずと考えるようになっていく。

こんな活動を10数年も続けていると、難易度の高い人生を歩む若者が自然と集まってくる。障がいや病気、不登校、機能不全家庭、貧困などの社会課題と向き合っている若者たちだ。もちろん、そのような課題とほとんど無縁のまま育ってきた参加者もいる。

そういう者らが公演に向けて練習時間を過ごしていくと、社会がそうであるように当たり前に衝突が起こる。当然ながらスタッフもその衝突に巻き込まれていき、練習に来ない者を探しまわったり、喧嘩したり、泣きわめいたりと忙しい。それはもうカオスとしか言いようのない数カ月をともに過ごすと、演者の抱える課題が何か知るようになっていく。その情報をもとに祈り

を込めて配役される。

　ある時は、ハンセン病に感染した我が子を療養所に送る母親役を、両親を亡くした者が演じた。彼女は亡き母の気持ちを数カ月かけて考えなければならなかった。また、ある時は精神疾患を患う者がハンセン病に感染した児童に配役され、「希望なんて、どこにもない」というセリフを舞台から大声で叫んだ。

　もはや役なのか自分なのか境界線を引くのは難しい。演技ではない本当の涙、心からの声で役を全うする。それは見ている人の心を揺さぶる。会場は熱気に包まれ、そこでは確かに「共に生きる世界」がどのようなものか、共通認識が持てているように感じる。

　しかし本当の活動はここからだ。この経験を糧に「どのように日常生活を送るのか」。これこそがハンセン病の歴史が私たち個人に与える課題であり、人間力を高めるという当団体の活動の柱だ。そして自ら立てた課題に四苦八苦しているのはスタッフという事実も、ここでお知らせして概要とする。

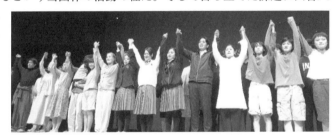

2．教育部会との縁

　当団体が七転八倒しながらも放り出さずに続けられるのは「世界をもっと良くしたい」という同じ志を持つ仲間がいると信じられるからだ。その筆頭に教育部会の面々がいる。県外での公演のときには必ずお世話になると決めていて、演劇が始まる前のプレゼンテーションに出てもらったり、来場者を集めてもらったり、図々しいお願いばかりしている。さらに沖縄県内の学校現場で利用できる教材をつくりたいというと、飛行機に乗って来てくださり講師をしてくれたりもする。もはや広島の延先生や盈進中高の生徒、東京の佐久間先生は当団体のメンバーなのだろう。

【連絡先】HIV 人権ネットワーク沖縄 HP：http://www.hiv-net.com/

●人物コラム● ＜出会いと証言＞

金城 幸子 さん

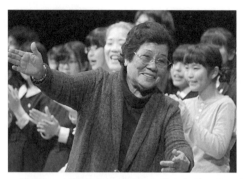

踏まれても「なにくそ」と立ち上がり、踏まれたことを力にして生きてきた。幸子さんの半生を一言で表わせと言われたら、これになるだろうか。この生き様は、もちろんハンセン病をめぐる経験からきたもので、どんな場面でも遺憾なく発揮される。

骨折して地域の総合病院に入院した時には、医療スタッフや入院患者にハンセン病回復者という肩書の名刺を配ってまわった。「ハンセン病を啓発できる良いチャンス！」と笑う幸子さんを前に、私は自分の思考のあり方を正された思いがした。骨折したことには意味があるのだ、と幸子さんは熟考する。不幸に見舞われたと思う出来事でも、幸子さんにかかると幸せへのチャンスに変わる。この在り方に感銘し、大きく影響を受けた若者を数人知っている。ある性同一性障害の若者は「こんなに勉強したの初めて」と言って、付箋紙と赤線だらけの幸子さんの著書を見せてくれた。幸子さんの存在そのものが、人権問題、社会問題と向き合う者にとって希望なのだ。

幸子さんはハンセン病の両親から生まれ、生みの親を知らずに養母に育てられ8歳で沖縄愛楽園に入所した。園内の小中学校を出て高校は長島愛生園内にあった邑久高等学校新良田教室を卒業。多感な時期に療養所という選択肢しか与えられない人生を歩まされるのは、どれだけ過酷なことか。元来、前向きな幸子さんであっても死を望んだことがあるという。そんな未来を描けない中、幸子さんは療養所内の不自由なおじいさんに「あなた達が希望だ」と言われ、療養所を出て働く決意をした。

退所後、結婚して3児をもうけたが、病気の再発により愛楽園に再入所。その時に国賠訴訟の弁護団から話を聞き、すぐに原告となった。即決には、病気が治ったとも知らずに療養所内で亡くなっていったおじい、おばあたちの無念を晴らしたいという思いがあった。

原告団の一人として筑紫哲也の「ニュース23」に出演した。幸子さんはそれを

「沖縄のシーサーが全国放送された」と笑う。その溢れ出る天性のパワフルさと陽気さは、沖縄原告団のシンボルだった。突然、私に「政江、見てごらん」と言うなり、ふざけて一升瓶を頭にのせてカチャーシー（沖縄の手踊り）をする人だ。一体全体そのチャーミングさは、どこで育まれたのか。

　幸子さんは、３人の子と５人の孫を持つおばあちゃんでもある。この家族は、ハンセン病回復者の家族であることを語る国内でも数少ない家族。多くの回復者が家族の足かせになるのではないかと思い、今でも隠れるようにして生きている中で金城家は特別に見える。だが、特別なのは思考の在り方ではないだろうか。すべては幸せになるための経験だと捉える力が、幸子さん家族には宿っているのだろう。
　ついには『ハンセン病だった私は幸せ』という著書を出版した。本書が出たときは国賠訴訟の記憶も新しく、ハンセン病＝不幸というステレオタイプがあったように思う。そんな中で自分は幸せだと宣言し、社会に巣くう先入観を打ち砕いてみせた。幸子さんは言う。「ハンセン病だったから私は優しい人たちに会えたんでしょう。それが幸せじゃなくて何ね？」。どこまでも先駆的な人だ。

　そんな幸子さんだから豪快に思われるが、繊細で気遣いの細やかな人だ。悩みを抱えた人、特に若者の悩みに対しては心から深く共感し、一つずつ言葉を選びながら根気強く向き合う。その在り方に甘え、悩める若者を紹介し、何度助けてもらったことか。そんな子どもたちのためにと、お金や手紙を渡されたことが何度もある。幸子さんはすべての子どもを愛しているのだ。

　私には「ハンセン病以外のことをしなさいよー」と言う。「本当に困っている人、弱い人を見なさいよー。世界には苦しんでいる子どもたちがたくさんいるでしょう」と言う。これは幸子さん独特の言い回しで、ハンセン病ばかり関わっているとハンセン病問題を特別に考えるようになるけれど、そうではない。ハンセン病に対する人権侵害が許されないのではなく、人間に対するすべての人権侵害が許されないということを見誤るな、という教えなのだ。有難く頂戴して私の信条にしている。

（宜寿次　政江）

【より深く学ぶために】
金城幸子『ハンセン病だった私は幸せ──子どもたちに語る半生、そして沖縄のハンセン病』ボーダーインク、2007

⑫ 宮古でのボランティア活動

知念　正勝
（宮古退所者の会代表／ハンセン病市民学会共同代表）

●宮古におけるボランティアの始まり

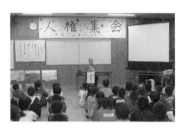

　宮古南静園に於ける「ボランティア活動」の始まりは2001年の「らい予防法」違憲国賠訴訟勝訴後で、島内のＳ中学校からの講話申込であった。

　当時私は南静園の原告団の事務局長であったが、正直突然のことで、何をどうしたらよいか分からず戸惑ったが、断わる訳にもいかず誰に頼むこともできず、私自身が出前講話を行った。これが宮古南静園でのボランティアガイドの始まりであり、私自身のボランティア活動の始まりである。

　以後講話や啓発の効果的な手法など誰からも教えてもらうこともなく、手探り状態で続けた。その結果、講話は地域の学校や市民団体だけにとどまらず、東京の早稲田大学や、順天堂大学でも行うことができた。

●宮古島での当事者によるボランティア活動

１．南静園、および資料館を来訪される方へのガイド

　宮古南静園の場合、去る太平洋戦争でほとんどの歴史的建造物が破壊されてしまったため、現在は設置された16カ所の史跡の案内と、資料館を案内している。史跡の主なところとしては、脱走防止のための「見張り所・鉄条網跡」、唯一の「飲料水タンク」、「監禁室及び火葬場跡」などがある。

　史跡の巡りでは、太平洋戦争当時利用されていた自然壕を直接訪れることもある。険しい勾配のある草道を分け入り、激しい戦火の下耐え抜いて生きてきた回復者の当時の状況を体験できる貴重な史跡だ。

　しかしながら、ここ数年ボランティアガイドの高齢化により史跡巡りも写真での説明に切り替えざるをえないことも増えてきた。

２．出張講話（学校、教育職員向け）

　出張講話は、当事者である回復者が直接講話を行っている。

講話後、聴講した生徒が帰宅し、過去の誤った知識を持った祖母に正しい知識を伝えたなど嬉しい話がある反面、同じような感想文が重なると、自分の講話が相手にどの程度伝えられているのか、理解してもらえたのか、不安になる時もある。

「ハンセン病に対する正しい知識の普及と啓発啓蒙」を実施し知悉（ちしつ）したとしても、いざ目の前の回復者に対して、偏見・差別をしてしまう、これがハンセン病問題の現実ではないかとの思いがぬぐい切れないのである。

しかしながら、やはり講話後の生徒・参加者に囲まれての握手や肩叩きなど無邪気なスキンシップ交流を重ねていくと、講話だけでなく当事者とのスキンシップおよび交流は、偏見・差別をなくしていくための有効な方法の1つとの思いを強くする。「ただ展示されている資料を見て知る」だけでなく、「回復者との直接交流」も継続してゆかなければ、ハンセン病問題は終わらないのだ。

3．自治会の閉鎖を防ぐためのボランティア

講話や園内ガイドなどのボランティアは、自治会の入所者を中心に活動していた。しかし2001年国家賠償請求訴訟の勝訴をきっかけに社会復帰者が増加し、ボランティア活動で中心を担っていたメンバーが激減してしまった。また近年は高齢化と共にボランティア活動を行える人数が減っている。

入所者の最後の1人まで、尊厳を持って社会と遜色のない生活を送り続けるために、自治会としてボランティア活動を続けることが入所者と地域社会を結び入所者の尊厳・人権を守る、且つ入所者への医療・福祉体制を縮小化させず維持されることにも繋がると考え、ボランティア活動の1つとして自治会運営にも取り組んでいる。

●語り部、ボランティア活動者の継承

現在2人しかいない当事者の語り部はいずれも高齢でいつ動けなくなってもおかしくない状態だ。6年程前にボランティア活動の継承を行うべく、「人権ネット」主催で「ボランティア養成講座」を開講したが、現在、活動に参加できている人はおらず、修了証書取得のみに留まっている。

今後、当事者が不在となった後も「ハンセン病に対する正しい知識の普及と啓発啓蒙」を継続していくためにも、履修者への再講座も含めたボランティア活動を担う人材の確保が急務である。

⑬ 子どもたちへ平和な島を継ぐために
―みやこ・あんなの会―

亀濱　玲子

（ハンセン病と人権市民ネットワーク宮古共同代表）

みやこ・あんなの会は、1991年に設立された市民グループである。平和・人権をテーマに、親子映写会や沖縄戦を語り継ぐ戦跡フィールドワーク等を軸に、自主企画の活動をおこなってきた。

国立療養所宮古南静園で、入所されている方々から聴き取りを始めたのは、1995年の夏だった。

沖縄戦から50年の節目であったその年、あんなの会は、「宮古島の戦跡を辿る」というフィールドワークを企画し、戦時下の弾痕が残る塀を見学するため、園を訪ねた。その時、案内してくださった入所者から、療養所の戦争被害について伺った。ハンセン病政策で強制隔離された人々は、園が空爆を受け、職員が職場放棄して治療や食料も無い過酷な状況の中、飢えやマラリアで次々と命を落としたという入所者の壮絶な体験に、参加者は言葉を失った。

1931年、人里離れた海岸線の谷間に、県立保養院として、日本の最南端の島に置かれたハンセン病療養所。戦前、ハンセン病を患い、隔離政策により療養所に収容され、強制労働や監禁、断種・堕胎の人権侵害の中で生きた。戦争へと向かう中、日本軍3万人が配備されたという宮古島では、軍の強制収容で入所者が400名を超えていたとの証言もある。

語られることのなかった悲惨な体験、お一人おひとりのお話を記録し、その中から小さな証言集に編集・掲載させていただいた。

2000年、小冊子「戦争を乗り越えて〜宮

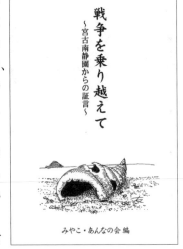

古南静園からの証言～」を発刊し、県内小中高校、公立図書館などに寄贈させていただいた。その後、証言された方が、人権教育や平和学習で学校等に招かれ、「語り部」として講話活動を続けている。

2001年のらい予防法違憲国賠訴訟判決後、2002年から、沖縄2園の入所者自治会により、「沖縄県ハンセン病証言集」編集事業が取り組まれ、沖縄県も関わり、2007年、「沖縄ハンセン病証言集宮古南静園編」が発刊された（同時発刊「沖縄ハンセン病証言集沖縄愛楽園編」「資料編」）。

その活動から、2009年にハンセン病問題に取り組む市民団体「ハンセン病と人権市民ネットワーク宮古」が誕生し、回復者と連携した啓発活動が取り組まれている。

2016年には、入所者自治会が中心となって、「宮古南静園ハンセン病歴史資料館」が開館した。学校や教員・自治体職員研修、県外からの修学旅行生や団体が訪れている。人権ネットのメンバーも、館内案内や、園内フィールドワークのボランティアガイドを、回復者の方々と続けている。

当事者の高齢化が進む中で、入所者の終の棲家である療養所で、孤独にならない生活をどのように実現するのか。社会で暮らす退所者や入所歴のない回復者の抱える問題への対応は。家族の課題を含め、ハンセン病問題はまだ終わっていない。

沖縄戦から76年、沖縄の歴史は、ハンセン病療養所で起きたこと、戦争被害のことを抜きには語れない。そして、戦後今日まで、米軍基地被害が続いていることも。さらに今、沖縄島、宮古島、石垣島、与那国島と、南西諸島防衛力強化の名目で、陸自ミサイル基地建設等の軍事基地化が進められている。島々がふたたび「標的の島」になる危険を孕み、あの時の出来事と同一線上にあるのではないかと思える。

ハンセン病療養所で出会った方々が、隔離政策の人生被害と戦争の惨禍という二重苦を乗り越え、生きぬいた歴史の証言は、回復者と歩いてきたあんなの会の想いとともに、子どもたちへ継いでいきたい。平和な島でありつづけるために。

第11章

【連絡先】みやこ・あんなの会 代表 池間 美津枝
〒906-0012　沖縄県宮古島市平良字西里241番地（2F）　Tel：090-1086-2149

⑭「南風の会」─人と人との交流を求めて

氷上　信廣

（麻布中学高等学校元校長）

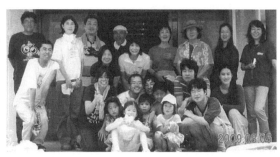

　不思議な会だ。誰かに頼まれたのではない。行きたい人が行けるときに、都合のつく日程で、はるばる沖縄・宮古島くんだりまでやってくる。

　初回キャンプの時、みんなで決めたパイカジ3原則なるものを思い出す。「ワーク（労働）はしない」「宗教活動はしない」「主催者は作らない」。

　こんな決めごとだけを頼りに、年齢、性別、職業、宗教まちまち。5～6名から14～15名の者たちが集まってくる。学生もいるかと思えば、ばりばりの会社人間もいる。家族づれのリピーターもいる。小学生だった子が大学生になって、一人でやってくる。

　国立ハンセン病療養所・宮古南静園。ハンセン病ってなんだ？　まだそんな病気があるのか？　いやいや、日本では、みんな治っているという。

　1976年。復帰まもない沖縄、宮古島。聞けば、南静園では、当時300名近い「治っている人」（回復者）が今なお「療養生活」をしているという。おかしな話だ。なぜ社会復帰しないのか？

　素朴な疑問を胸に、あるキリスト教団体の主催するワークキャンプに2年続けて参加した。宮古島の人里離れた海岸沿いに、押し込められるように暮らす「元ハンセン病患者」。疑問はますますつのる。知りたい。いや知らなければならない。

　夏になってパイカジキャンプの準備を始める時、会の発足につながる「爆弾発言」を決まって思い出す。45年経った今日も忘れることはできない。

まだ若かった「入園者」知念正勝さんが、言い放った。「君たちはいったい何をしに来るのか。帰れ！」と。

　後日その真意を聞く機会があった。知念さんに言わせれば、「動物園の檻の中の珍獣でも見るつもりで、入園者を見ているお前たちは一体何様のつもりなのか、ふざけるな！」というわけである。

　そんなつもりは毛頭無い、ただハンセン病や療養所の実態を知りたいだけだと心中で反発しても、何か虚しい。

　そして思った。これは根本的に考え直さねばならない、と。

　他人を「知る」という行為は、それが外部からの視線である限り、残酷な行為に反転する。知念さんは、我々の「知ろうとする行為」を一種の自己欺瞞の行為だ、と指摘したのだ。当事者に特有な感受性が、まるで異物を吐き出すように「おまえは偽善者だ」と言ったのだ。少なくとも私にはそう聞こえた。

　思い出すと、今でも冷や汗が出る。危なかった、と思う。むろん撤退の道はあった。南静園とも知念さんともサヨナラすればいいだけの話である。しかし何かがそうさせなかった。

　パイカジの会は、知念さんのこの一言で生まれた、と言っても過言ではない。1980年のことだ。年一回、一週間程度の園内合宿をし、各自、入園者を個別に訪問する時間を持つ。冒頭の３原則は、当然のこととしてわざわざ確認しないが、ともかくこの個別訪問スタイルを長年続けることによって、私はかけがえのないことを学んだ。

　入園者との「交流」とは、「入園者」を外からではなく内から知ること（内からの視線を持つこと）。ハンセン病の病歴者に限らず、そもそも他人を「理解する」とは、人と人が夾雑物なく素で向き合うこと。如何なるひとをも括らないこと。手持ちの観念でまとめないこと…。

　パイカジの会で出会い語りあった入園者の方々や共に合宿した仲間を思うと、心が温まる。パイカジの会は、私にいろいろなことを教えてくれた。まこと不思議な会であると言わねばならない。

注）コロナ禍のために2020年、21年は南静園での合宿ができなかった。代わりにメンバーによる「便り」などを入園者に届けた。

【連絡先】南風の会　氷上　信廣 n.hikami1945@gmail.com

知念 正勝 さん
（ち ねん まさかつ）

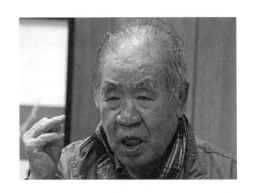

　知念正勝さん。2021年現在、88歳。「カラダが利かなくて」と苦笑しながら、娘さんの運転する車に乗って市中の自宅を出る。行く先は南静園。知念さんの古巣であり、目下の主戦場である。

　知念さんは、南静園で自治会連絡委員代行のほか人権擁護委員、歴史資料館企画運営委員、それにボランティアガイドの仕事をこなしている。他に、宮古人権ネット共同代表、宮古退所者の会代表、沖縄退所者の会共同代表、全国退所者原告団連絡会（全退連）会長。ときには厚生労働省との協議会に出席のため東京に飛び、市民学会での発言を請われて開催地に赴く…。

　私と知念さんのお付き合いはかれこれ半世紀になる。お付き合いというのは口幅ったい。腰巾着のようにつきまとって半世紀、というべきだろう。

　知念さんは沖縄県多良間村水納島に生まれた。水納島という島は地図上で拡大鏡なしには探すのも難しい、小さな島である。

　この透明な海に囲まれた美しい島に私は二度行った。最初は知念さんが南静園に入所するために島を出て25年になるという節目に連れて行ってもらった。知念さんが生活した頃の島民は200人程度だったというが、訪問した当時住民は10人にも満たなかった。知念さんが島を去って南静園に入所した直後、生活に困窮した島民はほぼ全員宮古島に集団移住したのだった。

　知念さんは少年時代この水納島でハンセン病に罹患した。父親は南洋に海藻取りに出かけて長い間不在だった。7人兄弟の長男として子供のころから覚えた漁で懸命に家族の生活を支えた。戦争中には米軍機の射撃にあって一命をとりとめる経験もした。発症してからは「体がだるく」周りの白眼視も手伝って学校に通うことはできなくなった。しかし、一面、学校の先生の温かい励ましで、将来は先生になる、と夢を抱いたのもこの頃である。

　二度目の訪問はさらに25年が経ってからである。知念さん一家3人と私ら夫婦2人、テレビの映像制作マン1人が加わっての旅であった。居住する島民は牧牛

を生業とする1家族4人だけになっていた。しかし、初回の時と同様、取れたての魚と泡盛で歓待してくれた。知念さんは実に感慨深げに、島内を1人で歩き回った。発症した病気が人も恐れる「道のもの」なのではないかと密かな不安と苦悩を抱えた少年時代。友人たちに悟られないかと戦々恐々の思いで過ごした日々。病名が定まってからの理不尽な民間治療の数々 —— 熱い豆腐を背中に貼り付ける、野草で体を燻す、霊媒師＝ユタの「お告げ」と厄祓い —— 私が面倒を見るから「南静園には行くな」と言いすがる愛情深い祖母の面影。それらが、50年を隔てて、水納島を歩き回る知念さんの脳裡に蘇っていたかどうか。

　その後の知念さんについては以下駆け足で紹介したい。

　1951年南静園に入所。「園名」は拒否して実名で通す。

　園内に開設された学校の1期生として学ぶ。キリスト教に触れる（のちに入信）。医介輔の誤診断による手指の切断手術。裏キズ（足）の悪化。記憶に残る米軍のスポーツ慰問あり。分け隔てのなさに感銘を受ける。園外労働に従事。土木工事の技術を取得する。親方が自分の使った柄杓を差し出し「サアこれで水飲みなさい」。社会復帰の勇気と元気をもらう。同じ入園者の女性と結婚。堕胎手術を逃れた妻は女児を出産。家族3人、園外に生活する決意をする。市中に貸してくれる部屋がなく自力で家屋を建て移り住む。建設現場、新聞社などで懸命に働く。電気料金の集金人として釣り銭を投げ与えられる経験もする。

　資格を取り、市内のスキンクリニックでカウンセラーとして働く。隠れているハンセン病患者の治療と相談に尽力する。宮古島に水納島からの移住部落を母港とする舟を持ち、暇があれば海に出る（単独の追い込み漁を得意とする。時には蛸も取る）。

　1998年ハンセン病国賠訴訟おこる。宮古南静園原告団事務局長として全力を傾注する。国会前の集会で訴える。2001年訴訟の勝利（熊本地裁判決）に伴い、補償金の手続きなど元患者（回復者）の世話に奔走する。

　以後現在に至る活動ぶりについては冒頭で触れた。

　知念さんは口ぐせのように「ハンセン病問題はまだ終わっていない」と語る。「まだまだ多くの隠れたハンセン病回復者や家族がいる。この人たちが、誰はばかることなくカミングアウトできる社会になって初めて、ハンセン病問題は終わったと言える」と。

　ハンセン病問題をめぐる超人的な活動の秘密はなんですか、と聞いたことがある。「使命感かなぁ」と小声で呟くように応じたのが印象的だった。

（氷上　信廣）

【資料編】

◆日本におけるハンセン病療養所

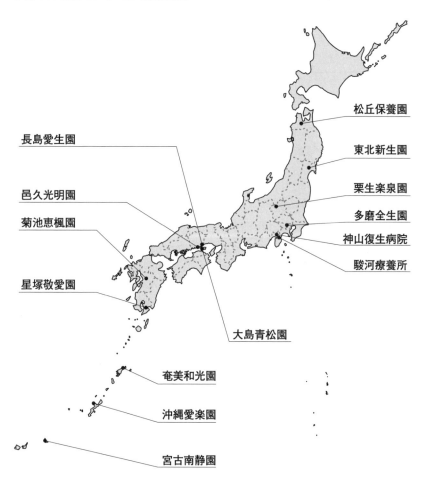

松丘保養園

東北新生園

栗生楽泉園

多磨全生園

神山復生病院

駿河療養所

長島愛生園

邑久光明園

菊池恵楓園

星塚敬愛園

大島青松園

奄美和光園

沖縄愛楽園

宮古南静園

◆日本国内のハンセン病療養所一覧

施設名（国立）	入所者数	所在地	設立
松丘保養園	58	青森県青森市大字石江字平山19	1909
東北新生園	44	宮城県登米市迫町新田字上葉ノ木沢1	1939
栗生楽泉園	53	群馬県吾妻郡草津町大字草津乙647	1932
多磨全生園	125	東京都東村山市青葉町4-1-1	1909
駿河療養所	47	静岡県御殿場市神山1915	1945
長島愛生園	125	岡山県瀬戸内市邑久町虫明6539	1930
邑久光明園	70	岡山県瀬戸内市邑久町虫明6253	1909
大島青松園	45	香川県高松市庵治町6034-1	1909
菊池恵楓園	164	熊本県合志市栄3796	1909
星塚敬愛園	89	鹿児島県鹿屋市星塚町4204	1935
奄美和光園	19	鹿児島県奄美市名瀬和光町1700	1943
沖縄愛楽園	112	沖縄県名護市字済井出1192	1938
宮古南静園	50	沖縄県宮古島市平良字島尻888	1931
入所者計*	1001	平均年齢　87.1歳	

施設名（私立）	入所者数	所在地	設立
神山復生病院	4	静岡県御殿場市神山109	1889
身延深敬園※	—	山梨県南巨摩郡身延町	1906
琵琶崎待労院※	—	熊本県熊本市西区島崎	1898
回春病院※	—	熊本県熊本市黒髪町	1895
目黒慰廃園※	—	東京府荏原郡目黒村字下目黒	1894
起廃病院※	—	東京　神田猿楽町	1875
回天病院※	—	岐阜　土岐町	1874
回春病室※	—	東京　養育院内	1899

＊入所者数は2021年5月1日現在（厚生労働省調べ）

＊1909年に連合府県立による公立療養所として設立された療養所名は以下の通り（括弧内は現在の療養所名）。北部保養院（松丘保養園）、全生病院（多磨全生園）、外島保養院（大阪、のち岡山へ移転。邑久光明園）、大島療養所（大島青松園）、九州療養所（菊池恵楓園）、（※）現在は閉鎖

資料編

◆優生保護法に基づくハンセン病を理由とする不妊手術と中絶の届出件数

不妊手術件数					人工妊娠中絶件数		
年次	総数	「癩疾患」			年次	総数	「癩疾患」
		総数	男	女			総数
1949	5,695	95	27	68	1949	246,104	711
1950	11,403	103	37	66	1950	489,111	640
1951	16,233	107	48	59	1951	638,350	349
1952	22,424	237	45	192	1952	798,193	1328
1953	32,552	116	33	83	1953	1,068,066	803
1954	38,056	122	28	94	1954	1,143,059	693
1955	43,255	129	14	115	1955	1,170,143	303
1956	44,485	105	17	88	1956	1,159,288	269
1957	44,400	89	3*	13*	1957	1,122,316	216
1958	41,985	72	9	63	1958	1,128,231	315
1959	40,092	55	8	47	1959	1,098,853	196
1960	38,722	65	7	58	1960	1,063,256	191
1961	35,483	46	13	33	1961	1,035,329	225
1962	32,434	6	1	5	1962	985,351	85
1963	32,666	72	0	72	1963	955,092	93
1964	29,468	11	1	10	1964	878,748	99
1965	27,022	9	0	9	1965	843,248	131
1966	22,991	17	2	15	1966	808,378	135
1967	21,464	23	2	21	1967	747,490	96
1968	18,827	17	2	15	1968	757,389	95
1969	17,356	25	1	24	1969	744,451	93
1970	15,830	6	2	4	1970	732,033	146
1971	14,104	5	0	5	1971	739,674	150
1972	11,916	0	0	0	1972	732,653	56
1973	11,737	7	0	7	1973	700,532	35

不妊手術件数					人工妊娠中絶件数		
年次	総数	「癩疾患」			年次	総数	「癩疾患」
		総数	男	女			総数
1974	10,705	5	0	5	1974	679,837	48
1975	10,100	1	1	0	1975	671,597	37
1976	9,453	0	0	0	1976	664,106	46
1977	9,520	0	0	0	1977	641,242	30
1978	9,336	0	0	0	1978	618,044	12
1979	9,412	0	0	0	1979	613,676	3
1980	9,201	0	0	0	1980	598,084	2
1981	8,516	0	0	0	1981	596,569	2
1982	8,442	0	0	0	1982	590,299	0
1983	8,546	0	0	0	1983	568,363	1
1984	8,194	0	0	0	1984	568,916	2
1985	7,657	2	0	2	1985	550,127	0
1986	7,729	0	0	0	1986	527,900	1
1987	7,347	0	0	0	1987	497,756	5
1988	7,286	0	0	0	1988	486,146	2
1989	6,984	2	0	5	1989	466,876	6
1990	6,709	0	0	0	1990	456,797	17
1991	6,138	0	0	0	1991	436,299	3
1992	5,639	1	0	0	1992	413,032	4
1993	4,970	0	0	0	1993	386,807	10
1994	4,466	0	0	0	1994	364,350	5
1995	4,185	1	0	1	1995	343,027	2
1996	3,804	0	0	0	1996	338,867	5
計	844,939	1,551			計	33,864,055	7,696

注：＊は資料記載通り。1997年以降、らい予防法廃止に伴う優生保護法改正（1996年）により、ハンセン病を理由とする不妊手術と中絶手術は優生保護統計の対象外となった。
出典：『ハンセン病問題に関する検証会議　最終報告書』（pp.207〜208）

資料編

◆ハンセン病に関する年表

西暦	出来事
1873	ノルウェーのアルマウェル・ハンセン医師が「らい菌」を発見する。
1897	第1回国際らい会議において、ハンセン医師は強制隔離の必要性を強調する。
1900	内務省は初めての患者調査を実施し、患者総数30,359人との結果を報告する。
1907	法律第11号「癩予防ニ関スル件」が成立する（隔離対象は「浮浪患者」）。
1909	道府県連合府県立療養所が全国に5ヶ所設立される。
1915	全生病院（東京）において断種手術が実施され始める。
1916	療養所長に懲戒検束権が付与され、監禁室が設置される。日本統治下の朝鮮に小鹿島慈恵病院が設置される（1934年から国立療養所小鹿島更生園に改称）。
1929	愛知県を発端に「無らい県運動」が開始する。
1930	内務省が「癩の根絶策」を発表する。初の国立療養所として長島愛生園（岡山）が開園する。植民地台湾に台湾総督府癩療養所楽生院が開設される。
1931	「癩予防法」が公布される（全患者を強制隔離の対象とする）。財団法人癩予防協会が設立され、「無らい県運動」が推進される。
1933	「満洲国」に国立療養所同康院が開設される。
1934	室戸台風により外島保養院（大阪）が崩壊する。
1935	小鹿島更生園の一角に日本で最初のハンセン病患者刑務所（光州刑務所小鹿島支所）が設置される。全国のハンセン病患者の一斉調査が実施される。
1938	栗生楽泉園（群馬）に「特別病室」（重監房）が設置される。
1941	米国カーヴィル療養所で、プロミンによる治療が開始される。5つの公立療養所が国立に移管される。
1947	特効薬「プロミン」の使用が開始される。「特別病室」が廃止される。
1948	「優生保護法」が成立する。ハンセン病者への優生手術が合法化される。
1951	参議院厚生委員会「らい小委員会」で「三園長発言」が起きる。全国の全患者による自治組織として「全癩患協」が設立される（後の「全患協」、現在の「全療協」）。翌1952年にかけて、菊池事件が起きる（十分な捜査と審理がないまま1962年に死刑執行される）。
1952	WHO第1回らい専門委員会が開催され、化学療法を主とする外来治療の推進やハンセン病の特殊性の是正の必要性などを宣言する。全患協は、「癩」の呼称を「ハンゼン（ハンセン）氏病」に改めるよう要請する。
1953	「らい予防法」改正闘争が展開する。「らい予防法」が成立・公布され、強制隔離収容政策が強化される。菊池恵楓園（熊本）に「菊池医療刑務所（らい刑所）」が開設される。
1954	竜田寮児童への通学拒否事件（熊本）が発生する。
1955	長島愛生園内に邑久高等学校新良田教室が開校する。
1956	マルタ騎士修道会によるローマ国際会議（癩患者の救済と社会復帰のための国際会議）が開催され、開放治療が提唱される。
1958	第7回国際らい会議が開催され、対策の中心は外来治療によるべきとの決議がなされる。
1959	WHO第2回らい専門委員会において、ハンセン病に関する特例法廃止が提唱される。
1960	不自由者看護の職員看護への切り替えが開始される。
1963	第8回国際らい会議で無差別の強制隔離政策は時代錯誤で廃止すべきと提唱される。

西暦	出来事
1964	厚生省結核予防課は「らいの現状に対する考え方」をまとめ、「現行法についての再検討が必要」との文言を記載する。
1988	邑久長島大橋（岡山）が開通する。
1993	高松宮記念ハンセン病資料館（東京）が開館する。
1994	全国国立ハンセン病療養所所長連盟が、らい予防法改正問題についての見解を表明する。
1995	全国ハンセン病患者協議会が「らい予防法改正を求める全患協の基本要求」を公表する。第1回らい予防法見直し検討会が開催される。
1996	公衆衛生審議会伝染病予防部会が「らい予防法の廃止等について」を答申する。「らい予防法の廃止に関する法律」が施行される（らい予防法廃止）。「らい」を「ハンセン病」に改訂し、日本らい学会が日本ハンセン病学会に改称する。菅直人厚生大臣は「らい予防法」の廃止が遅れたことについて謝罪する。
1998	社会復帰準備支援事業が開始する。入所者13人が「らい予防法」違憲国家賠償請求訴訟を提起する（熊本地裁）。
1999	「らい予防法」違憲国家賠償請求訴訟が提起される（東京地裁、岡山地裁）。
2001	「らい予防法」違憲国家賠償請求訴訟の熊本地裁判決が下される（原告勝訴）。政府は控訴断念を決定（判決確定）し、内閣総理大臣談話を発表する。「ハンセン病療養所入所者等に対する補償金の支給等に関する法律」が公布・施行される。
2002	遺族・非入所者の訴訟で和解が成立する（熊本地裁）。「ハンセン病問題に関する検証会議」が設置される。
2003	熊本県・黒川温泉のホテルで入所者の宿泊拒否事件が発生する。朝鮮・台湾の元入所者らが国賠訴訟を提起する。
2005	「ハンセン病問題に関する検証会議最終報告書」が厚生労働大臣に提出される。
2006	ハンセン病問題に関する検証会議の提言に基づく「再発防止検討会」が発足する。旧植民地朝鮮・台湾の入所者への補償が決定する。
2007	国立ハンセン病資料館が開館する（リニューアルオープン）。
2008	「ハンセン病問題の解決の促進に関する法律」（ハンセン病問題基本法）が成立する（2009年施行）。
2010	「ハンセン病問題に関する検証会議」の提言に基づく再発防止検討会の報告書が提出される。
2013	差別授業を行った「公立小学校教員事件」がおきる（福岡）。
2014	重監房資料館（群馬）が開館する。
2016	ハンセン病家族による国家賠償請求訴訟（ハンセン病家族訴訟）が熊本地裁に提起される。最高裁はハンセン病を理由として行われた特別法廷について調査報告書と談話を発表し、違法性を認め謝罪する。
2017	菊池事件国家賠償請求訴訟が熊本地裁に提起される。
2019	ハンセン病家族の被害を認める熊本地裁判決が下される（原告勝訴）。政府は控訴断念する。「ハンセン病元患者家族に対する補償金の支給等に関する法律（ハンセン病家族補償法）」が成立する。旧植民地朝鮮・台湾のハンセン病家族も補償対象として決定する。
2020	菊池事件国家賠償請求訴訟判決（熊本地裁）が下され、Fさんが裁かれた特別法廷が憲法違反であると断罪される。
2021	「ハンセン病に係る偏見差別の解消のための施策検討会」が発足する。

資料編

■癩予防ニ関スル件（1907年）

第一条　医師癩患者ヲ診断シタルトキハ患者及家人ニ消毒其ノ他予防方法ヲ指示シ且三日以内ニ行政官庁ニ届出ツヘシ其転帰ノ場合及死体ヲ検案シタルトキ亦同シ

第二条　癩患者アル家又ハ癩病毒ニ汚染シタル家ニ於テハ医師又ハ当該吏員ノ指示ニ従ヒ消毒其ノ他予防ヲ行フヘシ

第三条　癩患者ニシテ療養ノ途ヲ有セス且救護者ナキモノハ行政官庁ニ於テ命令ノ定ムル所ニ従ヒ療養所ニ入ラシメ之ヲ救護スヘシ但シ適当ト認ムルトキハ扶養義務者ヲシテ患者ヲ引取ラシムヘシ

2　必要ノ場合ニ於テハ行政官庁ハ命令ノ定ムル所ニ従ヒ前項患者ノ同伴者又ハ同居者ニ対シテモ一時相当ノ救護ヲ為スヘシ

3　前二項ノ場合ニ於テ行政官庁ハ必要ト認ムルトキハ市町村長（市制町村制ヲ施行セサル地ニ在リテハ市町村長ニ準スヘキ者）ヲシテ癩患者及其ノ同伴者又ハ同居者ヲ一時救護セシムルコトヲ得

第四条　主務大臣ハ二以上ノ道府県ヲ指定シ其ノ道府県内ニ於ケル前条ノ患者ヲ収容スル為必要ナル療養所ノ設置ヲ命スルコトヲ得

2　前項療養所ノ設置及管理ニ関シ必要ナル事項ハ主務大臣之ヲ定ム

3　主務大臣ハ私立ノ療養所ヲ以テ第一項ノ療養所ニ代用セシムルコトヲ得

第五条　救護ニ要スル費用ハ被救護者ノ負担トシ被救護者ヨリ弁償ヲ得サルトキハ其ノ扶養義務者ノ負担トス

2　第三条ノ場合ニ於テ之カ為要スル費用ノ支弁方法及其ノ追徴方法ハ勅令ヲ以テ之ヲ定ム

第六条　扶養義務者ニ対スル患者引取ノ命令及費用弁償ノ請求ハ扶養義務者中ノ何人ニ対シテモ之ヲ為スコトヲ得但シ費用ノ弁償ヲ為シタル者ハ民法第九百五十五条及第九百五十六条ニ依リ扶養ノ義務ヲ履行スヘキ者ニ対シ求償ヲ為スコトヲ妨ケス

第七条　左ノ諸費ハ北海道地方費又ハ府県ノ負担トス但シ沖縄県及東京府下伊豆七島小笠原島ニ於テハ国庫ノ負担トス

一　被救護者又ハ其ノ扶養義務者ヨリ弁償ヲ得サル救護費

二　検診ニ関スル諸費

三　其ノ他道府県ニ於テ癩予防上施設スル事項ニ関スル諸費

第八条　国庫ハ前条道府県ノ支出ニ対シ勅令ノ定ムル所ニ従ヒ六分ノ一乃至二分ノ一ヲ補助スルモノトス

第九条　行政官庁ニ於テ必要ト認ムルトキハ其ノ指定シタル医師ヲシテ癩又ハ其ノ疑アル患者ノ検診ヲ行ハシムルコトヲ得

2　癩ト診断セラレタル者又ハ其ノ扶養義務者ハ行政官庁ノ指定シタル医師ノ検診ヲ求ムルコトヲ得

3　行政官庁ノ指定シタル医師ノ検診ニ不服アル患者又ハ其ノ扶養義務者ハ命令ノ定ムル所ニ従ヒ更ニ検診ヲ求ムルコトヲ得

第十条　医師第一条ノ届出ヲ為ササス又ハ虚偽ノ届出ヲ為シタル者ハ五十円以下ノ罰金ニ処ス

第十一条　第二条ニ違反シタル者ハ二十円以下ノ罰金ニ処ス

第十二条　行旅死亡人ノ取扱ヲ受クル者ヲ除クノ外行政官庁ニ於テ救護中死亡シタル癩患者ノ死体又ハ遺留物件ノ取扱ニ関スル規定ハ命令ヲ以テ之ヲ定ム

■癩予防法（1931年）

第二條ノ二　行政官廳ハ癩豫防上必要ト認ムルトキハ左ノ事項ヲ行フコトヲ得

一　癩患者ニ對シ業態上病毒傳播ノ虞アル職業ニ従事スルヲ禁止スルコト

二　古著、古蒲團、古本、紙屑、襤褸、飲食物其ノ他ノ物件ニシテ病毒ニ汚染シ又ハ其ノ疑アルモノノ賣買若ハ授受ヲ制限シ若ハ禁止シ其ノ物件ノ消毒若ハ廢棄ヲ爲サシメ又ハ其ノ物件ノ消毒若ハ廢棄ヲ爲スコト

第三條　行政官廳ハ癩豫防止必要ト認ムルトキハ命令ノ定ムル所ニ従ヒ癩患者ニシテ病毒傳

播ノ虞アルモノヲ國立癩療養所又ハ第四條ノ規定ニ依リ設置スル療養所ニ入所セシムベシ

必要ノ場合ニ於テハ行政官廳ハ命令ノ定ムル所ニ從ヒ前項患者ノ同伴者又ハ同居者ニ對シテモ一時相當ノ救護ヲ爲スベシ

前二項ノ場合ニ於テ行政官廳ハ必要ト認ムルトキハ市町村長又ハ之ニ準ズベキ者ヲシテ癩患者及其ノ同伴者又ハ同居者ヲ一時救護セシムルコトヲ得

第五條　私立癩療養所ノ設置及管理ニ關シ必要ナル事項ハ主務大臣之ヲ定ム

第六條　北海道地方費又ハ府縣ハ命令ノ定ムル所ニ從ヒ第二條ノ二第一號ノ規定ニ依ル從業禁止又ハ第三條第一項ノ規定ニ依ル入所ニ因リ生活スルコト能ハザル者ニ對シ其ノ生活費ヲ補給スベシ

第七條第一項ヲ左ノ如ク改メ同條第三項ヲ削ル
左ノ諸費ハ北海道地方費又ハ府縣ノ負擔トス一　第二條ノ二第二號ノ規定ニ依リ行政官廳ニ於テ物件ノ消毒又ハ廢棄ヲ爲ス場合ニ要スル諸費二　入所患者（國立癩療養所入所患者ヲ除ク）及一時救護ニ關スル諸費三　檢診ニ關スル諸費四　其ノ他道府縣ニ於テ癩豫防上施設スル事項ニ關スル諸費

第七條ノ二　本法ニ依リ北海道地方費又ハ府縣ニ於テ負擔スベキ費用ハ東京府伊豆七島及小笠原島ニ於テハ國庫ノ負擔トス

第八條中「前條」ヲ「第六條及第七條ノ規定ニ依ル」ニ改ム

第九條中「扶養義務者」ヲ「親族」ニ改ム

第十條　第一條ノ規定ニ違反シ又ハ第二條ノ二ノ規定ニ依ル行政官廳ノ處分ニ違反シタル者ハ百圓以下ノ罰金又ハ科料ニ處ス

第十條ノ二　第二條ノ規定ニ違反シタル者ハ科料ニ處ス

第十一條　醫師若ハ醫師タリシ者又ハ癩豫防事務ニ關係アル公務員若ハ公務員タリシ者故ナク業務上取扱ヒタ癩患者又ハ其ノ死者ニ關シ氏名、住所、本籍、血統關係又ハ病名其ノ他癩タルコトヲ推知ルシ得ベキ事項ヲ漏泄シタルトキハ六月以下ノ懲役又ハ百圓以下ノ罰金

ニ處ス

第十二條中「行政官廳ニ於テ救護中」ヲ「療養所ニ入所中又ハ第三條第二項及第三項ノ規定ニ依ル一時救護中」ニ改ム

■国立らい療養所患者懲戒検束規定（1931年[「癩予防ニ関スル施行規則」（1916年）を改定]）

第1条　国立らい療養所の入所患者にたいする懲戒または検束は左の各号による。

1　譴責　叱責を加え、誠意改悛と誓わしむ。

2　謹慎　30日以内指定の室に静居せしめ、一般患者との交通を禁ず。

3　減食　7日以内主食および副食物につき、常食量二分の一までを減給す。

4　監禁　30日以内監禁室に拘置す。

5　謹慎および減食　第2号および第3号を併科す。

6　監禁および減食　第4号および第3号を併科す。

7　監禁は特に必要と認める時はその期間を2カ月まで延長することを得。

第2条　入所患者左の各号の1に相当する行為をなしたる時は譴責または謹慎に処す。

1　所内に植栽せる草木を障害したるとき。

第3条　入所患者左の各号の1に相当する行為をなしたる時は謹慎または減食に処し、または併科す。1．みだりに所外にでて、または所定の地域に立ち入る時。

第4条　入所患者左の各号の一に該当する行為をなしたる時は減食または監禁に処し、または併科す。1．逃走しまたは逃走せむとしたるとき。

■優生保護法（1948年）

第一章　総則

（この法律の目的）

第一条　この法律は、優生上の見地から不良な子孫の出生を防止するとともに、母性の生命健康を保護することを目的とする。

（定義）

第二条　この法律で優生手術とは、生殖腺を除

資料編

去することなしに、生殖を不能にする手術で
命令をもつて定めるものをいう。

2　この法律で人工妊娠中絶とは、胎児が、母
体外において、生命を保続することのできな
い時期に、人工的に胎児及びその附属物を母
体外に排出することをいう。

第二章　優生手術
（任意の優生手術）

第三条　医師は、左の各号の一に該当する者に
対して、本人の同意並びに配偶者（届出をし
ないが事実上婚姻関係と同様な事情にある者
を含む。以下同じ。）があるときはその同意
を得て、任意に、優生手術を行うことができ
る。但し、未成年者、精神病者又は精神薄弱
者については、この限りでない。

一　本人又は配偶者が遺伝性精神変質症、遺伝
性病的性格、遺伝性身体疾患又は遺伝性奇形
を有しているもの

二　本人又は配偶者の四親等以内の血族関係に
ある者が、遺伝性精神病、遺伝性精神薄弱、
遺伝性精神変質症、遺伝性病的性格、遺伝性
身体疾患又は遺伝性奇形を有し、且つ、子孫
にこれが遺伝する虞れのあるもの

三　本人又は配偶者が、癩疾患に罹り、且つ子
孫にこれが伝染する虞れのあるもの

■らい予防法（1953年）

第一章　総則
（この法律の目的）

第一条　この法律は、らいを予防するとともに、
らい患者の医療を行い、あわせてその福祉を
図り、もつて公共の福祉の増進を図ることを
目的とする。

（国及び地方公共団体の義務）

第二条　国及び地方公共団体は、つねに、らい
の予防及びらい患者（以下「患者」という。）
の医療につとめ、患者の福祉を図るとともに、
らいに関する正しい知識の普及を図らなけれ
ばならない。

（差別的取扱の禁止）

第三条　何人も、患者又は患者と親族関係にあ
る者に対して、そのゆえをもつて不当な差別
的取扱をしてはならない。

第二章　予防
（医師の届出等）

第四条　医師は、診察の結果受診者が患者（患
者の疑のある者を含む。この条において以下
同じ。）であると診断し、又は死亡の診断若
しくは死体の検案をした場合において、死亡
者が患者であつたことを知つたときは、厚生
省令の定めるところにより、患者、その保護
者（親権を行う者又は後見人をいう。以下同
じ。）若しくは患者と同居している者又は死
体のある場所若しくはあつた場所を管理する
者若しくはその代理をする者に、消毒その他
の予防方法を指示し、且つ、七日以内に、厚
生省令で定める事項を、患者の居住地（居住
地がないか、又は明らかでないときは、現在
地。以下同じ。）又は死体のある場所の都道
府県知事に届け出なければならない。

2　医師は、患者が治ゆし、又は死亡したと診
断したときは、すみやかに、その旨をその者
の居住地の都道府県知事に届け出なければな
らない。

（指定医の診察）

第五条　都道府県知事は、必要があると認める
ときは、その指定する医師をして、患者又は
患者と疑うに足りる相当な理由がある者を診
察させることができる。

2　前項の医師の指定は、らいの診療に関し、
三年以上の経験を有する者のうちから、その
同意を得て行うものとする。

（国立療養所への入所）

第六条　都道府県知事は、らいを伝染させるお
それがある患者について、らい予防上必要が
あると認めるときは、当該患者又はその保護
者に対し、国が設置するらい療養所（以下
「国立療養所」という。）に入所し、又は入所
させるように勧奨することができる。

2　都道府県知事は、前項の勧奨を受けた者が
その勧奨に応じないときは、患者又はその保
護者に対し、期限を定めて、国立療養所に入所

し、又は入所させることを命ずることができる。

3　都道府県知事は、前項の命令を受けた者が
その命令に従わないとき、又は公衆衛生上ら
い療養所に入所させることが必要であると認
める患者について、第二項の手続をとるいと
まがないときは、その患者を国立療養所に入
所させることができる。

4　第一項の勧奨は、前条に規定する医師が当
該患者を診察した結果、その者がらいを伝染
させるおそれがあると診断した場合でなけれ
ば、行うことができない。

（従業禁止）

第七条　都道府県知事は、らいを伝染させるお
それがある患者に対して、その者がらい療養
所に入所するまでの間、接客業その他公衆に
らいを伝染させるおそれがある業務であつて、
厚生省令で定めるものに従事することを禁止
することができる。

（汚染場所の消毒）

第八条　都道府県知事は、らいを伝染させるお
それがある患者又はその死体があつた場所を
管理する者又はその代理をする者に対して、
消毒材料を交付してその場所を消毒すべきこ
とを命ずることができる。

2　都道府県知事は、前項の命令を受けた者が
その命令に従わないときは、当該職員にその
場所を消毒させることができる。

（物件の消毒廃棄等）

第九条　都道府県知事は、らい予防上必要があ
ると認めるときは、らいを伝染させるおそれ
がある患者が使用し、又は接触した物件につ
いて、その所持者に対し、授与を制限し、若
しくは禁止し、消毒材料を交付して消毒を命
じ、又は消毒によりがたい場合に廃棄を命ず
ることができる。

2　都道府県知事は、前項の消毒又は廃棄の命
令を受けた者がその命令に従わないときは、
当該職員にその物件を消毒し、又は廃棄させ
ることができる。

3　都道府県は、前二項の規定による廃棄によ
つて通常生ずべき損失を補償しなければなら

ない。

（質問及び調査）

第十条　都道府県知事は、前二条の規定を実施
するため必要があるときは、当該職員をして、
患者若しくはその死体がある場所若しくはあ
つた場所又は患者が使用し、若しくは接触し
た物がある場所に立ち入り、患者その他の関
係者に質問させ、又は必要な調査をさせるこ
とができる。

2　前項の職員は、その身分を示す証票を携帯
し、且つ、関係者の請求があるときは、これ
を呈示しなければならない。

3　第一項の権限は、犯罪捜査のために認めら
れたものと解釈してはならない。

第三章　国立療養所

（国立療養所）

第十一条　国は、らい療養所を設置し、患者に
対して、必要な療養を行う。

（福利増進）

第十二条　国は、国立療養所に入所している患
者（以下「入所患者」という。）の教養を高
め、その福利を増進するようにつとめるもの
とする。

（更生指導）

第十三条　国は、必要があると認めるときは、
入所患者に対して、その社会的更生に資する
ために必要な知識及び技能を与えるための措
置を講ずることができる。

（入所患者の教育）

第十四条　国立療養所の長（以下「所長」とい
う。）は、学校教育法（昭和二十二年法律第
二十六号）第七十五条第二項の規定により、
小学校又は中学校が、入所患者のため、教員
を派遣して教育を行う場合には、政令の定め
るところにより、入所患者がその教育を受け
るために必要な措置を講じなければならない。

2　所長は、学校教育法第七十五条第二項の規
定により、高等学校が、入所患者のため、教
員を派遣して教育を行う場合には、政令の定
めるところにより、入所患者がその教育を受
けるために必要な措置を講ずることができる。

（外出の制限）

第十五条 入所患者は、左の各号に掲げる場合を除いては、国立療養所から外出してはならない。

一 親族の危篤、死亡、り災その他特別の事情がある場合であつて、所長が、らい予防上重大な支障を来たすおそれがないと認めて許可したとき。

二 法令により国立療養所外に出頭を要する場合であつて、所長が、らい予防上重大な支障を来たすおそれがないと認めたとき。

2 所長は、前項第一号の許可をする場合には、外出の期間を定めなければならない。

3 所長は、第一項各号に掲げる場合には、入所患者の外出につき、らい予防上必要な措置を講じ、且つ、当該患者から求められたときは、厚生省令で定める証明書を交付しなければならない。

（秩序の維持）

第十六条 入所患者は、療養に専念し、所内の紀律に従わなければならない。

2 所長は、入所患者が紀律に違反した場合において、所内の秩序を維持するために必要があると認めるときは、当該患者に対して、左の各号に掲げる処分を行うことができる。

一 戒告を与えること。

二 三十日をこえない期間を定めて、謹慎させること。

3 前項第二号の処分を受けた者は、その処分の期間中、所長が指定した室で静居しなければならない。

4 第二項第二号の処分は、同項第一号の処分によつては、効果がないと認められる場合に限つて行うものとする。

5 所長は、第二項第二号の処分を行う場合には、あらかじめ、当該患者に対して、弁明の機会を与えなければならない。

（親権の行使等）

第十七条 所長は、未成年の入所患者で親権を行う者又は後見人のないものに対し、親権を行う者又は後見人があるに至るまでの間、親権を行う。

2 所長は、未成年の入所患者で親権を行う者又は後見人のあるものについても、監護、教育等その者の福祉のために必要な措置をとることができる。

（物件の移動の制限）

第十八条 入所患者が国立療養所の区域内において使用し、又は接触した物件は、消毒を経た後でなければ、当該国立療養所の区域外に出してはならない。

第四章 福祉

（親族の福祉）

第二十一条 所長は、必要があると認めるときは、当該国立療養所の職員をして入所患者が扶養しなければならない親族を訪問させる等の方法により、当該親族が生活保護法（昭和二十五年法律第百四十号）による保護その他の福祉の措置を受けるために必要な援助を与えることができる。

（児童の福祉）

第二十二条 国は、入所患者が扶養しなければならない児童で、らいにかかつていないものに対して、必要があると認めるときは、国立療養所に附属する施設において養育、養護その他の福祉の措置を講ずることができる。

第五章 費用

（都道府県の支弁）

第二十三条 都道府県は、左の各号に掲げる費用を支弁しなければならない。

一 第五条第一項の規定による診察に要する費用

二 第六条の規定による措置に要する費用並びに同条第一項又は第二項の規定による勧奨又は命令による患者の入所に要する費用及びその入所に当り当該都道府県の職員が付き添つた場合におけるその附添に要する費用

三 第八条及び第九条の規定による消毒及び廃棄に要する費用

四 第九条第三項の規定による損失の補償に要する費用

五 第十九条の規定による一時救護に要する費用

六　第二十条に規定する一時救護所の設置及び
　運営に要する費用
（国庫の負担）
第二十四条　国庫は、政令の定めるところにより、都道府県が支弁する前条各号に掲げる費用について、その二分の一を負担する。
第六章　雑則
（訴願）
第二十五条　この法律又はこの法律に基いて発する命令の規定により所長又は都道府県知事がした処分（第九条第五項の規定による補償金額の決定処分を除く。）に不服がある者は、厚生大臣に訴願することができる。
2　厚生大臣は、前項の訴願がらいを伝染させるおそれがある患者であるとの診断に基く処分に対してその診断を受けた者が提起したものであつて、且つ、その不服の理由が、その診断の結果を争うものであるときは、その訴願の裁決前、第五条第二項の規定に準じて厚生大臣が指定する二人以上の医師をして、その者を診察させなければならない。この場合において、訴願人は、自己の指定する医師を、自己の費用により、その診察に立ち会わせることができる。
（罰則）
第二十六条　医師、保健婦、看護婦若しくは准看護婦又はこれらの職にあつた者が、正当な理由がなく、その業務上知得した左の各号に掲げる他人の秘密を漏らしたときは、一年以下の懲役又は三万円以下の罰金に処する。
一　患者若しくはその親族であること、又はあつたこと。
二　患者であつた者の親族であること、又はあつたこと。
第二十七条　左の各号の一に該当する者は、一万円以下の罰金に処する。
一　第四条第一項の規定による届出を怠つた者
二　第五条第一項の規定による医師の診察を拒み、妨げ、又は忌避した者
三　第九条第一項の規定による物件の授与の制限又は禁止の処分に従わなかつた者

四　第八条第二項又は第九条第二項の規定による当該職員の職務の執行を拒み、妨げ、又は忌避した者
五　第十条第一項の規定による当該職員の調査を拒み、妨げ、又は忌避した者
六　第十条第一項の規定による当該職員の質問に対して虚偽の答弁をした者
七　第十八条の規定に違反した者
第二十八条　左の各号の一に該当する者は、拘留又は科料に処する。
一　第十五条第一項の規定に違反して国立療養所から外出した者
二　第十五条第一項第一号の規定により国立療養所から外出して、正当な理由がなく、許可の期間内に帰所しなかつた者
三　第十五条第一項第二号の規定により国立療養所から外出して、正当な理由がなく、通常帰所すべき時間内に帰所しなかつた者

■「らい予防法」に関する附帯決議（参議院厚生委員会、1953年）

一　患者の生活保護については、生活保護法とは別建の国の負担による援護制度を定め、昭和29年度から実施すること
二　国立のらいに関する研究所を設置することについても同様、昭和29年度から着手すること
三　患者ならびにその親族に関する秘密の確保に努めるとともに、入所患者の自由権を保護し、文化生活のための福祉施設を整備すること
四　外出の制限、秩序の維持に関する規定については、適正慎重を期すること
五　強制診断、強制入所に処置については、人権尊重の建前にもとづき、その運用に万全の留意をなすこと
六　入所患者に対する処遇については、慰安金、作業慰労金、教養娯楽費、賄費等につき今後その増額を考慮すること
七　退所者に対する更生福祉制度を確立し、更生資金支給の途を講ずること
八　病名の変更については、十分検討すること
九　職員の充実およびその待遇改善につき一段

資料編

の努力をすること

　以上の事項につき、近き将来の改正を期するとともに、本法施行に当たっては、その趣旨の徹底、啓蒙宣伝につき、十分努力することを要望する。

■らい予防法の廃止に関する法律（1996年）

（らい予防法の廃止）

第一条　らい予防法（昭和二十八年法律第二百十四号）は廃止する。

（国立ハンセン病療養所における療養）

第二条　国は、国立ハンセン病療養所（前条の規定による廃止前のらい予防法（以下「旧法」という。）第十一条の規定により国が設置したらい療養所をいう。以下同じ。）において、この法律の施行の際現に国立ハンセン病療養所に入所している者であって、引き続き入所するもの（第四条において「入所者」という。）に対して、必要な療養を行うものとする。

（国立ハンセン病療養所への再入所）

第三条　国立ハンセン病療養所の長は、この法律の施行の際現に国立ハンセン病療養所に入所していた者であって、この法律の施行後に国立ハンセン病療養所を退所したもの又はこの法律の施行前に国立ハンセン病療養所を退所していた者であってこの法律の施行の際現に国立ハンセン病療養所に入所していないものが、必要な療養を受けるため、国立ハンセン病療養所への入所を希望したときは、入所させないことについて正当な理由がある場合を除き、国立ハンセン病療養所に入所させるものとする。

2　国は、前項の規定により入所した者（次条において「再入所者」という。）に対して、必要な療養を行うものとする。

（福利増進）

第四条　国は、入所者及び再入所者（以下「入所者等」という。）の教養を高め、その福利を増進するように努めるものとする。

（社会復帰の支援）

第五条　国は、入所者等に対して、その社会復帰に資するために必要な知識及び技能を与えるための措置を講ずることができる。

（親族の援護）

第六条　都道府県知事は、入所者等の親族（婚姻の届出をしていないが、事実上婚姻関係と同様の事情のある者を含む。）のうち、当該入所者等が入所しなかったならば、主としてその者の収入によって生計を維持し、又はその者と生計を共にしていると認められる者で、当該都道府県の区域内に居住地（居住地がないか、又は明らかでないときは、現住地）を有するものが、生計困難のため、援護を要する状態にあると認めるときは、これらの者に対し、この法律の定めるところにより、援護を行うことができる。ただし、これらの者が他の法律（生活保護法（昭和二十五年法律第百四十四号）を除く。）に定める扶助を受けることができる場合においては、その受けることができる扶助の限度においては、その法律の定めるところによる。

2　援護は、金銭を給付することによって行うものとする。ただし、これによることができないとき、これによることが適当でないとき、その他援護の目的を達するために必要があるときは、現物を給付することによって行うことができる。

3　援護のための金品は、援護を受ける者又はその者が属する世帯の世帯主若しくはこれに準ずる者に交付するものとする。

4　援護の種類、範囲、程度その他援護に関し必要な事項は、政令で定める。

（都道府県の支弁）

第七条　都道府県は、前条の規定による援護に要する費用を支弁しなければならない。

（費用の徴収）

第八条　都道府県知事は、第六条の規定による援護を行った場合において、その援護を受けた者に対して、民法（明治二十九年法律第八十九号）の規定により扶養の義務を履行しなければならない者（入所者等を除く。）があるときは、その義務の範囲内において、そ

の者から援護の実施に要した費用の全部又は
一部を徴収することができる。

2　生活保護法第七十七条第二項及び第三項の
規定は、前項の場合に準用する。

（国庫の負担）

第九条　国庫は、政令で定めるところにより、
第七条の規定により都道府県が支弁する費用
の全部を負担する。

（公課及び差押えの禁止）

第十条　第六条の規定による援護として金品の
支給を受けた者は、当該金品を標準として租
税その他の公課を課せられることがない。

2　第六条の規定による援護として支給される
金品は、既に支給を受けたものであるとないと
にかかわらず、差し押さえることができない。

■「らい予防法の廃止に関する法律」附帯決議（参議院厚生委員会、1996年）

ハンセン病は発病力が弱く、又は発病しても、
適切な治療により、治癒する病気となっている
にもかかわらず、「らい予防法」の見直しが遅
れ、放置されてきたこと等により、長年にわた
りハンセン病患者・家族の方々の尊厳を傷つけ、
多くの痛みと苦しみを与えてきたことについて、
本案の議決に際し、深く遺憾の意を表するとこ
ろである。

政府は、本法施行に当たり、深い反省と陳謝
の念に立って、次の事項について、特段の配慮
をもって適切な措置を講ずるべきである。

1　ハンセン病療養所入所者の高齢化、後遺障
害等の実態を踏まえ、療養生活の安定を図る
ため、入所者に支給されている患者給与金を
将来にわたり継続していくとともに、入所者
に対するその他の医療・福祉等の確保につい
ても万全を期すること。

2　ハンセン病療養所から退所することを希望
する者については、社会復帰が円滑に行われ、
今後の社会生活に不安がないよう、その支援
策の充実を図ること。

3　通院・在宅治療のための医療体制を早急に
整備するとともに、診断・治療指針の作成等

ハンセン病治療に関する専門知識の普及を図
ること。

4　一般市民に対して、また学校教育の中でハ
ンセン病に関する正しい知識の普及啓発に努
め、ハンセン病に対する差別や偏見の解消に
ついて、さらに一層の努力をすること。

■「らい予防法」違憲国家賠償請求訴訟判決骨子（熊本地裁、2001年5月11日）

第二　当裁判所の判断

一　厚生大臣のハンセン病政策遂行上の違法及
び故意・過失の有無について（争点一）

患者の隔離は、患者に対し、継続的で極めて
重大な人権の制限を強いるものであるから、少
なくとも、ハンセン病予防という公衆衛生上の
見地からの必要性（以下「隔離の必要性」とい
う。）を認め得る限度で許されるべきものである。

らい予防法（以下「新法」という。）が制定
された昭和二八年前後の医学的知見等を総合す
ると、遅くとも昭和三五年以降においては、も
はやハンセン病は、隔離政策を用いなければな
らないほどの特別の疾患ではなくなっており、
すべての入所者及びハンセン病患者について、
隔離の必要性が失われた。

したがって、厚生省としては、同年の時点に
おいて、隔離政策の抜本的な変換等をする必要
があったが、新法廃止まで、これを怠ったので
あり、この点につき、厚生大臣の職務行為に国
家賠償法上の違法性及び過失があると認める
のが相当である。

二　国会議員の立法行為の国家賠償法上の違法
及び故意・過失の有無について（争点二）

1　新法は、六条、一五条及び二八条が一体と
なって、伝染させるおそれがある患者の隔離
を規定しているが、これらの規定（以下「新
法の隔離規定」という。）は、遅くとも昭和
三五年には、その合理性を支える根拠を全く
欠く状況に至っており、その違憲性が明白と
なっていた。

2　国会議員の立法行為（立法不作為を含む。）
が国家賠償法上違法となるのは、容易に想定

し難いような極めて特殊で例外的な場合に限られるが、遅くとも昭和四〇年以降に新法の隔離規定を改廃しなかった国会議員の立法上の不作為につき、国家賠償法上の違法性及び過失を認めるのが相当である。

三　損害について（争点三）

原告らが被告の違法行為によって受けた被害のうち、共通性を見いだすことができるもののみを包括して賠償の対象とすることとし、慰謝料額を、初回入所時期と入所期間に応じて、一四〇〇万円、一二〇〇万円、一〇〇〇万円及び八〇〇万円の四段階とする。なお、認容額の総額は、一八億二三八〇万円（うち慰謝料が一六億五八〇〇万円、弁護士費用が一億六五八〇万円）である。

四　除斥期間について（争点四）

本件において、除斥期間の起算点となる「不法行為ノ時」は、違法行為の終了した新法廃止時と解するのが相当であり、除斥期間の規定の適用はない。

■ハンセン病問題の早期かつ全面的な解決に向けての内閣総理大臣談話（2001年5月25日）

去る5月11日の熊本地方裁判所におけるハンセン病国家賠償請求訴訟について、私は、ハンセン病対策の歴史と、患者・元患者の皆さんが強いられてきた幾多の苦痛と苦難に思いを致し、極めて異例の判断ではありますが、敢えて控訴を行わない旨の決定をいたしました。

今回の判断にあたって、私は、内閣総理大臣として、また現代に生きる一人の人間として、長い歴史の中で患者・元患者の皆さんが経験してきた様々な苦しみにどのように応えていくことができるのか、名誉回復をどのようにして実現できるのか、真剣に考えてまいりました。

わが国においてかつて採られたハンセン病患者に対する施設入所政策が、多くの患者の人権に対する大きな制限、制約となったこと、また、一般社会において極めて厳しい偏見、差別が存在してきた事実を深刻に受け止め、患者・元患者が強いられてきた苦痛と苦難に対し、政府と

して深く反省し、率直にお詫びを申し上げるとともに、多くの苦しみと無念の中で亡くなられた方々に哀悼の念を捧げるものです。

今回の判決は、ハンセン病問題の重要性を改めて国民に明らかにし、その解決を促した点において高く評価できるものですが、他方で本判決には、国会議員の立法活動に関する判断や民法の解釈など、国政の基本的なあり方にかかわるいくつかの重大な法律上の問題点があり、本来であれば、政府としては、控訴の手続きを採り、これらの問題点について上級審の判断を仰ぐこととせざるを得ないところです。

しかしながら、ハンセン病訴訟は、本件以外にも東京・岡山など多数の訴訟が提起されています。また、全国には数千人に及ぶ訴訟を提起していない患者・元患者の方々もおられます。さらに患者・元患者の方々は既に高齢になっておられます。

こういったことを総合的に考え、ハンセン病問題については、できる限り早期に、そして全面的な解決を図ることが、今最も必要なことであると判断するに至りました。

このようなことから、政府としては、本判決の法律上の問題点について政府の立場を明らかにする政府声明を発表し、本判決についての控訴は行わず、本件原告の方々のみならず、また各地の訴訟への参加・不参加を問わず、全国の患者・元患者の方々全員を対象とした、以下のような統一的な対応を行うことにより、ハンセン病問題の早期かつ全面的な解決を図ることといたしました。

（1）今回の判決の認容額を基準として、訴訟への参加・不参加を問わず、全国の患者・元患者全員を対象とした新たな補償を立法措置により講じることとし、このための検討を早急に開始する。

（2）名誉回復及び福祉増進のために可能な限りの措置を講ずる。具体的には、患者・元患者から要望のある退所者給与金（年金）の創設、ハンセン病資料館の充実、名誉回復のための啓発事業などの施策の実現について早急に検討を

進める。

（3）　患者・元患者の抱えている様々な問題について話し合い、問題の解決を図るための患者・元患者と厚生労働省との間の協議の場を設ける。

　らい予防法が廃止されて五年が経過していますが、過去の歴史は消えるものではありません。また、患者・元患者の方々の失われた時間も取り戻すことができるものではありませんが、政府としては、ハンセン病問題の解決に向けて全力を尽くす決意であることを、ここで改めて表明いたします。

　同時にハンセン病問題を解決していくためには、政府の取組はもとより、国民一人一人がこの問題を真剣に受け止め、過去の歴史に目を向け、将来に向けて努力をしていくことが必要です。

　私は、今回の判決を契機に、ハンセン病問題に関する国民の理解が一層深まることを切に希望いたします。

■基本合意書（2001年7月23日）

　熊本地方裁判所、東京地方裁判所及び岡山地方裁判所に係属するハンセン病違憲国賠訴訟の司法上の解決（裁判上の和解）に関し、同訴訟全国原告団協議会と国（厚生労働大臣）は、次のとおり基本事項を合意した。

一　謝罪

1　国は、本件に関する熊本地方裁判所平成13年5月11日判決（以下、「熊本地裁判決」という。）において認められた国の法的責任（以下、「法的責任」という。）を深く自覚し、長年にわたるハンセン病隔離政策とらい予防法により患者の人権を著しく侵害し、ハンセン病に対する偏見差別を助長し、原告らを含むハンセン病政策の被害者に多大な苦痛と苦難を与えてきたことについて真摯に反省し、衷心より謝罪する。

2　国は、原告らを含む患者・元患者に対し、謝罪広告をはじめ、可能な限りの名誉の回復の措置を講ずる。

　　国は自治体やマスメディアに対しても同旨

の要請を行う。

3　前項の国の行う謝罪広告等の具体的内容、方法については、ハンセン病問題対策協議会において別途協議する。

二　一時金の支払

1　国は、原告らに対し、損害の賠償等として、「ハンセン病療養所入所者等に対する補償金の支給等に関する法律」（以下、「補償法」という。）の補償金支給基準に従って算定された金額と同額の和解一時金を支払う。

三　恒久対策等

　国は、法的責任を踏まえて、入所者に対する在園保障、社会復帰支援、退所者に対する年金支給等の支援措置、入所者及び退所者に対する医療並びに福祉の整備・拡充などの恒久対策、差別・偏見の除去・解消事業、被害者全員の名誉その他の被害回復事業、真相究明事業、再発防止対策等を実施するよう最大限の努力をする。

　これら対策の具体化については、ハンセン病問題対策協議会において協議する。

ハンセン病違憲国賠訴訟全国原告団協議会　会長　曽我野一美

厚生労働大臣　坂口　力

■ハンセン病問題対策協議会における確認事項（2001年12月25日）

　厚生労働省とハンセン病違憲国家賠償訴訟全国原告団協議会、同全国弁護団連絡会及び全国ハンセン病療養所入所者協議会（以下、合わせて「統一交渉団」という。）とは、平成13年5月25日の内閣総理大臣談話及び同年7月23日の基本合意書に基づき、ハンセン病問題対策協議会を開催し、ハンセン病問題を早期かつ全面的に解決するべく、隔離政策によってハンセン病の患者・元患者らが被った様々な被害回復のための恒久対策等を協議・検討してきたところである。そして、いくつかの被害回復の施策について合意に達したところであり、これまでの協議において合意に達した点及び残された課題と今後の協議方法を確認することとする。この確認事項に記載のない事項については、この間の

協議会の議事録による。

一　謝罪・名誉回復

　厚生労働省は、熊本地裁判決において認められた国の法的責任（以下、「法的責任」という。）を踏まえ、ハンセン病に対する差別偏見を解消し、ハンセン病患者・元患者の名誉を回復するため、以下の各措置の実施に最大限努める。

1　平成13年度中及び14年度の早い時期に、全国紙及び地方紙に、厚生労働大臣名の謝罪広告を掲載する。なお、その広告には平成13年5月25日の内閣総理大臣談話及び同年6月7、8日の衆参両院決議を併せて掲載する。

2　全国の中学生に対し、ハンセン病問題に対するパンフレットを配布する。その内容については、患者・元患者の意向が反映されるよう今後協議する。

3　その他今後とも国民に対してハンセン病問題に対する正しい知識の啓発に努めるとともに、必要に応じて名誉回復措置を行う。

4　死没者の慰霊・名誉回復措置については、患者・元患者の意向を調査しつつ検討を続ける。

二　在園保障

　厚生労働省は、「らい予防法の廃止に関する法律」第2条及び基本合意書に謳われている法的責任を踏まえ、13の国立ハンセン病療養所入所者（今後入所する者を含む）が在園を希望する場合には、その意思に反して退所、転園させることなく、終生の在園を保障するとともに、社会の中で生活するのと遜色のない水準を確保するため、入所者の生活環境及び医療の整備を行うよう最大限努める。

三　社会復帰・社会生活支援

1　厚生労働省は、法的責任を踏まえ、社会内で生活するハンセン病患者・元患者に対し、平穏で安定した平均的水準の社会生活を営むことができるように、平成14年度から、退所者給与金制度を創設することに最大限努める。

2　社会復帰支援策が不十分な下で退所し、社会内で多大な労苦を味わったにもかかわらず、準備等支援金を受領していない既退所者に対し、慰労・功労の趣旨の一時金支給について、

方法・金額を含めさらに検討し、平成14年度中の実現に最大限努める。

3　厚生労働省は、国立ハンセン病療養所における退所者のハンセン病及びそれに関連する疾病にかかる医療費の自己負担分の免除等の取り扱いについては、早急に実現が図られるよう最大限努める。その余の国立病院における医療費の取り扱いについては、克服すべき課題があることから、今後の協議課題とする。

4　厚生労働省は、社会復帰準備支援事業の運用、医療・住宅・介護・相談窓口の設置等の社会生活支援全般について、地方自治体との連携を図りつつ、今後ともその改善・拡充に努める。

四　真相究明等

1　厚生労働省は、ハンセン病政策の歴史と実態について、科学的、歴史的に多方面から検証を行い、再発防止のための提言を行うことを目的として、検証会議を設置し、今後の政策の立案・実行に当たってその提言を尊重する。

2　厚生労働省は、ハンセン病政策に関する資料、建物の公開・保存に努め、地方自治体等に対しても必要に応じて協力を求める。

3　ハンセン病資料館については、予算・施設・人的体制の充実に最大限努める。

五　今後の協議

　上記四課題を含む今後のハンセン病問題の対策を検討するため、厚生労働省と統一交渉団との間で当面一年度に一回ハンセン病問題対策協議会を開催する。また、必要が生じた場合には、課題ごとの作業部会を適宜開催する。

統一交渉団　代表　曽我野一美

ハンセン病問題対策協議会座長　厚生労働副大臣　桝屋敬悟

■ハンセン病問題の解決の促進に関する法律（ハンセン病問題基本法）（2008年）

　「らい予防法」を中心とする国の隔離政策により、ハンセン病の患者であった者等が地域社会において平穏に生活することを妨げられ、身体及び財産に係る被害その他社会生活全般にわ

たる人権上の制限　、差別等を受けたことについて、平成十三年六月、我々は悔悟と反省の念を込めて深刻に受け止め、深くお詫びするとともに、「ハンセン病療養所入所者等に対する補償金の支給等に関する法律」を制定し、その精神的苦痛の慰謝並びに名誉の回復及び福祉の増進を図り、あわせて、死没者に対する追悼の意を表することとした。同法に基づき、ハンセン病の患者であった者等の精神的苦痛に対する慰謝と補償の問題は解決しつつあり、名誉の回復及び福祉の増進等に関しても一定の施策が講ぜられているところである。

　しかしながら、国の隔離政策に起因してハンセン病の患者であった者等が受けた身体及び財産に係る被害その他社会生活全般にわたる被害の回復には、未解決の問題が多く残されている。とりわけ、ハンセン病の患者であった者等が、地域社会から孤立することなく、良好かつ平穏な生活を営むことができるようにするための基盤整備は喫緊の課題であり、適切な対策を講ずることが急がれており、また、ハンセン病の患者であった者等に対する偏見と差別のない社会の実現に向けて、真摯に取り組んでいかなければならない。

　ハンセン病の患者であった者等の家族についても、同様の未解決の問題が多く残されているため、「ハンセン病元患者家族に対する補償金の支給等に関する法律」を制定するとともに、これらの者が地域社会から孤立することなく、良好かつ平穏な生活を営むことができるようにするための基盤整備等を行い、偏見と差別のない社会の実現に真摯に取り組んでいかなければならない。

　ここに、ハンセン病の患者であった者等及びその家族の福祉の増進、名誉の回復等のための措置を講ずることにより、ハンセン病問題の解決の促進を図るため、この法律を制定する。

第一章　総則

（趣旨）

第一条　この法律は、国によるハンセン病の患者に対する隔離政策に起因して生じた問題であって、ハンセン病の患者であった者等及びその家族の福祉の増進、名誉の回復等に関し現在もなお存在するもの（以下「ハンセン病問題」という。）の解決の促進に関し、基本理念を定め、並びに国及び地方公共団体の責務を明らかにするとともに、ハンセン病問題の解決の促進に関し必要な事項を定めるものとする。

（定義）

第二条　この法律において「国立ハンセン病療養所」とは、厚生労働省設置法（平成十一年法律第九十七号）第十六条第一項に規定する国立ハンセン病療養所をいう。

2　この法律において「国立ハンセン病療養所等」とは、国立ハンセン病療養所及び本邦に設置された厚生労働大臣が定めるハンセン病療養所をいう。

3　この法律において「入所者」とは、らい予防法の廃止に関する法律（平成八年法律第二十八号。以下本則において「廃止法」という。）によりらい予防法（昭和二十八年法律第二百十四号。以下「予防法」という。）が廃止されるまでの間に、ハンセン病を発病した後も相当期間日本国内に住所を有していた者であって、現に国立ハンセン病療養所等に入所しているものをいう。

（基本理念）

第三条　ハンセン病問題に関する施策は、国によるハンセン病の患者に対する隔離政策によりハンセン病の患者であった者等及びその家族が受けた身体及び財産に係る被害その他の社会生活全般にわたる被害に照らし、その被害を可能な限り回復することを旨として行われなければならない。

2　ハンセン病問題に関する施策を講ずるに当たっては、入所者が、現に居住する国立ハンセン病療養所等において、その生活環境が地域社会から孤立することなく、安心して豊かな生活を営むことができるように配慮されなければならない。

3　何人も、ハンセン病の患者であった者等に

対して、ハンセン病の患者であったこと若し
くはハンセン病に罹り患していることを理由
として、又はハンセン病の患者であった者等
の家族に対して、ハンセン病の患者であった
者等の家族であることを理由として、差別す
ることその他の権利利益を侵害する行為をし
てはならない。

（国及び地方公共団体の責務）

第四条　国は、前条に定める基本理念（以下
「基本理念」という。）にのっとり、ハンセン
病の患者であった者等及びその家族の福祉の
増進等を図るための施策を策定し、及び実施
する責務を有する。

第五条　地方公共団体は、基本理念にのっとり、
国と協力しつつ、その地域の実情を踏まえ、
ハンセン病の患者であった者等及びその家族
の福祉の増進等を図るための施策を策定し、
及び実施する責務を有する。

（関係者の意見の反映のための措置）

第六条　国は、ハンセン病問題に関する施策の
策定及び実施に当たって、ハンセン病の患
者であった者等、その家族その他の関係者との
協議の場を設ける等これらの者の意見を反映
させるために必要な措置を講ずるものとする。

第二章　国立ハンセン病療養所等における療養
及び生活の保障

（国立ハンセン病療養所における療養）

第七条　国は、国立ハンセン病療養所において、
入所者（国立ハンセン病療養所に入所してい
る者に限る。第九条及び第十四条を除き、以
下同じ。）に対して、必要な療養を行うもの
とする。

（国立ハンセン病療養所への再入所及び新規入
所）

第八条　国立ハンセン病療養所の長は、廃止法
により予防法が廃止されるまでの間に、国立
ハンセン病療養所等に入所していた者であっ
て、現に国立ハンセン病療養所等を退所して
おり、かつ、日本国内に住所を有するもの
（以下「退所者」という。）又は廃止法により
予防法が廃止されるまでの間に、ハンセン病

を発病した後も相当期間日本国内に住所を有
したことがあり、かつ、国立ハンセン病療養
所等に入所したことがない者であって、現に
国立ハンセン病療養所等に入所しておらず、
かつ、日本国内に住所を有するもののうち、
厚生労働大臣が定める者（以下「非入所者」
という。）が、必要な療養を受けるために国
立ハンセン病療養所への入所を希望したとき
は、入所させないことについて正当な理由が
ある場合を除き、国立ハンセン病療養所に入
所させるものとする。

2　国は、前項の規定により国立ハンセン病療
養所に入所した者に対して、必要な療養を行
うものとする。

（国立ハンセン病療養所以外のハンセン病療養
所における療養に係る措置）

第九条　国は、入所者（第二条第二項の厚生労
働大臣が定めるハンセン病療養所に入所して
いる者に限る。）に対する必要な療養が確保
されるよう、必要な措置を講ずるものとする。

（意思に反する退所及び転所の禁止）

第十条　国は、入所者の意思に反して、現に入
所している国立ハンセン病療養所から当該入
所者を退所させ、又は転所させてはならない。

（国立ハンセン病療養所における医療及び介護
に関する体制の整備及び充実のための措置）

第十一条　国は、医師、看護師及び介護員の確
保等国立ハンセン病療養所における医療及び
介護に関する体制の整備及び充実のために必
要な措置を講ずるよう努めるものとする。

（良好な生活環境の確保のための措置等）

第十二条　国は、入所者の生活環境が地域社会
から孤立することのないようにする等入所者
の良好な生活環境の確保を図るため、国立ハ
ンセン病療養所の土地、建物、設備等を地方
公共団体又は地域住民等の利用に供する等必
要な措置を講ずることができる。

2　国は、前項の措置を講ずるに当たっては、
入所者の意見を尊重しなければならない。

（福利の増進）

第十三条　国は、入所者の教養を高め、その福

利を増進するよう努めるものとする。

第三章　社会復帰の支援並びに日常生活及び社会生活の援助

（社会復帰の支援のための措置）

第十四条　国は、国立ハンセン病療養所等からの退所を希望する入所者（廃止法により予防法が廃止されるまでの間に、国立ハンセン病療養所等に入所していた者に限る。）の円滑な社会復帰に資するため、退所の準備に必要な資金の支給等必要な措置を講ずるものとする。

（ハンセン病療養所退所者給与金等の支給）

第十五条　国は、退所者に対し、その者の生活の安定等を図るため、ハンセン病療養所退所者給与金を支給するものとする。

2　国は、特定配偶者等（前項のハンセン病療養所退所者給与金の支給を受けていた退所者の死亡の当時生計を共にしていた配偶者（婚姻の届出をしていないが、事実上婚姻関係と同様の事情にある者を含む。以下同じ。）又は一親等の尊属のうち、当該退所者に扶養されていたことのある者として厚生労働省令で定める者であって、現に日本国内に住所を有するもの（当該死亡後に婚姻（婚姻の届出をしていないが、事実上婚姻関係と同様の事情にある場合を含む。）をした者を除く。）をいう。）に対し、その者の生活の安定等を図るため、特定配偶者等支援金を支給するものとする。この場合において、特定配偶者等支援金の支給を受けるべき者が配偶者及び一親等の尊属であるときは、配偶者に支給するものとする。

3　国は、非入所者に対し、その者の生活の安定等を図るため、ハンセン病療養所非入所者給与金を支給するものとする。

（ハンセン病等に係る医療体制の整備）

第十六条　国及び地方公共団体は、退所者及び非入所者が、国立ハンセン病療養所等及びそれ以外の医療機関において、安心してハンセン病及びその後遺症その他の関連疾患の治療を受けることができるよう、医療体制の整備に努めるものとする。

（相談及び情報の提供等）

第十七条　国及び地方公共団体は、退所者及び非入所者が日常生活又は社会生活を円滑に営むことができるようにするため、これらの者からの相談に応じ、必要な情報の提供及び助言を行う等必要な措置を講ずるものとする。

2　国及び地方公共団体は、ハンセン病の患者であった者等とその家族との間の家族関係の回復を促進すること等により、ハンセン病の患者であった者等の家族が日常生活又は社会生活を円滑に営むことができるようにするため、ハンセン病の患者であった者等及びその家族からの相談に応じ、必要な情報の提供及び助言を行う等必要な措置を講ずるものとする。

第四章　名誉の回復及び死没者の追悼

第十八条　国は、ハンセン病の患者であった者等及びその家族の名誉の回復を図るため、国立のハンセン病資料館の設置、歴史的建造物の保存等ハンセン病及びハンセン病対策の歴史に関する正しい知識の普及啓発その他必要な措置を講ずるとともに、ハンセン病の患者であった死没者に対する追悼の意を表するため、国立ハンセン病療養所等において収蔵している死没者の焼骨に係る改葬費の遺族への支給その他必要な措置を講ずるものとする。

第五章　親族に対する援護

（親族に対する援護の実施）

第十九条　都道府県知事は、入所者の親族（婚姻の届出をしていないが、事実上婚姻関係と同様の事情にある者を含む。）のうち、当該入所者が入所しなかったならば、主としてその者の収入によって生計を維持し、又はその者と生計を共にしていると認められる者で、当該都道府県の区域内に居住地（居住地がないか、又は明らかでないときは、現在地）を有するものが、生計困難のため、援護を要する状態にあると認めるときは、これらの者に対し、この法律の定めるところにより、援護を行うことができる。ただし、これらの者が他の法律（生活保護法（昭和二十五年法律第百四十四号）を除く。）に定める扶助を受け

ることができる場合においては、その受ける
ことができる扶助の限度においては、その法
律の定めるところによる。

2　前項の規定による援護（以下「援護」とい
う。）は、金銭を支給することによって行う
ものとする。ただし、これによることができ
ないとき、これによることが適当でないとき、
その他援護の目的を達するために必要がある
ときは、現物を支給することによって行うこ
とができる。

3　援護のための金品は、援護を受ける者又は
その者が属する世帯の世帯主若しくはこれに
準ずる者に交付するものとする。

4　援護の種類、範囲、程度その他援護に関し
必要な事項は、政令で定める。

（都道府県の支弁）

第二十条　都道府県は、援護に要する費用を支
弁しなければならない。

（費用の徴収）

第二十一条　都道府県知事は、援護を行った場
合において、その援護を受けた者に対して、
民法（明治二十九年法律第八十九号）の規定
により扶養の義務を履行しなければならない
者（入所者を除く。）があるときは、その義
務の範囲内において、その者からその援護の
実施に要した費用の全部又は一部を徴収する
ことができる。

（国庫の負担）

第二十二条　国庫は、政令で定めるところによ
り、第二十条の規定により都道府県が支弁す
る費用の全部を負担する。

附則抄

（検討）

第三条　国は、非入所者（新法第八条第一項に
規定する非入所者をいう。以下同じ。）の生
活等の実態について速やかに調査を行い、そ
の結果を踏まえ、非入所者の死亡後の配偶者
等の生活の安定等を図るための経済的支援の
在り方について検討を加え、必要があると認
めるときは、所要の措置を講ずるものとする。

■ハンセン病家族国家賠償請求訴訟判決骨子
（熊本地裁、2019年6月28日）

1　主文の要旨

被告に対し、原告（ハンセン病の元患者の家
族。提訴後に死亡し訴訟承継が生じた者も含み、
訴訟承継人〔訴訟係属中に死亡した原告の訴訟
を相続により承継した者〕は含まない。以下、
特に断りがない限り同じ。）167名につき1人当
たり143万円（訴訟承継人についてはそれぞれ
相続割合に応じた金額。以下同じ。）、原告2名
につき1人当たり110万円、原告59名につき1
人当たり55万円、原告313名につき1人当たり
33万円の支払を命じ、原告20名の請求を棄却し
た。請求を一部認容した原告（提訴後に死亡し
訴訟承継が生じた者を含まない。）及び訴訟承
継人は合計557名、認容額は総額3億7675万円
である。

2　理由の要旨

内務省及び厚生省が実施したハンセン病隔離
政策等が遅くとも昭和35年には必要なかった
こと、ハンセン病隔離政策等がハンセン病患者
の家族に対する差別被害を発生させたこと等を
理由に、厚生大臣および厚生労働大臣に昭和35
年以降平成13年末までハンセン病隔離政策等の
廃止義務等とその義務違反の違法があったこと、
法務大臣に平成8年以降平成13年末までハンセ
ン病患者の家族に対する偏見差別等を除去する
ための人権啓発活動を実施するための相当な措
置を行う義務とその義務違反の疑いがあったこ
と、文部大臣及び文部科学大臣に平成8年以降
平成13年末まで上記偏見差別を除去するための
教育等が実施されるようにする相当な措置を行
う義務とその義務違反があったこと、国会議員
に平成8年までらい予防法を廃止しなかった立
法不作為の違法があったことを認め、一部の原
告らを除いては、原告らが差別を受ける地位に
置かれ、また、家族関係の形成を阻害されたと
して、憲法13条の保障する人格権侵害及び憲法
24条の保障する夫婦婚姻生活の自由の侵害によ
り共通する損害が発生したとし、被告の消滅時
効の主張は排斥して、国家賠償法に基づく損害

賠償請求を一部認容した。

■ハンセン病家族国家賠償請求訴訟の判決受入れに当たっての内閣総理大臣談話（2019年7月12日、閣議決定）

　本年6月28日の熊本地方裁判所におけるハンセン病家族国家賠償請求訴訟判決について、私は、ハンセン病対策の歴史と、筆舌に尽くしがたい経験をされた患者・元患者の家族の皆様の御苦労に思いを致し、極めて異例の判断ではありますが、敢えて控訴を行わない旨の決定をいたしました。

　この問題について、私は、内閣総理大臣として、どのように責任を果たしていくべきか、どのような対応をとっていくべきか、真剣に検討を進めてまいりました。ハンセン病対策については、かつて採られた施設入所政策の下で、患者・元患者の皆様のみならず、家族の方々に対しても、社会において極めて厳しい偏見、差別が存在したことは厳然たる事実であります。この事実を深刻に受け止め、患者・元患者とその家族の方々が強いられてきた苦痛と苦難に対し、政府として改めて深く反省し、心からお詫び申し上げます。私も、家族の皆様と直接お会いしてこの気持ちをお伝えしたいと考えています。

　今回の判決では、いくつかの重大な法律上の問題点がありますが、これまで幾多の苦痛と苦難を経験された家族の方々の御労苦をこれ以上長引かせるわけにはいきません。できる限り早期に解決を図るため、政府としては、本判決の法律上の問題点について政府の立場を明らかにする政府声明を発表し、本判決についての控訴は行わないこととしました。その上で、確定判決に基づく賠償を速やかに履行するとともに、訴訟への参加・不参加を問わず、家族を対象とした新たな補償の措置を講ずることとし、このための検討を早急に開始します。さらに、関係省庁が連携・協力し、患者・元患者やその家族がおかれていた境遇を踏まえた人権啓発、人権教育などの普及啓発活動の強化に取り組みます。

　家族の皆様の声に耳を傾けながら、寄り添った支援を進め、この問題の解決に全力で取り組んでまいります。そして、家族の方々が地域で安心して暮らすことができる社会を実現してまいります。

■ハンセン病に関する教育の実施について（通知）（文部科学省、2019年8月30日）

　さて、ハンセン病につきましては従前より、平成13年の内閣総理大臣談話やハンセン病問題の解決の促進に関する法律（平成20年法律第82号）において患者・元患者等の名誉の回復を図ることの重要性が指摘されるとともに、人権教育・啓発に関する基本計画（平成14年3月15日閣議決定）においても患者・元患者等に対する偏見や差別意識の解消に向けて取組を積極的に推進することとされていること等を踏まえ、適切な教育の実施に御配慮をいただいてきたところです。

　この度、令和元年6月28日の熊本地方裁判所におけるハンセン病家族国家賠償請求訴訟判決を政府として受け入れるに当たり、内閣総理大臣談話（別添1）が閣議決定されましたのでお知らせいたします。本談話においては「かつて採られた施設入所政策の下で、患者・元患者の皆様のみならず、家族の方々に対しても、社会において極めて厳しい偏見、差別が存在した」とした上で、「患者・元患者やその家族がおかれていた境遇を踏まえた人権啓発、人権教育などの普及啓発活動の強化に取り組みます」とされており、文部科学省としても関係省庁と連携・協力して対応することとしているところです。これまでも学校の教育活動において、児童生徒の発達段階に応じて、例えば人権に関する指導を行う際にハンセン病について扱われてきているところですが、各位におかれても本談話の趣旨を御理解いただき、ハンセン病に対する偏見や差別の解消のための適切な教育の実施について御協力をお願いします。

　ハンセン病に関する教育に当たりましては、毎年、厚生労働省作成のハンセン病を正しく理解するためのパンフレット（別添2）が全国の

中学校、義務教育学校、中等教育学校、特別支援学校中学部及び都道府県・市区町村教育委員会に配布されているところであり、これも活用しつつ実施いただくようお願いします。なお、同パンフレットにはアンケートが同封されておりますので、御配慮をよろしくお願いいたします。

■ハンセン病に関する教育の更なる推進について（通知）（文部科学省・厚生労働省・法務省、2021年8月16日）

学校におけるハンセン病に関する教育については、以前から御配慮いただいているところですが、「ハンセン病家族国家賠償請求訴訟の判決受け入れに当たっての内閣総理大臣談話」（令和元年7月12日閣議決定）において、関係省庁が連携・協力し、人権教育の強化に取り組むこととされており、「ハンセン病に関する教育の実施について」（令和元年8月30日付け元初児生第13号文部科学省初等中等教育局児童生徒課長・教育課程課長通知）で、その旨をお知らせしたところです。

今般、厚生労働省が作成しているパンフレット「ハンセン病の向こう側」のほか、法務省が人権啓発動画及び冊子「ハンセン病問題を知る〜元患者と家族の思い〜」をあらたに作成するなど、学校でも活用できる資料が充実しました。

また、国立ハンセン病資料館においては、ハンセン病問題に関する専門知識を有する学芸員の講師派遣を行っているほか、厚生労働省が委託事業において実施する講師等派遣事業では、当事者である元患者のご家族の講師派遣を行っております。

記

1．パンフレット「ハンセン病の向こう側」について

厚生労働省が毎年、全ての中学校、義務教育学校、中等教育学校及び特別支援学校中等部に対して第一学年の生徒分を配布しているパンフレット「ハンセン病の向こう側」について、本年度改訂版が厚生労働省ホームページに掲載されたので、活用いただきたいこと。

印刷物については、秋頃の送付を予定しており、これが各中学校等に届くまでの間に、本パンフレットの活用を予定している各中学校等におかれては、掲載先のURLからダウンロードのうえ生徒へ配布し、本パンフレットとともに掲載している指導者向け教本（一部改訂版）も活用しながら、ハンセン病に関する教育を実施していただきたいこと。

また、これらのパンフレット等とともに中学校等にはアンケートも合わせて送付することとしているところ、各中学校等におかれては、学校現場の声を踏まえた内容の改善を図るため、回答に御協力いただきたいこと。

【パンフレット掲載URL】
https://www.mhlw.go.jp/houdou/2003/01/h0131-5.html

2．人権啓発動画及び冊子「ハンセン病問題を知る〜元患者と家族の思い〜」について

法務省が新たに作成した人権啓発動画「ハンセン病問題を知る〜元患者と家族の思い〜」は、元患者やその家族のエピソードのアニメや、国立ハンセン病資料館の学芸員による解説で構成されている34分の動画で、YouTube　法務省チャンネルに掲載されているほか、法務局や地方法務局、（公財）人権教育啓発推進センターが運営する人権ライブラリーにおいてDVDの貸出しも行っている。また、動画に準じた内容の人権啓発冊子も作成している。いずれも主に、小学生向けとして作成されたものであるため、各小学校においてハンセン病に関する教育を実施する際には、本動画等の活用を検討いただきたいこと（なお、本動画等は、中学校等で活用しても差し支えない。）。

また、法務局又は地方法務局の人権擁護委員が学校を訪問して実施している人権教室においても、本動画を使用した教育を行うことができるため、各学校におかれては、人権教室を活用したハンセン病に関する教育についても検討いただきたいこと。

【啓発動画掲載URL】
https://www.youtube.com/watch?v=gPH5b_CDwto

【活用の手引き等掲載 URL】
http://www.moj.go.jp/JINKEN/jinken04_00151.html
【人権ライブラリー】
http://www.jinken-library.jp

3．学芸員等の講師派遣について

　ハンセン病に関する教育を実施する際には、ハンセン病問題に関する専門知識を有する学芸員や当事者である元患者の御家族に講話をいただく方法も考えられる。

　国立ハンセン病資料館では、学芸員による出張講座を実施しているので、その活用についても検討いただきたいこと（なお、オンラインでの講話も可能である。）。

　また、厚生労働省では、委託事業において、当事者である元患者の御家族を講師として派遣する事業も実施しているので、その活用についても検討いただきたいこと。

　なお、学校での講話を希望される場合には、対応できる学芸員等の人数や地域に限りがある場合もあることから、 別途、（別添5）及び（別添6）に記載の担当または事務局あて相談いただきたいこと。

4．その他活用できる関係施設・資料等について

　1～3のほかにも、ハンセン病に関する教育に活用できる関係施設や資料等がある。各学校の実情に応じて、これらの関係施設や資料等を活用いただき、ハンセン病に関する教育や、教員の研修を実施していただきたいこと。

■ハンセン病に関する更なる教育の推進について（通知）（文部科学省、2021年10月4日[高等教育機関向け]）

　日頃から、人権教育の推進に御尽力を賜り、厚く御礼申し上げます。

　高等教育段階におけるハンセン病をはじめとする人権教育については、以前から御配慮いただいているところですが、「ハンセン病家族国家賠償請求訴訟の判決受入れに当たっての内閣総理大臣談話」（令和元年7月12 日閣議決定）において、関係省庁が連携・協力し、人権教育

の強化に取り組むこととされています。

　この中では、国立ハンセン病資料館において、ハンセン病問題に関する専門知識を有する学芸員の講師派遣を行っているほか、厚生労働省が委託事業において実施する講師等派遣事業では、当事者である元患者の御家族の講師派遣を行っております。

　ついては下記のとおり、これらの事業や関係施設・資料等を活用していただき、ハンセン病に関する教育について御配意いただきますようお願いします。

　各都道府県におかれては所轄の専修学校及び各種学校（以下「専修学校等」という。）に対して、各都道府県教育委員会におかれては所管の専修学校等に対して、国立大学法人におかれてはその設置する専修学校に対して、本件について周知いただきますようお願いいたします。

記

1．学芸員等の講師派遣について

　ハンセン病に関する教育を実施する際には、ハンセン病問題に関する専門知識を有する学芸員や当事者である元患者の御家族に講話をいただく方法も考えられること。

　国立ハンセン病資料館では、学芸員による出張講座を実施しているので、その活用についても検討いただきたいこと（なお、オンラインでの講話も可能である。）。

　また、厚生労働省では、委託事業において、当事者である元患者の御家族を講師として派遣する事業も実施しているので、その活用についても検討いただきたいこと。

2．その他活用できる関係施設・資料等について

　このほかにも、ハンセン病に関する教育に活用できる関係施設や資料等がある。各学校の実情に応じて、これらの関係施設や資料等を活用いただき、ハンセン病に関する教育や、教員の研修を実施していただきたいこと。

資料編

◆ハンセン病と教育に関わる文献紹介

鈴木敏子『らい学級の記録』明治図書、1963

藤本フサコ『忘れえぬ子どもたち ―ハンセン病療養所のかたすみで』不知火書房、1997

盈進高等学校同和教育部『手と手から〜ハンセン病療養所の方々との出合い〜』1998

鈴木敏子『書かれなくともよかった記録 ―「らい病」だった子らとの十六年』2000

滝尾英二『近代日本のハンセン病と子どもたち・考』広島青丘文庫、2000

梅野正信・采女博文編著『実践ハンセン病の授業』エイデル研究所、2002

『ハンセン病をどう教えるか』編集委員会編『ハンセン病をどう教えるか』解放出版社、2003

江連恭弘「第十三 ハンセン病強制隔離政策に果たした各界の役割と責任(2)第1 教育界」『ハンセン病問題に関する検証会議最終報告書』日弁連法務研究財団、2005

江連恭弘編・解説『近現代日本ハンセン病問題資料集成 補巻10 ハンセン病と教育』不二出版、2006

教育部会準備委員会「教育部会準備会設立の経緯とこれからの教育部会」『ハンセン病市民学会年報2006』世界書院、2006

江連恭弘「保健体育教科書・教師用指導書の中の『ハンセン病』記述」『教育研究』第44号、2009

宇内一文「日本のハンセン病にかかわる子どもと教育に関する歴史研究の課題と展望」『ハンセン病市民学会年報2010』解放出版社、2011

山元研二「人権教育の視点から考えるハンセン病問題の授業開発」『学校教育研究』第26巻、2011

佐久間建『ハンセン病と教育 ―負の歴史を人権教育にどういかすか』人間と歴史社、2014

加來康宣「私たちの無関心を問う〜1981年の中学校保健体育の教科書から「らい」はなぜ消えたのか〜」『リベラシオン』第158号、2015

延和聰ほか「教育の加害責任と未来への課題 ともに考え、学び、伝えつづけるために」『ハンセン病市民学会年報2015』解放出版社、2016

宮澤弘道「ハンセン病と差別・人権―『総合的な学習の時間』での実践」『歴史地理教育』845号、2016年2月

青木祐子「『人権の森 全生園』から学ぶ総合学習―多磨全生園との関わりを通しての人権教育」『歴史地理教育』854号、2016年9月

延和聰「ハンセン病問題から学ぶ―加害責任の自覚の上に」(同前)

清水寛編著『ハンセン病児問題史研究 国に隔離された子ら』新日本出版社、2016

江連恭弘「『教室』からみたハンセン病問題」『「ともに学ぶ人間の歴史」授業ブックレット』第7号、2020

佐久間建「教育実践から社会認識へ ―ハンセン病人権学習を進めるなかで学んだこと」『教育』第895号、2020年8月

相川翼「ハンセン病問題を知る ハンセン病問題から学ぶ 〜多磨全生園でのオンライン講演&巡検の取り組み〜」『武蔵高等学校中学校紀要』第5号、2021

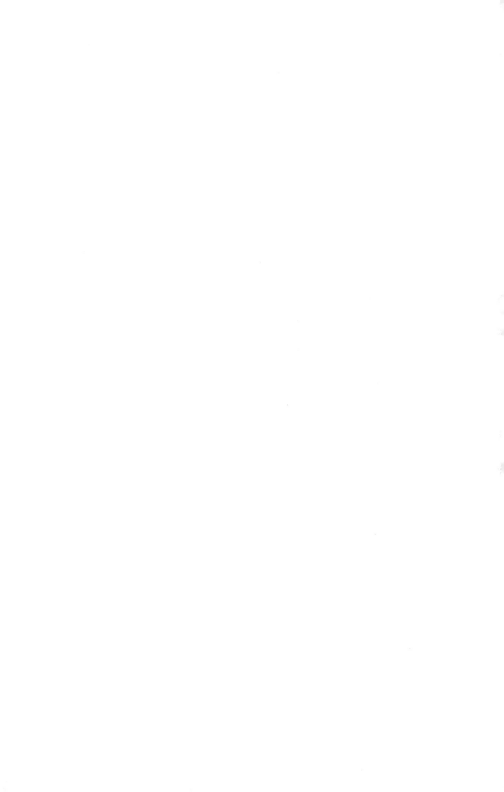

あとがき

　2005年12月、長島愛生園に佐久間建さん、江連恭弘さん、延和聰が集まり、教育部会を立ち上げた。世話人３人が顔を合わせたのもこのときがはじめてだった。その後、それに鳥取の保育園の園長を務めておられた福安和子さんが加わって教育部会は世話人４人体制で運営することとなった。長い間、人権教育に関わってこられた福安さんのするどく偏見差別を見抜く目、あたたかくやさしく人を包む心は教育部会にはなくてはならない存在だった。

　2011年12月、奄美和光園での交流会では、広島から毎年参加して会計などを担当してくれる松本恵美子さんと福安さんが軽快にフラダンスを披露した。参加者全員の手拍子とかけ声で大いに盛り上がった。「差別の連鎖を断つ」という目的をもって集まった者たちが日中の学習会では真剣に話し合い、夜の交流会ではこのときのように毎年、はじけて元気に友情を確かめてきた。そんな学習交流会が私は大好きである。教育部会が16年つづいた理由はここにある。

　福安さんは、どんな人も集まりやすいという教育部会のムードをつくり、連帯の環を広げる参加者の心のよりどころだった。事情により途中から世話人を退かれたが、それまでのご尽力に改めて感謝を申し上げる。

　その和光園での学習会でハンセン病の病歴者の家族２人からお話をうかがった。私が直接、家族の苦しみや悲しみを耳にしたのはこのときが初めてで、その深刻さにことばを失った。以下、そのうちのお１人のお話。私のメモから。

　「親戚に預けられたが、いつもひとりぽっちで、毎日ひもじかった。和光園の母の部屋に行くと食べ物がある。けれども、正規の出入り口は利用できない。人目を避けハブや獣に怯えながら険しい山道を行き来して園にしのび込んだ。転んで傷も負ったが、とにかくひもじかったので、がまんして通った。母に会いたかったというより、お腹を満たしたかった。そんな自分がみじめだった。」

　お話の後、実際に山道を歩いた。幼子がお腹をすかして、ひとりぽっちでここを往来したのか……と想像すると、涙がこぼれた。しかし、私はその後、家族の生きざまを生徒との学習活動の中で生かせずに時間を過ごしてしまっ

た。教育部会16年のあゆみのなかで、私がもっとも後悔していることである。

　2019年6月28日、「ハンセン病家族訴訟」判決の日。私は熊本地裁で、原告や回復者と共に勝訴判決を喜んだ。だが、その直後に配布された判決文を読み込み、教育の責任が明記されているくだりを見つけたときに、奄美で聞いた証言を思い出して、己を悔いた。

　本書の執筆者はみな、回復者や家族が受けた悲しく苦しい差別の実態を前に、己を省み、時に己を恥じ、己も加害者であったと自覚した経験をもつのではないだろうか。と同時に、みな、回復者や家族が厳しい差別を生き抜いてきたがゆえにたどりついた「もう誰にも自分と同じ思いをさせてはならない」という憎しみや復讐を超えた素朴で崇高なにんげんに対する信頼に接し、この問題を自分の生き方にすえて歩もうとした者たちで、その信頼を受けて「差別のない共に生きる社会」をつくろうとする者たちであるはずである。

　本書は、その仲間たちとの協同作業であった。そしてその作業は、ハンセン病問題を教育においてどのように国民（市民）的記憶とするか、そして人類史の文脈でどのように普遍化するかという課題を見つめることでもあったと思う。人によっては自己検証を迫られることもあったのではないか。

　人生の先輩方をはじめ、ご多用の中、快く文章を寄せてくださった全国の仲間たち（執筆者）に心からお礼と感謝を申し上げる。

　2009年12月、「教育部会 in 宮古南静園（第1回）」。本書の執筆者でもある知念正勝さん（回復者）と親友の氷上信廣さん（東京の中高一貫校の元校長）が参加してくださった。氷上さんの文章を読んでいただければ彼らの深いご縁が理解できるが、氷上さんを中心として40年間もつづく「南風の会」をこのときに知ることとなった。「パイカジの会」はまさに、生まれや宗教や社会的立場を超えて、どんな人も対等かつ平等に、ハンセン病問題から学び、伝える先駆的な取り組みだと思う。「パイカジ」は琉球（沖縄）方言（ウチナーグチ）で南風という意味で、幸せを運んでくるという。

　この出会いがきっかけで2012年7月、私は南静園で開催されたハンセン病問題に関するシンポジウムに招いていただき、その夜、氷上さんとゆっくりお話しする機会に恵まれた。そのときの氷上さんのことばがとても印象に残っている。「ひとは差別する生き物なんだと思う。じゃあ、どうすればひ

とが差別の呪縛から解き放たれるか。出会いなんだなあ。ひとに出会って、そのひとを好きになれば差別なんかしないよ。ぼくは知念正勝というひとに出会い、知念正勝が好きになったんだ」。別れ際にいただいたグァバの実の香りをかぎながら、このことばを反芻したのを覚えている。

　その後、氷上さんが2002年にこんな文章を残しているのを知って深く感じ入った。ハンセン病問題を「人としての生き方」の学習としてとらえたならば、その意味として、私には現時点でこのことばが最もしっくりくる。

　……知識が現実に生き、意味を持つのは、当事者の「ひと」と出会い、知り会うという経験あってのことだと今は痛切に思う。人を知ることで感覚の罠から逃れられる。個別の人と友達になると、差別や偏見という霧はいつの間にか晴れているのである。私にとって宮古南静園という南の島の小さな世界は、この二五年間の経験を通じて、なくてはならないものとなった。自分を鍛える道場と言うのとはちょっと違う。私という「ひと」の、へその緒がつながっている先とでも言おうか。生きていく上で欠かせない養分を補給してもらえる母体のようなもの、というのが近い。（氷上信廣『汝の馬車を星に繋げ下巻──麻布学園とともに』麻布文庫、2013年、pp.192〜193）

　2019年12月、「教育部会 in 宮古南静園（第2回）」。このとき、教育部会にさわやかなパイカジが吹いた。学習会で私よりずっと年下の人々がハンセン病問題からの学びを熱っぽく語ったのだ。その中に教員の相川翼さんがいた。相川さんは氷上さんが校長を務めた学校の卒業生である。

　それからしばらくして世界はコロナ禍に慄くこととなり、病者や家族に対する偏見差別が噴出した。否応なくハンセン病問題と重ねて社会を見つめているとき、和光園で聞いた病歴者のご家族のお話を思い出し、ふと、宮古南静園の交流会で相川さんが言ったことばがよぎった。「教育部会のあゆみをまとめるのであれば、事務局を引き受けます」。2020年10月、私は相川さんに連絡を入れた。「本をつくりたいがぜひ、事務局をやってくれないか」と。

　本書は、相川翼さんの高い学識と教養、正確な整理能力と柔軟な対応力がなければできなかったことは確かである。この場を借りて心から感謝を申し上げる。相川さんは、氷上さんが届けてくれたパイカジだったと私は思う。

本書のハンセン病という病に関しての記述は、国立療養所・邑久光明園長の医師・青木美憲さん（ハンセン病市民学会運営委員）にご監修をいただいた。また、「ハンセン病家族訴訟」の匿名原告の声の掲載には、弁護団の大槻倫子さん（ハンセン病市民学会運営委員）にご尽力をいただいた。そして、清水書院のスタッフのみなさんがこのような企画を受け止めて、後押しをしてくださったことで本書が生まれたのである。みなさんの深いご理解とご協力に、この場を借りて改めてお礼と感謝を申し上げる。

　本書出版に向けて世話人３人と事務局の相川さんの４人でその間、何度も話し合った。オンラインで心を通わすのに難しい場面もあった。2021年の春頃、表紙の話題となった。私が、木下今朝義さんの「遠足」はどうかと提案したらすぐにみな、それがいいと膝を打った。この本は必ず社会の期待に応えうると私が確信した場面である。この心から信頼する仲間こそが私の誇りである。

　執筆は故人との思い出を整理する作業でもあった。会いたくなって筆が止まり、目をぬぐうこともあった。彼ら彼女らに本書を届けられなかったことは痛恨の極みである。本書をお世話になった彼ら彼女らに捧げる。

　最後に。人権教育のすぐれた実践家であり、私たち教員の大先輩のことばを紹介する。「家族訴訟」の勝訴判決後に開かれた報告集会での「原告番号１、原告団長・林力」のことばである。「学校の先生方にお願いしたい。どうか、過酷な差別を生きてきた人たちがその経験から得た突き抜けるようなにんげんとしてのやさしさを、子どもたちに伝えてほしい」。

　教育部会は、「ハンセン病問題から学び、伝える」その環を広げることが、この大先輩教員の思いに応えることにほかならないと思っている。

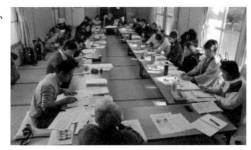

2014年12月26日 菊池恵楓園 交流荘

　お世話になったすべてのみなさんに感謝して　編者を代表して　延 和聰

編著者一覧

〈編著者〉（50音順）

相川 翼（あいかわ・つばさ）
武蔵高等学校中学校・青山学院高等部・早稲田大学高等学院教員／ハンセン病市民学会教
　育部会事務局

江連 恭弘（えづれ・やすひろ）
法政大学第二中・高等学校教員／ハンセン病市民学会教育部会世話人

佐久間 建（さくま・けん）
東京都立武蔵台学園府中分教室教員／東村山市立青葉小学校・野火止小学校元教員／ハン
　セン病市民学会教育部会世話人

延 和聰（のぶ・かずとし）
盈進中学高等学校校長／ハンセン病市民学会運営委員・教育部会世話人

〈著者〉（50音順）

浅川 身奈栄（あさかわ・みなえ）　ハンセン病回復者と北海道をむすぶ会事務局長／難病
　患者就職サポーター
阿部 光希（あべ・みつき）　山陽新聞社編集局報道部副部長
石山 春平（いしやま・はるへい）　全国ハンセン病退所者連絡協議会副会長
井上 昌和（いのうえ・まさかず）　ハンセン病回復者と北海道をむすぶ会代表／北海道
　HIV訴訟原告
内田 博文（うちだ・ひろふみ）　九州大学名誉教授／ハンセン病市民学会共同代表
小倉 実花（おぐら・みはな）　FIWC関東委員会 OG
加來 康宣（かく・やすのり）　ハンセン病問題学習検討委員
鏑木 恵子（かぶらぎ・けいこ）　全生園の明日をともに考える会事務局長
亀濱 玲子（かめはま・れいこ）　ハンセン病と人権市民ネットワーク宮古共同代表
宜寿次 政江（ぎすじ・まさえ）　HIV人権ネットワーク沖縄副理事長
金 貴粉（きん・きぶん）　国立ハンセン病資料館学芸員
黒尾 和久（くろお・かずひさ）　重監房資料館部長
後藤 泉稀（ごとう・みずき）　早稲田大学社会科学部3年／盈進中学高等学校ヒューマン
　ライツ部卒業生

近藤 剛（こんどう・つよし）　ハンセンボランティア「ゆいの会」会長

柴田 健（しばた・たけし）　都留文科大学・和光大学・東京経済大学講師／元神奈川県立高校教員

鈴木 陽子（すずき・ようこ）　沖縄愛楽園交流会館学芸員

平良 仁雄（たいら・じんゆう）　沖縄ハンセン病回復者の会共同代表

髙石 伸人（たかいし・のぶと）　NPO 法人ちくほう共学舎「虫の家」事務局長

高橋 和（たかはし・あい）　立命館大学文学部 4 年／盈進中学高等学校ヒューマンライツ部卒業生

高橋 悠太（たかはし・ゆうた）　慶應義塾大学法学部 3 年／ KNOW NUKES TOKYO 共同代表／「投票所はあっち」プロジェクトメンバー／盈進中学高等学校ヒューマンライツ部卒業生

高橋 渉（たかはし・わたる）　映像プロダクション制作部／学生団体「BURARI」元参加者

田中 彩乃（たなか・あやの）　FIWC 関東委員会 OG

知念 正勝（ちねん・まさかつ）　宮古退所者の会代表／ハンセン病市民学会共同代表

茶圓 亮一（ちゃえん・りょういち）ハンセン病問題の全面解決を目指して共に歩む会代表

辻 央（つじ・あきら）　沖縄愛楽園交流会館学芸員

德田 靖之（とくだ・やすゆき）　ハンセン病訴訟西日本弁護団共同代表・ハンセン病家族訴訟弁護団共同代表・菊池事件再審弁護団共同代表／ハンセン病市民学会共同代表

延 総史（のぶ・そうし）　沖縄テレビ報道部記者／学生団体「BURARI」創設者

林 力（はやし・ちから）　ハンセン病家族訴訟原告団長／ハンセン病市民学会共同代表

氷上 信廣（ひかみ・のぶひろ）　麻布中学高等学校元校長／南風の会

廣本 雄大（ひろもと・ゆうた）　早稲田大学文学部 3 年／広島学院高等学校演劇部卒業生

福安 和子（ふくやす・かずこ）　ハンセン病問題とともに歩む会（とっとり）／鳥取県ハンセン病問題人権学習会講師／鳥取市用瀬町人権文化学習会

松岡 節子（まつおか・せつこ）　元福岡市養護教員

松下 德二（まつした・とくじ）　ハンセン病問題の全面解決を目指して共に歩む会元代表

村松 翼（むらまつ・つばさ）　ハンセン病意見交換会主催／神奈川県内障害者福祉施設支援員

森 和男（もり・かずお）　全国ハンセン病療養所入所者協議会会長／ハンセン病市民学会共同代表

吉幸 かおる（よしこう・かおる）　群馬・ハンセン病問題の真の解決をめざし、ともに生きる会副会長

ハンセン病家族訴訟 原告番号21番

ハンセン病家族訴訟 原告番号169番

ハンセン病市民学会教育部会ホームページ
https://hansen-kyouiku.jimdofree.com

カバー・表紙・本文デザイン　ペニーレイン
DTP 作成　新後閑

ハンセン病問題から学び、伝える
―差別のない社会をつくる人権学習

2022年1月28日　　初版発行

編　者	ハンセン病市民学会教育部会
発行者	野村久一郎
発行所	株式会社 清水書院
	〒102-0072　東京都千代田区飯田橋3-11-6
	電話　03-(5213)-7151
印刷所	法規書籍印刷 株式会社
製本所	法規書籍印刷 株式会社

定価はスリップに表示

●落丁・乱丁本はお取り替えいたします。

ISBN 978-4-389-50141-9　　　　　　　　　　　　　　Printed in Japan